K. Meletiadis, J. Pfeifer

Gefäßmedizin

Konstantinos Meletiadis, Jomon Pfeifer

Gefäßmedizin

Diagnostik · Therapie · Nachsorge

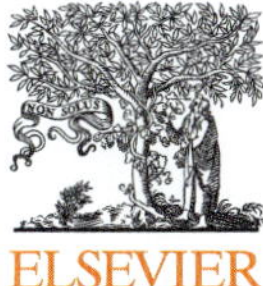

ELSEVIER

Elsevier GmbH, Bernhard-Wicki-Str. 5, 80636 München, Deutschland
Wir freuen uns über Ihr Feedback und Ihre Anregungen an: kundendienst@elsevier.com

ISBN 978-3-437-15205-4
eISBN 978-3-437-06379-4

1. Auflage 2024

Wichtiger Hinweis
Die medizinischen Wissenschaften unterliegen einem sehr schnellen Wissenszuwachs. Der stetige Wandel von Methoden, Wirkstoffen und Erkenntnissen ist allen an diesem Werk Beteiligten bewusst. Sowohl der Verlag als auch die Autorinnen und Autoren und alle, die an der Entstehung dieses Werkes beteiligt waren, haben große Sorgfalt darauf verwandt, dass die Angaben zu Methoden, Anweisungen, Produkten, Anwendungen oder Konzepten dem aktuellen Wissensstand zum Zeitpunkt der Fertigstellung des Werkes entsprechen.
Der Verlag kann jedoch keine Gewähr für Angaben zu Dosierung und Applikationsformen übernehmen. Es sollte stets eine unabhängige und sorgfältige Überprüfung von Diagnosen und Arzneimitteldosierungen sowie möglicher Kontraindikationen erfolgen. Jede Dosierung oder Applikation liegt in der Verantwortung der Anwenderin oder des Anwenders. Die Elsevier GmbH, die Autorinnen und Autoren und alle, die an der Entstehung des Werkes mitgewirkt haben, können keinerlei Haftung in Bezug auf jegliche Verletzung und/oder Schäden an Personen oder Eigentum, im Rahmen von Produkthaftung, Fahrlässigkeit oder anderweitig übernehmen.

Bibliografische Information der Deutschen Nationalbibliothek
Die Deutsche Nationalbibliothek verzeichnet diese Publikation in der Deutschen Nationalbibliografie; detaillierte bibliografische Daten sind im Internet über https://www.dnb.de abrufbar.

24 25 26 27 28 5 4 3 2 1

In ihren Veröffentlichungen verfolgt die Elsevier GmbH das Ziel, genderneutrale Formulierungen für Personengruppen zu verwenden. Um jedoch den Textfluss nicht zu stören sowie die gestalterische Freiheit nicht einzuschränken, wurden bisweilen Kompromisse eingegangen. Selbstverständlich sind **immer alle Geschlechter** gemeint.

Planung: Dr. Barbara Schweighofer
Projektmanagement: Sibylle Hartl
Redaktion: Willi Haas, München
Rechteklärung: Katja Sieger-Schauer
Herstellung: Dietmar Radünz, Leipzig; Sibylle Hartl
Satz: Thomson Digital, Noida, Indien
Druck und Bindung: Drukarnia Dimograf Sp. z o. o., Bielsko-Biała, Polen
Umschlaggestaltung: SpieszDesign, Neu-Ulm
Titelzeichnung: © Dimitri Talasoglou, Berlin

Aktuelle Informationen finden Sie im Internet unter **www.elsevier.de**

Vorwort

Die Medizin entwickelt sich kontinuierlich weiter und in der Behandlung gefäßkranker Menschen bedeutete dies in den letzten Jahrzehnten ein Hinzukommen zahlreicher diagnostischer Mittel und Therapien. Dies führt zu einer zunehmenden Spezialisierung in viele Fachrichtungen, lässt uns jedoch den Patienten als Ganzes und die Komplexität der Erkrankung (multiple Organe, verschiedene Körperregionen) leicht aus dem Blick verlieren.

Wir haben diesem Buch bewusst den Titel „Gefäßmedizin" gegeben, da wir zur Behandlung gefäßkranker Menschen ein Team aus verschiedenen Fachgebieten (Angiologie, Gefäßchirurgie und viele weitere Spezialgebiete) benötigen.

Der gefäßkranke Patient durchläuft üblicherweise die Bereiche Diagnostik, Therapie und Nachsorge. Insbesondere die Therapie kann gegliedert werden in: konservativ, interventionell/endovaskulär und/oder offen-operativ. Da es sich um eine chronische Erkrankung handelt, kann der Patient diesen Zyklus durchaus mehrfach durchlaufen. Auch dies sollte vor und während unseres Handelns bedacht werden.

Dieses Buch richtet sich an angehende Fachärzte, niedergelassene Ärzte, Rotationsassistenten aus nichtvaskulären Fachrichtungen, Pflegekräfte und medizinisches Hilfspersonal, die gefäßkranke Menschen behandeln und betreuen, und an alle anderen an der Gefäßmedizin Interessierten. Dabei haben wir nicht den Anspruch, die Gefäßmedizin in Gänze abzubilden. Dies würde aufgrund des immensen Gebietes den Rahmen des Buches sprengen. Stattdessen möchten wir Ihnen einen Einblick in die verschiedenen Bereiche der Gefäßmedizin geben.

Die hier dargestellten Erkrankungen sollen dabei die täglichen Grundlagen in der Diagnostik und Therapie abbilden.

Wir möchten uns ganz besonders bei unseren Familien und Kollegen sowie den Mitarbeitern des Verlags bedanken, die uns während der Arbeit an diesem Buch unterstützt haben.

Duisburg, im Herbst 2023
Dr. Konstantinos Meletiadis, Dr. Jomon Pfeifer

Adressen

Dr. Konstantinos Meletiadis
Helios St. Anna Klinik Duisburg
Klinik für Gefäßmedizin
Gefäßchirurgie, Phlebologie und endovaskuläre Chirurgie
Albertus-Magnus-Straße 33
47259 Duisburg
und
Helios Universitätsklinikum Wuppertal
Klinik für Gefäßchirurgie, Phlebologie und endovaskuläre Chirurgie
Heusnerstraße 40
42283 Wuppertal

Dr. Jomon Pfeifer
Helios St. Anna Klinik Duisburg
Klinik für Gefäßmedizin
Angiologie
Albertus-Magnus-Straße 33
47259 Duisburg

Abkürzungen

a. e.	am ehesten
A./Aa.	Arteria/Arteriae
AAA	abdominales Aortenaneurysma
ABI	Ankle Brachial Index
ACC	A. carotis communis
ACE	A. carotis externa
ACI	A. carotis interna
ACT	Activated Coagulation Time, aktivierte Gerinnungszeit
AFC	A. femoralis communis
AFS	A. femoralis superficialis
AMI	A. mesenterica inferior
AMS	A. mesenterica superior
ANA	antinukleäre Antikörper
ANCA	antineutrophile zytoplasmatische Antikörper
AP	alkalische Phosphatase
APF	A. profunda femoris
APCR	aktiviertes-Protein-C-Resistenz
ARDS	Acute Respiratory Distress Syndrome
ASS	Acetylsalicylsäure
aTOS	arterielles Thoracic-Outlet-Syndrom
B-EVAR	Branched Endovascular Aneurysm Repair
BMT	Best Medical Treatment
BSG	Blutsenkungsgeschwindigkeit
CAS	Carotis Artery Stenting
CCP	zyklisches citrulliniertes Peptid
CEA	Karotisendarteriektomie
CEAP	Clinical Condition, Etiology, Anatomic Location, Pathophysiology
CERAB	Covered Endovascular Reconstruction of Aortic Bifurcation
CEUS	Contrast-enhanced Ultrasound
CK	Kreatinkinase
CMI	chronische mesenteriale Ischämie
COPD	chronisch obstruktive Lungenerkrankung
CRP	C-reaktives Protein
CTA	Computertomografie-Angiografie
CW	Continous Wave
d	Tag(e)
DEB	Drug Eluting Balloon
DES	Drug Eluting Stent
DFS	diabetisches Fußsyndrom
DIP	diastolisch inverser Puls
DMSO	Dimethylsulfoxid
DOAK	direkte orale Antikoagulanzien
DSA	digitale Subtraktionsangiografie
dv-KUS	duplexunterstützter vollständiger Kompressionsultraschall
ECST	European Carotid Surgery Trial
EEA	Eversionsendarteriektomie
eGFR	estimated Glomerular Filtration Rate
EHIT	Endovenous Heat Induced Thrombosis
ENA	extrahierbare nukleäre Antigene
EVAR	Endovascular Aneurysm Repair
FDG-PET	^{18}F-Fluordesoxyglukose-Positronenemissions-tomografie
F-EVAR	Fenestrated Endovascular Aneurysm Repair
FKDS	farbkodierte Duplexsonografie
FMD	fibromuskuläre Dysplasie
FSAP	Faktor-VII-aktivierende Protease
fT_3	freies Trijodthyronin
fT_4	freies Tetrajodthyronin
γGT	Gammaglutamyltransferase
GFR	glomeruläre Filtrationsrate
GN	Glomerulonephritis
GOT	Glutamatoxalacetattransaminase
GPT	Glutamatpyruvattransaminase
h	Stunde(n)
HIT	heparininduzierte Thrombozytopenie
HWS	Halswirbelsäule
ICG	Indocyaningrün
ICR	Interkostalraum
IMC	Intermediate Care
IMD	Intima-Media-Dicke
IMH	intramurales Hämatom
INR	International Normalized Ratio
ITN	Intubationsnarkose
ITS	Intensivstation
IVUS	intravaskuläre Ultraschallsonografie
KHK	koronare Herzkrankheit
KI	Kontraindikation(en)
KPE	komplexe physikalische Entstauungstherapie
LAO	Left Anterior Oblique
LE	Lungenembolie
LJ	Lebensjahr
LRR	Lichtreflexionsrheografie
LSL	lumbale Sympathikolyse
M./Mm.	Musculus/Musculi
MAD	mittlerer arterieller Druck
MEO	motorisch evoziertes Potenzial
min	Minute(n)
MLD	manuelle Lymphdrainage

MTHFR Methylentetrahydrofolat-Reduktase
MRA Magnetresonanzangiografie
MRT Magnetresonanztomografie
NASCET North American Symptomatic Carotid Endarterectomy Trial
NAST Nierenarterienstenose
NIRS Nahinfrarotspektroskopie
NMH niedermolekulares Heparin
NOSF Nano-Oligosaccharid-Faktor
NSAID nichtsteroidale Antiphlogistika
NPWT Negative Pressure Wound Therapy
nTOS neurologisches Thoracic-Outlet-Syndrom
ÖGD Ösophagogastroduodenoskopie
PAI Plasminogenaktivator-Inhibitor
PAU penetrierendes Aortenulkus
pAVK periphere arterielle Verschlusskrankheit
PES popliteales Entrapment-Syndrom
PFO persistierendes Foramen ovale
PMR Polymyalgia rheumatica
PNH paroxysmale nächtliche Hämoglobinurie
POBA Plain Old Balloon Angioplasty
PRF Pulsrepetitionsfrequenz
PSV Peak Systolic Velocity
PTA perkutane transluminale Angioplastie
PTFE Polytetrafluorethylen
PTT partielle Thromboplastinzeit
PVT Pfortaderthrombose
PW Pulsed-Wave
RAO Right Anterior Oblique
RI Resistance Index
rtPA rekombinanter, gewebespezifischer Plasminogenaktivator
RZA Riesenzellarteriitis
s Sekunde(n)
SEP sensorisch evoziertes Potenzial
StrlSchG Strahlenschutzgesetz
SSEP somatosensorisch evoziertes Potenzial
TACE transarterielle (Katheter-)Chemoembolisation
TAK Takayasu-Arteriitis
TAO Thrombangiitis obliterans
TEA Thrombendarteriektomie
TEE transösophageale Echokardiografie
TEVAR Thoracic Endovascular Aneurysm Repair
TIPS transjugulärer intrahepatischer portosystemischer Shunt
TLA Tumeszenzlokalanästhesie
TOS Thoracic-Outlet-Syndrom
TSH thyreoideastimulierendes Hormon
TVT tiefe Venenthrombose
UFH unfraktioniertes Heparin
V./Vv. Vena/Venae
VAC Vacuum Assisted Closure
VFC V. femoralis communis
VKA Vitamin-K-Antagonisten
VSM V. saphena magna
VSP V. saphena parva
VTE venöse Thromboembolie
vTOS venöses Thoracic-Outlet-Syndrom
VVP Venenverschlussplethysmografie

Abbildungsnachweis

Der Verweis auf die jeweilige Abbildungsquelle befindet sich bei allen Abbildungen im Werk am Ende des Legendentextes in eckigen Klammern.

E730-004 Klatt EC. Robbins & Cotran Atlas of Pathology, Elsevier, 4th ed. 2021

E756 Rutherford B. Vascular Surgery. Elsevier Saunders 2005

E756-001 Brewster DC. Direct reconstruction for aortoiliac occlusive disease. In Rutherford RB (ed): Vascular surgery, 6th ed, Philadelphia, 2005, Elsevier Saunders, pp 1106–1136.

E948-004 James WD et al. Andrews' Diseases of the Skin. Clinical Dermatology. Elsevier/Saunders, 13. Aufl. 2020.

E1203 Mann DL et al. Braunwald's Heart Disease: A Textbook of Cardiovascular Medicine, Single Volume, 10th ed. Elsevier, 2015.

E1204 Nemitz R et al. Surgical Instrumentation, 4th edition. Saunders 2023.

E1205 Garden OJ et al. Principles and Practice of Surgery, 8th edition. Elsevier 2022.

E1206 Mauro M et al. Image-Guided Interventions: Expert Radiology Series, 3rd edition. Saunders 2020.

E1207 Chiakof EL et al. Atlas of Vascular Surgery and Endovascular Therapy, 1st Edition. Saunders 2014.

E1208 Wible BC. Diagnostic Imaging: Interventional Procedures, 2nd Edition. Elsevier Inc. 2018.

E1209 Norton ME et al. Callen's Ultrasonography in Obstetrics and Gynecology, First South Asia Edition. Elsevier 2017.

F201-052 Klar et al. Akute mesenteriale Ischämie – ein vaskulärer Notfall. In: Dtsch Arztebl Int 2012; 109(14): 249–256.

F210-006 Well PS et al. Value of assessment of pretest probability of deep-vein thrombosis in clinical management. In: The Lancet. Volume 350, Issue 9094, Pages 1795–1798. Elsevier, December 1997.

F228-006 Bürckenmeyer F et al. Image quality and safety of automated carbon dioxide digital subtraction angiography in femoropopliteal lesions: Results from a randomized single-center study. In: European Journal of Radiology, Volume 135, 2021,109476. Elsevier.

F538-007 Murphy EH et al. Symptomatic ileofemoral DVT after onset of oral contraceptive use in women with previously undiagnosed May-Thurner Syndrome. In: Journal of Vascular Surgery. Volume 49, Issue 3, Pages 697–703. Elsevier, March 2009.

F703-004 Köhler CE et al. Aneurysmen der extrakraniellen Arteria carotis. Gefässchirurgie 25, 72–77 (2020). Springer Nature.

F723-002 Jenette JC et al. 2012 Revised International Chapel Hill Consensus Conference Nomenclature of Vasculitides; In: Arthritis Rheum, Dec 2012, Vol. 65, Issue 1, p.1–11. Wiley & Sons.

F723-008 Arend WP et al. (1990), The American College of Rheumatology 1990 criteria for the classification of takayasu arteritis. Arthritis & Rheumatism, 33: 1129–1134. doi:10.1002/art.1780330811

F800-002 Arning C et al. Ultraschallkriterien zur Graduierung von Stenosen der A. carotis interna – Revision der DEGUM-Kriterien und Transfer in NASCET-Stenosierungsgrade, Ultraschall in der Medizin - European Journal of Ultrasound, 2010, 31(3), © Georg Thieme Verlag KG

F805-002 Clemens RK, Meier TO, Amann-Vesti BR. (2014). Vaskuläre Malformation - Diagnostik und Behandlung. Cardiovascular Medicine, 17(5):133-142.

F847-009 Morbach S et al. Diabetisches Fußsyndrom. In: Diabetologie und Stoffwechsel. Vol. 4, Issue S02, Pages 157–165. Georg Thieme Verlag KG, Januar 2009.

G036-001 Vincent JL et al. Textbook of Critical Care. Elsevier 2024.

G753 Bowling B et al. Kanski's Clinical Ophthalmology. Elsevier/Saunders, 8. Aufl. 2016.

G1238 Leppert BC et al. Netter's Integrated Review of Medicine: Pathogenesis to Treatment. 2021, Elsevier Inc.

H032-005 Hauck SR et al. Endovaskuläre Aortenreparatur bei Endoleaks. In: Radiologie. Volume 62, Pages 592-600. Springer 2022.

H116-004 Dissemond J. Modernes Management chronischer Wunden. In: Der Hautarzt. Volume 72, Pages 733–744. Springer Nature, July 2021.

H313 Saratzis N, Saratzis A, Milaras S et al. Eversion carotid endarterectomy illustrated: tips and tricks of the procedure. Surg Rounds. 2006;29(8):382–389.

H318-001 Kahle B et al. Diagnostik und Therapie der Varikosis. In: Aktuelle Dermatologie. Vol. 35, Issue 6, Pages 243–255. Georag Thieme Verlag KG Stuttgart, Januar 2009.

L106 Henriette Rintelen, Velbert

L141 Stefan Elsberger, Planegg

L143 Heike Hübner, Berlin

L157 Susanne Adler, Lübeck

L190 Gerda Raichle, Ulm

L275 Martin Hoffmann, Neu-Ulm

M677 Prof. Dr. med. C. Arning, Hamburg

M881 Prof. Dr. med. Wilfried Schmeller, Hanse-Klinik Lübeck

P338 Prof. Dr. med. Peter Landwehr

P618 Christian Henke, Mainz

P1316 Dr. med. Konstantinos Meletiadis, Düsseldorf

R240 G. Rassner, Dermatologie 9. Aufl. Elsevier GmbH, Urban & Fischer Verlag 2009

S100 Classen M et al. Differentialdiagnose, Innere Medizin, Urban & Schwarzenberg, München, 1998

T1091 Hanse-Klinik, Lübeck

T1316 Helios Rhein-Ruhr Kliniken GmbH, Duisburg

U223 B. Braun Melsungen AG, Melsungen

V974 ZEPF MEDICAL INSTRUMENTS GMBH®, Seitingen-Oberflacht

W888-003 Lawall H et al. S3-Leitlinie zur Diagnostik, Therapie und Nachsorge der peripheren arteriellen Verschlusskrankheit (PAVK), 2015. Deutsche Gesellschaft für Angiologie – Gesellschaft für Gefäßmedizin e.V. (DGA)

W888-004 Linnemann B et al. Diagnostik und Therapie der tiefen Venenthrombose und Lungenembolie – AWMF-S2k-Leitlinie. Stand: 11.01.2023. Deutsche Gesellschaft für Angiologie – Gesellschaft für Gefäßmedizin e.V. (DGA) Verfügbar unter: https://register.awmf.org/de/leitlinien/detail/065-002. (letzter Zugriff: 23.05.2023)

W888-005 Deutsche Gesellschaft für Angiologie – Gesellschaft für Gefäßmedizin e.V. (DGA): S2k-Leitlinie zur Diagnostik und Therapie der Venenthrombose und der Lungenembolie – Pocket-Version – 2017.

W1075-004 Pannier F et al. S2k - Leitlinie Diagnostik und Therapie der Varikose, 2019. AWMF-Register Nr. 037/018. Deutsche Gesellschaft für Pneumologie und Beatmungsmedizin e.V. (DGP) (letzter Zugriff: 23.05.2023)

X333-022 Wikimedia Commons/ MSM98

Fehler gefunden?

An unsere Inhalte haben wir sehr hohe Ansprüche. Trotz aller Sorgfalt kann es jedoch passieren, dass sich ein Fehler einschleicht oder fachlich-inhaltliche Aktualisierungen notwendig geworden sind.
Sobald ein relevanter Fehler entdeckt wird, stellen wir eine Korrektur zur Verfügung. Mit diesem QR-Code gelingt der schnelle Zugriff.

https://else4.de/978-3-437-15205-4

Wir sind dankbar für jeden Hinweis, der uns hilft, dieses Werk zu verbessern. Bitte richten Sie Ihre Anregungen, Lob und Kritik an folgende E-Mail-Adresse: kundendienst@elsevier.com

Inhaltsverzeichnis

I Grundlagen

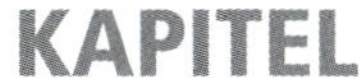

1 Nichtinvasive apparative angiologische Untersuchungsmethoden

1.1 Laufbandergometrie

Indikation

Sie dient der Beurteilung des klinischen Schweregrades und der Kompensation eines arteriellen Strombahnhindernisses im klinischem Stadium II nach Fontaine. Das Ergebnis hängt u. a. ab von:

- Trainingszustand des Patienten
- Verschlusslokalisation
- Begleitenden kardiopulmonalen Erkrankungen
- Gelenkstörungen

Durchführung

Unter standardisierten Bedingungen (Laufbandgeschwindigkeit 3 km/h, Steigung des Laufbandes 12 %) werden folgende Strecken bestimmt:

- Distanz bis Einsetzen des Claudicatioschmerzes (relative schmerzfreie Gehtrecke)
- Distanz bis zum Belastungsabbruch (absolute schmerzfreie Gehstrecke)

Auswertung

Für die Stadieneinteilung nach Fontaine bedient man sich der relativen Gehstrecke:

- Stadium I: keine Einschränkung der Gehstrecke
- Stadium IIa: Schmerzen nach > 200 m
- Stadium IIb: Schmerzen nach < 200 m

TIPP

Ist keine Laufbandergometrie möglich, kann auch ein standardisierter 6-Minuten-Gehtest durchgeführt werden. Auf dem Laufband kann es aufgrund der o.g. Steigung und Geschwindigkeit zu einer Unterschätzung der schmerzfreien Gehstrecke kommen.

1.2 Akrale optische Pulsoszillografie

Prinzip

Infrarotlicht wird teilweise von Hämoglobin reflektiert, wobei die Intensität des reflektierten Lichtes proportional zur Blutmenge ist, die in die subpapillären und subkutanen Kapillaren einfließt. Hierdurch kann der Volumenpuls z. B. an den Zehen oder Fingerkuppen gemessen werden.

Indikation

Sie kann hilfreiche Informationen über akrale Durchblutungsstörungen geben, z. B. bei einer distalen pAVK (u. a. bei Diabetes mellitus) oder einer akralen Embolie.

Durchführung

- Patient in Rückenlage
- Anlegen der Sensoren an die Zehen- oder Fingerkuppen (➤ Abb. 1.1)
- Ableitung der Pulskurven

Auswertung

Abgeflachte Kurven mit einer verlängerten Gipfelzeit (> 0,18 s) sprechen für eine vorgeschaltete Stenose bzw. für einen Verschluss.

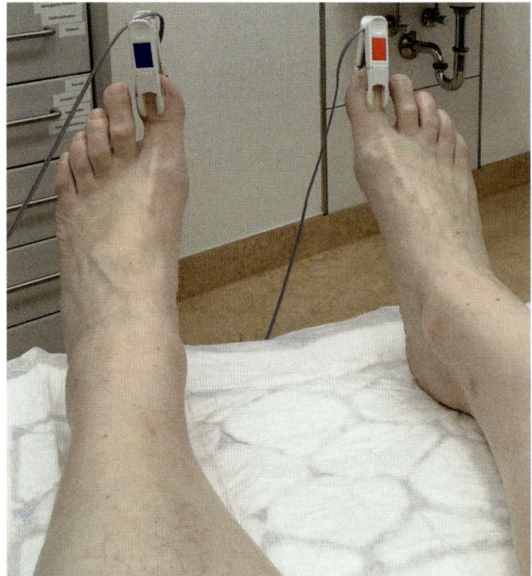

Abb. 1.1 Optische Pulsoszillografie. [P1316]

1.3 Pneumatische segmentale Pulsoszillografie

Prinzip

Über zirkulär angelegte Messmanschetten können pulsabhängige Volumenschwankungen erfasst und als arterielle Pulskurven grafisch dargestellt werden.

Indikation

Zur weiteren Diagnostik bei klinischem Verdacht auf eine pAVK, aber unauffälligem klinischen Befund und bei in Ruhe nicht sicher pathologischer Dopplerdruckmessung.

Durchführung

- Anlegen von Druckmanschetten symmetrisch über den betreffenden Extremitätenabschnitten
- Suprasystolisches Aufpumpen der Manschetten auf Werte von über 160 mmHg
- Stufenweises (20 mmHg) Ablassen des Manschettendrucks
- Aufzeichnung der Druckpulskurven

Auswertung

Diese erfolgt nach folgenden Kriterien:

- Amplitudenhöhe
- Steilheit des Kurvenanstiegs (Gipfelzeit normal < 0,25 s)
- Kurvenform (Dikrotie, Inzisur im absteigenden Schenkel)

Normalbefund

- Die Kurve steigt steil an, fällt dikrot ab und erreicht dann wieder das Ausgangsniveau.
- Das Maximum der Pulsamplituden im Seitenvergleich sollte sich um nicht mehr als zwei Druckstufen (bei 20 mmHg pro Druckstufe) unterscheiden.
- Im Seitenvergleich sollten die Kurvenamplituden mit einem Zeitunterschied von < 0,04 s erscheinen.

Pathologischer Befund

- Verzögerter Kurvenanstieg mit Gipfelzeitdifferenz > 0,04 s
- Amplitude abgerundet und vermindert
- Dikrotie ggf. aufgehoben

Fehlerquellen

- Vorhofflimmern (arrhythmiebedingt schwere Beurteilung der Amplituden)
- Kutane Entzündungen (Hyperämie führt u. a. zu einem breiteren Gipfel und einem verzögerten Kurvenanstieg)
- Hochgradige Stenosen der A. profunda femoris werden häufig nicht erkannt

1.3.1 Belastungsoszillografie

Indikation

Bei typischer Symptomatik und unauffälliger Ruhemessung.

Durchführung

- Anlegen von Druckmanschetten symmetrisch über den betreffenden Extremitätenabschnitten
- Bei V. a. Beckenarterienstenose 20 Kniebeugen **vor** Messung
- Bei V. a. Stenose der A. femoralis superficialis 20 Zehenstände **vor** Messung

Befundung

- Beurteilung der hyperämiebedingten Amplitudenabnahme und der Zeit bis zum Erreichen des Ausgangswertes
- Normaler Wert < 6 s, Werte > 10 s sicher pathologisch

1.4 Dopplerdruckmessung mit CW-Doppler

1.4.1 Grundlagen der Dopplersonografie

Piezoelektrische Effekt

In bildgebenden Schallköpfen befinden sich Keramikelemente (Piezokristalle), die durch elektrische Wechselspannungen zu mechanischen Schwingungen angeregt werden können. Die Frequenzen dieser Druckwellen liegen im Megahertzbereich und werden vom Gewebe reflektiert und von den Piezokristallen empfangen. An den Elementen entsteht eine elek-

1

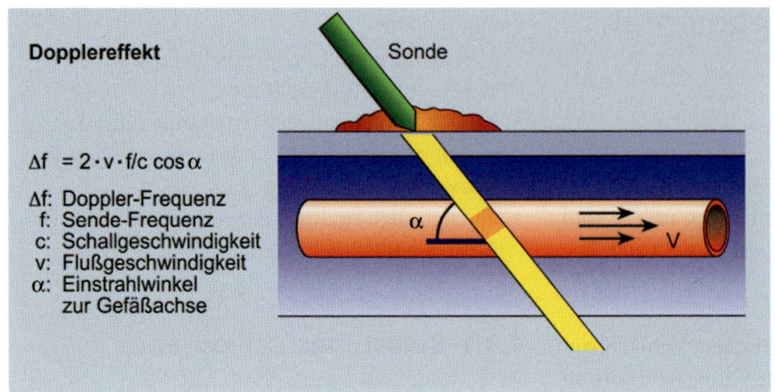

Abb. 1.2 Schematische Darstellung des Dopplereffekts. [L106]

trische Spannung, die über eine geeignete elektrische Schaltung abgegriffen wird.

Dopplereffekt

Bewegen sich Erythrozyten (Reflektoren) und eine Schallquelle aufeinander zu, werden die Schallwellen stärker gebündelt und erreichen den Empfänger mit einer höheren Frequenz, als sie ursprünglich bei Aussendung hatten (➤ Abb. 1.2).

Die Höhe dieser Frequenzverschiebung (Δf) ist proportional zu folgenden Faktoren:

- Blutflussgeschwindigkeit (v)
- Ursprüngliche Sendefrequenz (f0)
- Schallausbreitung im Gewebe, die 1.540 m/s beträgt (c)
- Beschallungswinkel (cos α) bezogen auf die Gefäßlängsachse

Hieraus ergibt sich die folgende Dopplergleichung:

$$\Delta f = 2 \times f0 \times \frac{v}{c} \times \cos\alpha$$

Da c eine Konstante darstellt und die anderen Werte vorgegeben sind, ist der Winkel entscheidend für die Bestimmung der Geschwindigkeit:

$$V = \frac{\Delta f \times c}{2 \times f0 \times \cos\alpha}$$

Wird ein Gefäß im 90°-Winkel zur Längsachse geschallt, kann kein Fluss dargestellt werden, da der Cosinus von 90° 0 entspricht.

CW-Doppler (continous wave)

Durch zwei Piezokristalle kann kontinuierlich ausgesendet und empfangen werden. Hierdurch können auch sehr hohe Geschwindigkeiten erfasst werden.

Es ist keine Tiefenselektion möglich, sodass alle auf einem Ultraschallstrahl liegenden Gefäße zeitgleich erfasst werden (z. B. Arterie und Vene).

PW-Doppler (pulsed wave)

Senden und Empfangen erfolgen abwechselnd, sodass aus der Zeit zwischen Senden und Empfangen des Signals die Tiefe des Echos bestimmt werden kann. Als Pulsrepetitionsfrequenz (PRF) bezeichnet man die Rate, mit der die Impulse ins Gewebe abgegeben werden. Hohe Geschwindigkeiten bedürfen auch einer hohen PRF, um korrekt erfasst zu werden

Dopplerfrequenzverschiebungen, die PRF/2 überschreiten, können nicht mehr adäquat erfasst werden (Nyquist-Grenze). Bei Überschreiten der Nyquist Grenze stellt sich der Kurventeil abgeschnitten auf der anderen Seite des Spektrums dar. Bei der Farbkodierung äußert sich dies als Farbumschlag (Aliasing).

1.4.2 Messung

Prinzip der ABI-Messung (Ankle Brachial Index)

Bei dieser Untersuchung wird mithilfe eines Doppler-Ultraschallgerätes der Blutdruck an den Knöchelarterien mit dem systemischen Blutdruck am Arm verglichen. Normalerweise ist der an den Beinen gemessene Blutdruck etwas höher als der systemische Druck.

$$ABI = \frac{\text{systolischer Knöchelarteriendruck}}{\text{systolischer Armarteriendruck}}$$

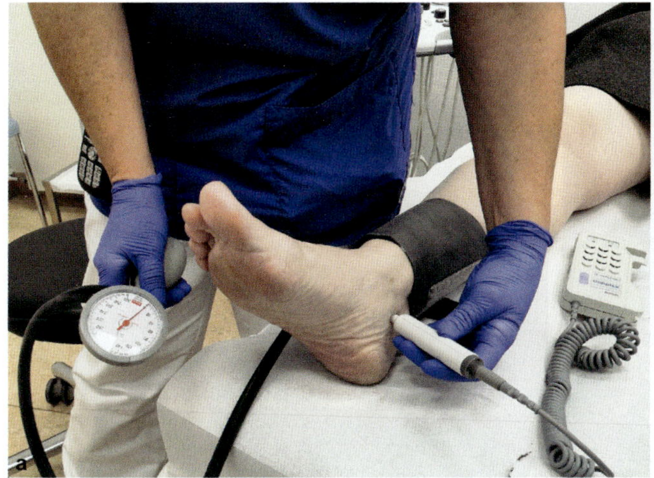

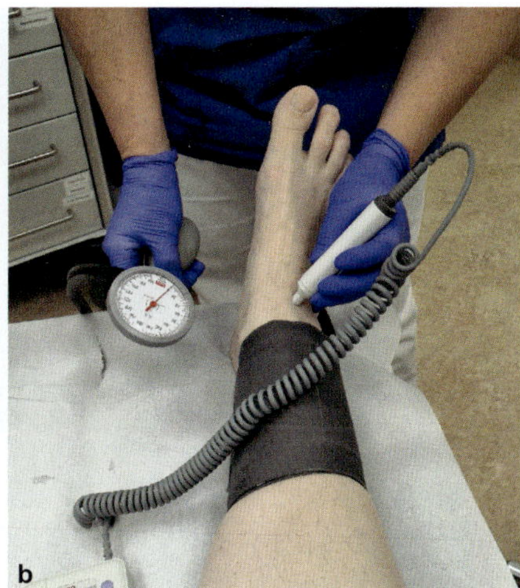

Abb. 1.3 ABI-Messung. [P1316]

Durchführung

- Anlegen der Blutdruckmanschette an der Fessel (➤ Abb. 1.3).
- Überprüfen, ob mit der Dopplersonde ein Signal im Bereich der A. tibialis posterior und der A. dorsalis pedis abgeleitet werden kann.
- Nach Detektion des Signals Blutdruckmanschette so weit aufblasen, dass der Druck in der Manschette über dem systemischen Blutdruck liegt und folglich das Signal nicht mehr zu hören ist.
- Luft unter stetiger Beobachtung des Manometers aus der Blutdruckmanschette ablassen, bis das Signal über dem Blutgefäß wiedereinsetzt, Wert ablesen.
- Vorgang am anderen Bein wiederholen.
- Am Arm wird der systemische Blutdruck in der Ellenbeuge über der Armarterie (A. brachialis) bestimmt.

Auswertung

Für den Quotienten gilt der höchste Oberarmdruck als Referenz. Die Diagnosestellung pAVK bzw. ihr Ausschluss orientiert sich an dem niedrigsten Knöchelarteriendruck. Der höhere Druck stellt ein Maß für die hämodynamische Kompensation dar. Werte < 0,9 weisen auf eine pAVK hin. Werte über 1,3 treten u. a. bei einer Mediasklerose auf.

TIPP

Mit der in Ruhe und eine Minute nach Belastung (z. B. nach 20 Zehenständen) durchgeführten ABI-Messung lässt sich eine pAVK sehr sicher diagnostizieren. Eine Abnahme des Knöchelarteriendrucks um ca. 20 % nach Belastung spricht für eine pAVK

1.5 Farbduplexsonografie

Prinzip

Die zweidimensional abgebildeten Blutgefäße und die dazugehörige Strömungsdynamik werden simultan dargestellt. Strömungen auf den Schallkopf werden in der Regel rot, Strömungen vom Schallkopf weg blau kodiert. Je höher die Flussgeschwindigkeit, desto heller ist der Farbton im Gefäß.

Um Geschwindigkeiten in Gefäßen zu messen, wird ein Messfenster im Zentrum des Gefäßlumens platziert und der Winkel in Richtung der Gefäßlängsachse korrigiert. Die Flussgeschwindigkeit wird über die gemessene Frequenzverschiebung ermittelt und über die Zeit als Dopplerkurve (Dopplerfrequenzspektrum) aufgetragen.

Extremitätenversorgende Arterien zeigen ein sog. bi- bzw. triphasisches Spektrum (➤ Abb. 1.4).

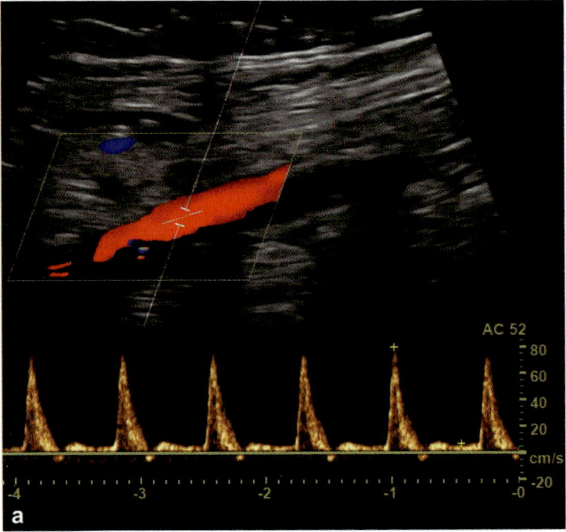

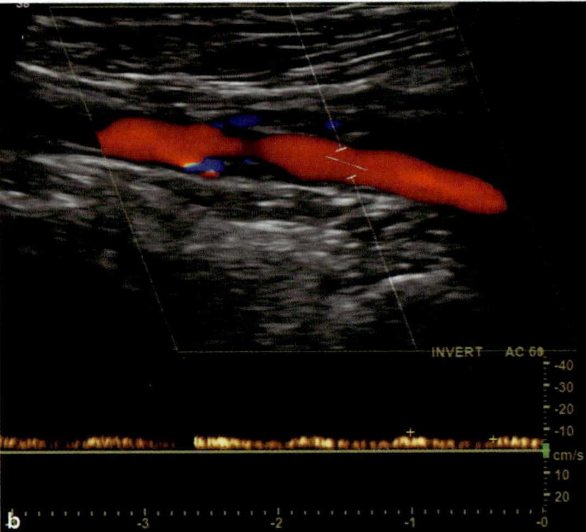

Abb. 1.4 A. femoralis superficialis mit triphasischem (links) und monophasischem Flussprofil (rechts). [P1316]

- **Biphasisches Spektrum:** steiler Kurvenanstieg bis zur systolischen Maximalgeschwindigkeit (PSV, peak systolic velocity) mit anschließend spätsystolischer Strömungsverlangsamung (Kurve fällt bis zur Nullinie ab) und kurzer diastolischer Rückflusskomponente (DIP, diastolisch inverser Puls).
- **Triphasisches Spektrum:** Junge Patienten können nach dem DIP noch eine orthograde Flusskomponente aufweisen, bei älteren Patienten kann diese aufgrund der abnehmenden Elastizität der Gefäße fehlen.
- **Monophasisches Spektrum:** Stenosierte Arterien weisen aufgrund des kompensatorisch erniedrigten peripheren Widerstands keinen DIP mehr auf und zeigen deswegen ein monophasisches Flussprofil. Parenchymversorgende Arterien haben aufgrund des im Versorgungsareal herrschenden niedrigen Widerstands physiologischerweise ein monophasisches Flussprofil.

1.6 Venenverschlussplethysmografie (VVP)

Prinzip

Mit dieser schmerzlosen Untersuchung kann die Funktionstüchtigkeit des tiefen Venensystems eingeschätzt werden. Die Volumenänderungen der Extremitäten werden mithilfe von elektrischen Widerstandsfühlern gemessen (Messung der venösen Kapazität und des venösen Abstroms).

Durchführung

- Patient in Rückenlage, Beine im Hüftgelenk im Winkel von 45° hochgelagert
- Kniegelenke nicht überstrecken
- Fersen liegen auf einem Polster
- Anlage der RR-Manschetten am Oberschenkel
- Distal hiervon Anlage der Manschetten mit den Drucksensoren

Venöse Kapazität

Die nach drei bis vier Minuten venöser Stauung (60–80 mmHg) gemessene Volumenzunahme der entsprechenden Extremität wird als Venenkapazität bezeichnet.

Venöse Drainage

Nach drei bis vier Minuten Stauungsphase wird der Druck in der Staumanschette zur Bestimmung des venösen Abstroms plötzlich abgelassen. Aus der innerhalb von drei Sekunden nach Stauungsfreigabe gemessenen Volumenabnahme errechnet sich die Venendrainage durch Anlegen der Tangente an die Entleerungskurve in ihrem steilsten Abfall.

Auswertung

Normale venöse Kapazität: 2,9–3,5 ml/100 ml Gewebe

- Venenkapazität erniedrigt bei postthrombotischem Syndrom
- Venöse Kapazität von < 1,8 ml/100 ml Gewebe: sicherer Hinweis auf Abstromhindernis

Normale venöse Drainage: 65–70 ml/100 ml Gewebe/min

- Bei Thrombose: < 40 ml/100 ml
- Bei primärer Varikosis: venöse Kapazität (bis zu 15 ml/100 ml Gewebe) und venöse Drainage (bis zu 250 ml/100 ml Gewebe/min) erhöht
- Bei sekundärer Varikosis: venöse Kapazität und venöse Drainage deutlich erniedrigt
- Bei chronischer Veneninsuffizienz auf dem Boden einer primären Varikosis: venöse Kapazität erniedrigt und venöse Drainage erhöht

1.7 Lichtreflexionsrheografie (LRR)

Prinzip

Mit dieser Methode lässt sich die Funktion des tiefen und oberflächlichen Venensystems beurteilen. Die transkutane Messung erfolgt mittels Fotosonde, bestehend aus drei Infrarotlichtquellen (Gallium-Arsenid-Leuchtioden) und einem Fotosensor. Die Eindringtiefe des Infrarotstrahls (Wellenlänge 940 mn) in die Haut beträgt 0,3-2,3 mm. In dieser Tiefe befindet sich der kutane Venenplexus. Die blutgefüllte Haut reflektiert das Infrarotlicht nur zu 6 %, wobei eine Blutleere die Reflexion auf ca. 60 % steigen lässt. Die bewegungsbedingte Entleerung des kutanen Plexus und der damit verbundene Anstieg der Reflexion kann mit dieser Methode grafisch dargestellt werden. Bei Varikosis kommt es nach Beendigung der Bewegung zu einer sehr raschen Wiederauffüllung des kutanen Plexus und zu einem Abfallen der Kurve.

Durchführung

- Patient sitzt mit angewinkelten Beinen (110°)
- Sonden am Unterschenkel medialseitig 10 cm oberhalb des Mallelolus medialis anbringen
- Nach Metronomtakt werden innerhalb von 10 s zehn Dorsalextensionen durchgeführt (je nach Gerät können Zeit und Anzahl der Bewegungen variieren)

Auswertung

Die Zeit bis zum Erreichen des Ausgangsplateaus wird als venöse Wiederauffüllzeit (t0) bezeichnet, die normalerweise > 25 s beträgt.

Anhand von t0 lassen sich Schweregrade von Venenklappeninsuffizienzen ableiten:

- Stadium I: t0 = 20–25 s
- Stadium II: t0 = 10–20 s
- Stadium III: t0 = < 10 s

Die Anlage eines Tourniquets und Wiederholung der Messung können Hinweise auf eine mögliche Störung des tiefen Venensystems geben.

- Anlage unterhalb der Leiste: Ausschaltung der V. saphena magna
- Anlage unterhalb des Knies: Ausschaltung der proximalen V. saphena parva sowie der Perforansvenen Boyd und Dodd
- Anlage oberhalb des Sprunggelenks: Ausschaltung der Perforansvenen Cockett II und III

Die Verbesserung des LRR-Ergebnisses nach Anlage des Tourniquets weist auf ein intaktes tiefes Venensystem hin.

1.8 Transkutane Sauerstoffpartialdruckmessung

Prinzip

Bei dieser nichtinvasiven Methode zur Quantifizierung der Sauerstoffversorgung der Haut wird der aus dem subkapillären Gefäßplexus diffundierende molekulare Sauerstoff gemessen.

Durchführung

- Patient liegt auf dem Rücken
- Anbringen der Sonden z. B. am oberen Teil des Oberschenkels, 10 cm distal der Patella, über der Tibia und am Fußrücken
- Referenzelektrode am Rumpf anbringen
- Messsondentemperatur 44 °C
- Messdauer 15 min

1

Auswertung

Sinnvoll ist die Messung nur in den pAVK-Stadien III und IV, in Stadium I und II ist die Sauerstoffversorgung durch die chronische Vasodilatation noch gewährleistet.

- $tcpo_2$ in Ruhe bei Gesunden: 40–80 mmHg
- $tcpo_2$ im Stadium III/IV der pAVK: ca. 24–28 mmHg
- Kritische Ischämie: $tcpo_2$-Werte < 10–15 mmHg im Liegen

Nach lumeneröffnenden Therapiemaßnahmen sollten $tcpo_2$-Werte, die vor dem Eingriff unter 20 mmHg im Stehen betrugen, auf mehr als 25 mmHg ansteigen.

CAVE

Durch äußere Umstände wie z. B. Raumtemperatur, Luftfeuchtigkeit, Gewebetemperatur und allgemeine Kreislauf- und Atemfunktion besteht eine erhebliche intraindividuelle Schwankungsbreite.

1.9 Kapillarmikroskopie

Prinzip

Im Nagelfalz verlaufen die Hautkapillaren schlingenförmig parallel zur Hautoberfläche und können somit mikroskopisch gut dargestellt werden. Die Kapillaren bestehen aus einem arteriellen und einem venösen Anteil sowie der nach distal zeigenden, apikalen Schleife am Scheitelpunkt. Beim Gesunden beträgt die Zahl der Kapillaren meist zwischen sieben und 16 pro Millimeter. Die Kapillarlänge beträgt ca. 300 µm (➤ Abb. 1.5). Bei Kollagenosen und einigen Vaskulitiden können spezifische Veränderungen an den Kapillaren identifiziert werden, bevor serologische Veränderungen auftreten.

Durchführung

- Auflichtmikroskop mit Objektivrevolver mit Okularen von Objektivstärken zwischen 1- und 10-fach (ermöglichen Bildvergrößerungen zwischen 10- und 100-fach).

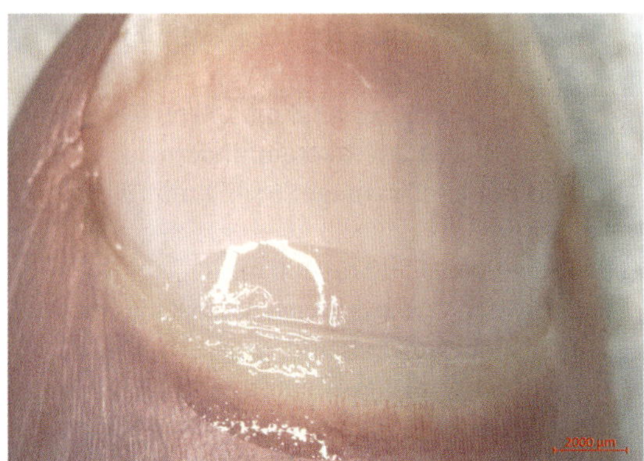

Abb. 1.5 Kapillarmikroskopischer Normalbefund: gleichmäßig angeordnete, haarnadelförmig angeordnete Kapillaren. Der Durchmesser des afferenten Schenkels ist dünn (< 15 µm), der des efferenten Schenkels liegt etwa bei 20 µm. Die Länge beträgt zwischen 200–400 µm. [P1316]

- Durch ein auf das Mikroskop montierte Videokamerasystem sind 50- bis 1 000-fache Vergrößerungen erzielbar.
- Auftragen von Immersionsöl (z. B. Zedernholzöl) auf die Nagelfalz, um die Bildqualität zu erhöhen.
- Die Fingertemperatur sollte ca. 26 °C betragen.

Auswertung

Begutachtet werden neben der Kapillardichte auch Durchmesser und Länge der Kapillaren. Sogenannte Megakapillaren (> 50 µm) weisen auf eine Kollagenose hin. Kapillarschlängelungen bzw. Verzweigungen kommen bei Vaskulitiden vor.

LITERATUR

Deutsche Gesellschaft für Angiologie – Gesellschaft für Gefäßmedizin e.V. (DGA) et al. S3-Leitlinie Periphere arterielle Verschlusskrankheit (PAVK), Diagnostik, Therapie und Nachsorge. AWMF-Reg.-Nr. 065/003. Aus: https://register.awmf.org/assets/guidelines/065-003l_S3_PAVK_periphere_arterielle_Verschlusskrankheit_2020-05.pdf (letzter Zugriff: 07.03.2023)

Stiegler H et al. Farbkodierte Duplexsonografie: Interdisziplinärer vaskulärer Ultraschall. Stuttgart: Thieme, 2015.

KAPITEL

2 Visite und Vorbereitung

2.1 Aufklärung

2.1.1 Allgemein

Die Aufklärung umfasst die Art der Erkrankung in all ihren Facetten und die möglichen Therapieoptionen (z. B. konservativ, interventionell/endovaskulär und offen operativ). Es müssen alle Aspekte der Erkrankung und der Therapien angesprochen werden, sodass der Patient in der Lage ist, seine Einwilligung zu geben. Der Arzt unterstützt den Patienten mit seinen Informationen hierbei.

Invasive Therapien stellen prinzipiell eine Körperverletzung dar, die im Rahmen einer ärztlichen Behandlung unter Einwilligung des Patienten erfolgt. Die Aufklärung muss durch den behandelnden Arzt oder durch einen entsprechend ausgebildeten Arzt erfolgen, der diese Behandlung selbst durchführen könnte (§ 630 Abs. 2 Nr. 1 Bürgerliches Gesetzbuch, BGB).

Die Aufklärung muss vor dem geplanten Eingriff erfolgen, Ausnahmen sind Notfalleingriffe. Allgemein wird der Zeitpunkt „vor dem Eingriff" so definiert, dass dem Patienten genug Zeit bleibt, die Vor- und Nachteile eines Eingriffs in Ruhe abzuwägen (OLG Köln vom 16.01.2019, Az. 5 U 29/17). Die Aufklärung darf aber auch nicht zu lange in der Vergangenheit liegen (nicht mehr als sechs Monate, OLG Dresden vom 15.11.2016, Az. 4 U 507/16). Liegt die Aufklärung innerhalb dieses Zeitraums, sollte trotzdem kurz vor dem Eingriff ein erneutes Gespräch erfolgen, um zu klären, ob dem Patienten der Sachverhalt noch erinnerlich ist.

TIPP

Eine Aufklärung sollte mindestens 24 Stunden vor dem geplanten Eingriff erfolgen, aber auch nicht länger als sechs Monate zurückliegen. Der Arzt muss sich vergewissern, dass der Patient weiterhin der Operation zustimmt (z. B. neue Unterschrift mit zweitem Datum und ggf. Vermerk).

In einem Aufklärungsgespräch sollten im Wesentlichen die häufigsten Komplikationen/Risiken aufgeführt werden. Des Weiteren sollten einige Schritte der Prozedur aufgeführt und erläutert sowie alternative Behandlungen und die hieraus resultierenden Risiken aufgezählt werden (z. B. konservatives Vorgehen beim Aortenaneurysma mit Rupturrisiko). Eine Skizze, z. B. über Bypassanlagen von Arterie X zu Arterie Y, verdeutlicht das Ausmaß des Eingriffs. Optimalerweise erfolgt die Aufklärung auf einem weißen Blatt Papier. Jedoch ist dies im Alltag meist nicht umsetzbar, und es werden vorformulierte Aufklärungsbögen verwendet. Hier ist aber darauf zu achten, dass nicht nur eine Unterschrift ohne weitere Dokumentationen erfolgt. Liegt nur die Unterschrift des Patienten vor, beweist dies lediglich, dass ein Gespräch stattgefunden hat. Der Aufklärungsbogen muss hier unbedingt individualisiert werden. Ein Ankreuzen oder Einkreisen einzelner Punkte reicht nicht aus. Auch sollte die zu behandelnde Seite, falls erforderlich, explizit benannt/angekreuzt werden.

2.1.2 Risiken eines operativen Eingriffs

Generelle Risiken

Allgemeine Risiken eines operativen Eingriffs sind z. B.:

- Blutung, Nachblutung
- Verletzungen von Nerven, Gefäßen oder Nachbarstrukturen (Beispiel angeben: z. B. Dickdarm) mit Folgeerscheinungen
- Thrombose, Embolie
- Wundheilungsstörung, sekundäre Wundheilung, Folgeeingriffe
- Einlage von Drainagen (ungefähre Liegedauer)
- Bluttransfusion

Hierbei sind die Lokalisation am Körper und die Art des Eingriffs zunächst nicht wesentlich. Die Risiken können aufgrund der generellen Invasivität einer Operation auftreten. Jedoch müssen einzelne Punkte angepasst werden (z. B. Darmverletzung bei Laparotomie, Pneumothorax bei Punktion der V. subclavia).

Eingriffsspezifische Risiken (Beispiele)

Bypassanlage

- Undichtigkeit der Anastomosennaht
- Verwenden von Fremdmaterial
- Verschluss/Stenose (Enge) des Bypasses

- Infekt (besonders bei Fremdmaterialien)
- Blutverdünnende Medikamente

Endovaskuläre Interventionen

- Komplikationen am Zugangsgefäß, z. B. A. femoralis communis:
  - Aneurysma spurium
  - Dissektion
  - Verschluss
  - AV-Fistel
- Verbleiben von Fremdmaterial, z. B. Katheterteilstücke
- Zusätzliche Blutverdünnung, z. B. duale Thrombozytenaggregationshemmung mit ASS und Clopidogrel bei DEB-Angioplastie (Drug Eluting Balloon)
- Komplikationen am Zielgefäß:
  - Re-Stenose/-Verschluss
  - Dissektion
  - Perforation
  - Verlegen (Verschließen) von Seitenästen/Kollateralgefäßen

2.2 Visite

2.2.1 Zeitpunkt

Meist erfolgt die Visite am Morgen und ist eine der ersten Handlungen. Aufgrund der (zeit-)aufwendigen Visite in der Gefäßchirurgie (Abklärung Allgemeinzustand, OP-Kontrolle, Verbandswechsel etc.) kann diese aber auch zu einem späteren Zeitpunkt am Tag erfolgen. Evtl. ist es sinnvoll, die **Visite in zwei Abschnitte** zu unterteilen und die teils sehr aufwendigen Verbände in einer zweiten Runde durchzuführen.
Auch eine **kurze, gezielt durchgeführte Visite** kann sinnvoll sein bei:

- Patienten mit geplanter Entlassung
- Risikopatienten, kritischem Allgemeinzustand oder 1. postoperativem Tag nach z. B. komplexem Eingriff
- Patienten, bei denen die OP/Intervention am gleichen Tag ansteht (Dokumentation der Indikation und Zustimmung des Patienten und ob noch Fragen bestehen)

2.2.2 Ablauf

Allgemein

Allgemeingültige Verhaltensregeln wie Anklopfen und Vorstellen mit Namen und Funktion (bei Erstkontakt) sollten auch im Krankenhaus eingehalten werden. Außerdem sollte **mit** dem Patienten gesprochen werden und nicht mit dem Kollegen **über** den Patienten in dessen Anwesenheit. Ein Informationsaustausch innerhalb des Personals zum jeweiligen Fall kann vor dem Patientenzimmer erfolgen. Im Patientengespräch selbst sollten Fachbegriffe möglichst vermieden bzw. dem Patienten entsprechend erläutert werden (z. B. Durchblutungsstörung aufgrund einer Verkalkung anstatt stenosierender Arteriosklerose).

Jede Visite ist mit Datum, Uhrzeit, Dauer und Kürzel des durchführenden Arztes zu dokumentieren. Zusätzliche Visiten, z. B. postoperative Visite, Befundbesprechung etc. sind ebenfalls zu dokumentieren.

Subjektive Einschätzung durch Patienten

Der Patient wird zu folgenden Punkten befragt:

- Allgemeinbefinden
- Schmerzen:
  - Wundschmerz
  - Ischämiebedingter Belastungschmerz, z. B. Wadenclaudicatio
  - Subjektive schmerzfreie Gehstrecke, Gehstrecke kürzer/länger als vorher
  - Ruheschmerzen
- Sensibilität
- Motorik:
  - Einschränkung
  - Kraft

Medikamente

Die neu angeordneten Medikamente sowie die Hausmedikation müssen tgl. kontrolliert und auf ihre Indikation überprüft werden.

2

- Blutverdünnende Medikamente:
  - Welche werden genommen?
  - Anpassung aufgrund erfolgter Therapie, z. B. duale Thrombozytenaggregationshemmung nach DEB-Angioplastie, Absetzen von effektiver Antikoagulation nach erfolgter Revaskularisation (Ischämietherapie)
  - Thromboseprophylaxe
- Pausierung aufgrund Niereninsuffizienz (z. B. ACE-Hemmer)
- Abschluss der Therapie (z. B. Prostaglandin nach 10–14 d)
- Antibiotikatherapie:
  - Anpassung aufgrund Antibiogramm
  - Absetzen nach Abschluss der Therapie
  - Umstellung i. v./p. o.

Körperliche Untersuchung

Je nach durchgeführtem Eingriff erfolgt eine regelmäßige Erfolgskontrolle.

Bypassanlage

- Pulsstatus distal der Bypassanastomosen
- Durchblutungsstatus postoperativ (Befund besser/schlechter)
- Drainagen (Füllstatus, Art der Flüssigkeit: Lymphe, Blut, blutig-serös)
- Hautnähte
- Kompartmentsyndrom

Intervention

- Punktionsstelle (Hämatom, Schmerzen; klinischer Anhalt für Aneurysma spurium oder AV-Fistel → Duplexsonografie)
- Kontrolle der Perfusion des Areals/Organs, welches im Versorgungsgebiet des behandelten Gefäßes liegt, z. B.:
  - Intervention A. femoralis superficialis: Pulsstatus (A. poplitea, A. dorsalis pedis, A. tibialis posterior)
  - Intervention A. mesenterica superior:
    - Palpation Abdomen (Druckschmerz)
    - Auskultation (Darmperistaltik)
    - Ischämiezeichen im Labor
- Nierenfunktion nach Kontrastmittelgabe
- Urinanamnese (Menge, Beschwerden, Farbe, blutig?)
- Laborkotrolle

Wunde

- Regelmäßige, ggf. tgl. Beurteilung
- Bei Vakuumverband und speziellen Verbänden für mehrere Tage Intaktheit der Verbände beurteilen
- Indikation für Verbandswechsel tgl. prüfen
- Wundstatus dokumentieren:
  - Befund besser/schlechter (wenn die Wunde zuvor bereits ausführlich beschrieben wurde)
  - Größe (Fläche, Tiefe)
  - Wundränder/-grund
  - Belegt/infiziert/Nekrosen
  - Fotodokumentation

Neurologischer Status

Insbesondere nach Karotissanierung (➤ Kap. 6.1.6) sollte der neurologische Status täglich erhoben werden. Ansonsten erfolgt eine orientierende Untersuchung, wenn eine präoperative Neuropathie bestand oder falls eine kompensierte Ischämie vorliegt, die dekompensieren könnte.

Entlassungsmanagement

Um eine zeitgerechte Entlassung mit fließendem Übergang in den ambulanten Bereich zu ermöglichen, sollte eine frühzeitige Abstimmung mit dem Patienten erfolgen:

- Wundversorgung (Pflegedienst bereits vorhanden?)
- Prothesenversorgung
- Hilfsmittel (Toilettenstuhl, Pflegebett etc.)
- Akutgeriatrie/Kurzzeitpflege/Heimunterbringung
- Rehabilitation

Zusätzlich sollten in diesen Prozess Angehörige (nur in Abstimmung mit dem Patienten) eingebunden werden. Hier kann eine zweite Sicht auf die Verhältnisse eingeholt werden:

- Selbstständige Versorgung möglich?

- Häusliches Umfeld geeignet?
- Andere Besonderheiten, die für die Entlassung relevant sind

2.3 OP-Vorbereitung

2.3.1 Einschätzung des individuellen OP-Risikos

Das OP-Risiko wird zunächst im Hinblick auf die individuelle Situation des Patienten (Allgemeinzustand, Nebenerkrankungen) bestimmt.
Dazu gehören in der Regel:

- Kardiologische Abklärung
- Einschätzung der Anästhesie
- Weitere Konsile (z. B. Nephrologie bei Niereninsuffizienz und geplanter Kontrastmittelgabe, neurologische Beurteilung vor und nach Karotissanierung)

Die Einschätzung erfolgt anschließend in Abstimmung mit der Art des Eingriffs:

- Notfall bzw. elektiv
- Perkutan interventionell bzw. offener Eingriff
- Oberflächlich (z. B. Seitenastvarikose) bzw. invasiv (z. B. offene Aortenrekonstruktion)

Außerdem ist abzuklären, ob eine postoperative Überwachung erforderlich ist (IMC/ICU).

Die Evaluation der genannten Punkte führt zu einer individuellen Risikoeinschätzung. Das Ergebnis sollte eine objektive Entscheidung über das Durchführen oder Nichtdurchführen des Eingriffs ermöglichen.

2.3.2 Medikamente, Blut- und Blutgerinnungsprodukte

Je nach Eingriffsart müssen folgende Punkte abgewogen werden:

- Bereitstellung von Blutprodukten (z. B. Erythrozytenkonzentrate) oder zumindest
- Bestimmung der Blutgruppe
- Vorbereitende Gabe von Blutprodukten (z. B. Thrombozytenkonzentrat)
- Pausierung einer medikamentösen Therapie (z. B. duale Thrombozytenaggregationshemmung)
- Zusätzliche Medikamentengabe (z. B. Heparin-Perfusor mit effektiver PTT-Verlängerung)

2.3.3 Seitenmarkierung

Eine Seitenmarkierung ist zwingend erforderlich. Hilfreich können weitere Kennzeichnungen sein, wie z. B. „FP1" bei geplanter Anlage eines femoropoplitealen, supragenualen Bypasses. Die Markierung sollte mit einem wasserfesten Stift (z. B. Edding 3000®) an einer sichtbaren Stelle erfolgen. Diese muss so gewählt werden, dass sie auch nach sterilem Abwaschen und Abdecken zu sehen ist (z. B. bei TEA der A. femoralis communis: Markierung am proximalen ventralen Oberschenkel).

Die Markierung erfolgt am besten am wachen Patienten. Dann kann gleich erläutert werden, dass dies eine weitere Sicherheitsmaßnahme zusätzlich zur Aufklärung mit Seitenangabe und dem Team-Time-out darstellt.

2.3.4 Venen-Mapping

Meist wird die V. saphena magna für Bypässe verwendet. Zuvor muss jedoch die Eignung der Vene für dieses Vorgehen überprüft werden. Die Lage der Vene wird mit einem wasserfesten Stift markiert, außerdem können Besonderheiten, z. B. kräftige Seitenäste, angezeichnet werden.

Mit dem Schallkopf (meist Linearsonde) wird anschließend die gesamte Vene abgefahren und überprüft. Hierbei werden folgende Strukturen dargestellt und beurteilt:

- Venenwand
- Venendurchmesser
- Postphlebitische Veränderungen
- Gesamtlänge
- Seitenäste/Perforansvenen

Ist eine Bypassanlage in situ geplant, sollten alle sichtbaren Seitenäste markiert werden, um eine direkte Unterbindung zu ermöglichen und Größe und Anzahl der Wunden gering zu halten. Bei geplanter Venenentnahme für eine orthotope Bypassanlage oder ein Verwenden am kontralateralen Bein kann eine einfache Markierung an einer Stelle ausreichend sein, da die Vene vollständig dargestellt werden muss.

2

2.3.5 Beurteilung Zugangs-/ Zielgefäße

Zugangsarterien für Intervention

Mithilfe von Ultraschall werden die Arterien in folgenden Punkten beurteilt:

- Durchmesser (z. B. ausreichend für Schleusengröße?)
- Verkalkung:
  - Zirkulär
  - Stenosierend
  - Dorsal
- Kalkfreier Abschnitt für Punktion
- Lage wichtiger Äste (A. profunda femoris bei antegrader Punktion der A. femoralis communis)
- Verschluss-System möglich?

Zielgefäße für offene Operation

Hierbei werden die Zielgefäße auf ihre Beschaffenheit beurteilt:

- Klemmbarer Abschnitt
- Hindernisse:
  - Lymphfistel
  - Lymphknoten
- Lokalisation (kleinere Wunden durch gezielten Zugang)

KAPITEL

3 OP-Saal/Angio-Suite, Instrumentarium und Techniken

3

3.1 OP-Saal/Angio-Suite

3.1.1 Definition

Im **Operationssaal** (OP-Saal, kurz OP) werden chirurgische Eingriffe (Operationen) durchgeführt. Hierfür ist der OP-Saal speziell ausgestattet und muss einige Voraussetzungen insbesondere in Bezug auf Hygiene erfüllen. Die apparative Ausstattung umfasst alle für die jeweiligen Eingriffe erforderlichen Geräte wie z. B. Elektrokoagulator, C-Bogen, Lichtquellen und Anästhesieequipment. Außerdem werden zusätzliche räumliche Strukturen, wie z. B. Patientenschleuse, Umkleide (rein/unrein), Waschraum, Materiallager, benötigt.

Die **Angio-Suite** (auch **Hybrid-OP**) ist ein OP-Saal mit seinen hohen Ansprüchen an die Hygiene, in dem eine stationäre Angiografieanlage steht.

3.1.2 Kleidung

In der Umkleide wechseln die Mitarbeiter ihre Kleidung: Kasack, Hose und Schuhe. Sämtlicher Schmuck an Händen, Armen und im Halsbereich wird abgelegt.

TIPP

Um bei Bewegungen bereits sterile Bereiche durch überhängende Kleidung nicht unsteril zu machen, wird der Kasack am besten in die Hose gesteckt, lange Ärmel sollten hochgekrempelt werden.

Zum Abschluss werden eine OP-Haube (angepasst an Kopf- und Gesichtsbehaarung) und eine Maske aufgesetzt, die den Nasen- und Mundbereich abdeckt.

Hiernach kann der OP-/Angio-Suite-Bereich betreten werden.

Dieses Vorgehen muss nach jedem Verlassen des OP-/Angio-Suite-Bereichs erneut erfolgen.

3.1.3 Mitarbeitende (ohne Anästhesie)

- Operateur: steril, führt die Operation durch
- Assistent: steril, assistiert dem Operateur
- Instrumentant: steril, Anreichen von Instrumenten und Material, assistiert dem Operateur
- Springer: unsteril, reicht zusätzliche Materialien an, schließt Instrumente an Gerätschaften an, bedient C-Bogen

3.1.4 Vorbereitungen in OP/Angio-Suite

- Persönlich vergewissern, dass es sich um den richtigen Patienten handelt
- Seitenmarkierung kontrollieren
- Mit Patienten über das geplante Verfahren und die Eingriffsseite sprechen (nach ITN nicht mehr möglich)
- Durchsicht der Unterlagen und Prüfung auf Vollständigkeit:
  - Aufklärung
  - Ggf. Checklisten
- Ggf. notwendige Befunde aufrufen:
  - Röntgenbilder
  - Vor-OP-Berichte
  - Laborbefunde
  - Allergien (z. B. Latex, Kontrastmittel, Antibiotika)

3.1.5 Steriles Waschen

Vor dem sterilen Waschen sollten alle erforderlichen nichtsterilen Arbeiten abgeschlossen sein (z. B. Lagerung des Patienten). Hierzu gehören auch das Aufsetzen von Brillen (Schutzbrille, Lupenbrille, Stirnlampe etc.) und das Anlegen von Strahlenschutzkleidung.

Die Fingernägel sollten kurz und sauber gehalten werden. Lackierte oder künstliche Fingernägel sind nicht zulässig.

Als erster Schritt werden Hände und Unterarme mit Seife gewaschen und abgetrocknet.

Mit einem zugelassenen Produkt erfolgt nun die sterile Waschung der Hände und Unterarme. Diese beinhaltet drei Schritte:

- Hände, Unterarme einschließlich Ellenbogen
- Hände, Unterarme (bis prox. Drittel)
- Hände

Anschließend werden die Arme – im Ellenbogengelenk angewinkelt – mit Abstand vom eigenen Körper und anderen unsterilen Gegenständen/Personen gehalten. Diese Haltung ist erforderlich, um eine Kontamination der steril abgewaschenen Hände und Arme zu vermeiden und einen Fluss von etwaiger Flüssigkeit von unsterilen zu sterilen Hautarealen zu verhindern.

CAVE
Klinikinterne Hygienepläne sind zu beachten und einzuhalten.

3.1.6 Anlegen der Sterilkleidung

Der **sterile OP-Kittel** wird durch die bereits steril eingekleidete OP-Pflege so angereicht, dass ein Hineinschlüpfen ohne Kontakt zu nichtsterilen Gegenständen oder Personen möglich ist. Die anreichende Person hält den Kittel so, dass auch die eigene Sterilität nicht gefährdet ist. Hierzu wird der Kittel von der körperabgewandten Seite (Sicht Operateur) oberhalb der Ärmel gefasst, ohne den Kittelrand zu berühren. Der Springer verschließt den Kittel am Rücken ohne Kontakt zur äußeren Kitteloberfläche. Als letztes schließt der Operateur den am Kittel angebrachten Gürtel, ein Gürtelende wird hierbei durch eine weitere Person steril angereicht (hierzu ist ein abziehbarer Anteil am Gürtel befestigt).

Anschließend werden die **sterilen OP-Handschuhe** angezogen. Je nach Eingriff oder persönlichem Schutzbedarf können Unterziehhandschuhe, doppelte Handschuhe, Indikatorhandschuhe oder Strahlenschutzhandschuhe getragen werden. Bei langen Operationen sollten die **Handschuhe regelmäßig gewechselt** werden, da ihre Oberfläche mit der Zeit undicht wird. Auch nach Arbeiten an fraglich kontaminierten Arealen oder scharfkantigen Strukturen (z. B. Knochenamputation) sollten die Handschuhe gewechselt werden. Vor dem Einbringen von Fremdmaterialien (z. B. Port oder Kunststoffprothese) kann ein Handschuhwechsel ebenfalls sinnvoll sein, jedoch ist ein korrekter Handschuhwechsel zeitaufwendig (Ausziehen, Trocknung, Zwischendesinfektion, Trocknung, Anziehen) und kann den OP-Ablauf stören.

Nach vollständigem Ankleiden werden die Arme mit aufeinanderliegenden Händen ungefähr auf Höhe des eigenen Rippenbogenrands/Xiphoids gehalten. Bewegt man sich durch den OP-Saal, wird unsterilen Hindernissen immer der Rücken zugewandt. Steht man am OP-Tisch, können die Hände im dortigen Sterilbereich abgelegt werden.

3.1.7 Haarentfernung OP-Gebiet

Ist eine Entfernung der Behaarung im OP-Gebiet notwendig, sollten die Haare maschinell entfernt werden (Haartrimmer, Clipping). Alternativ ist die chemische Haarentfernung möglich, diese kann jedoch Hautirritationen oder allergische Reaktionen hervorrufen. Eine Rasur im klassischen Sinne ist mit einer höheren Wundinfektionsrate verbunden (Prävention postoperativer Wundinfektionen 2018).

3.1.8 Abwaschen OP-Gebiet

Mit einer für diese Tätigkeit zugelassenen Flüssigkeit wird das gesamte OP-Gebiet abgewaschen, um einen sterilen Bereich für den invasiven Eingriff zu erhalten (➤ Abb. 3.1). Dieser Bereich sollte so gewählt werden, dass auch das Gebiet, an dem die Abdeckung den Patienten berührt, steril abgewaschen wird (abgewaschener Bereich > bei OP sichtbarer Bereich) und dass eine Erweiterung des Eingriffs möglich ist (z. B. bei TEA der A. femoralis communis Zugriff auf A. iliaca externa und distale A. femoralis superficialis ermöglichen).

Um die **Einwirkzeit** des Abwaschmittels (siehe Herstellerangabe) zu gewährleisten, werden in einigen Kliniken fünf Tupfer oder Kompressen angereicht. Hierdurch wird das Abwaschen so verlängert, dass die Einwirkzeit eingehalten wird. Das abgewaschene Gebiet wird nicht trockengewischt. Auch die Abdeck-Klebezonen werden nicht getrocknet.

3.1.9 Abdecken OP-Gebiet

Ist das OP-Gebiet steril abgewaschen und trocken, kann die sterile Abdeckung angelegt werden. Es gibt verschiedene Formen von Tüchern zur Abdeckung (z. B. 4-Tuch-Abdeckung, U- bzw. Doppel-U-Tuch).

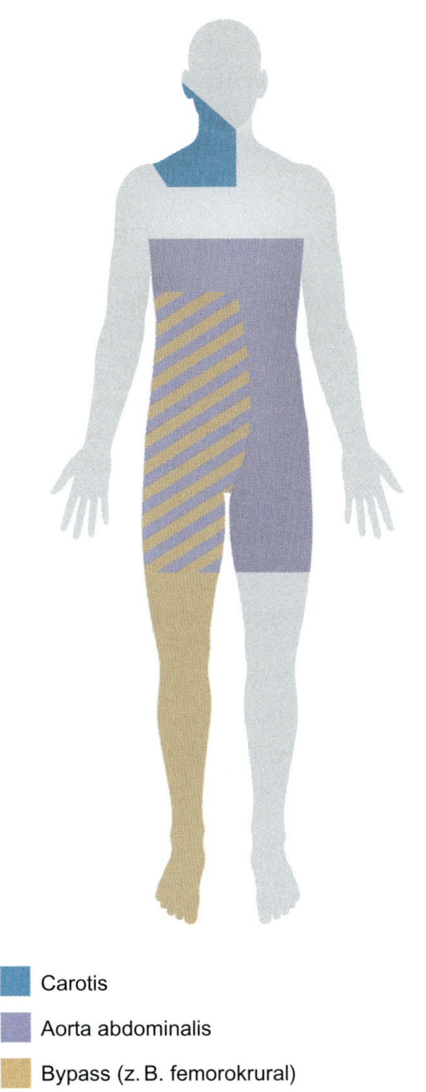

Abb. 3.1 Beispiele für steriles Abwaschen. [P1316, L275]

Bei einer 4-Tuch-Abdeckung kann man wie folgt vorgehen:

1. Seitentuch einer Seite
2. Seitentuch der Gegenseite
3. Langes Abdecktuch nach distal
4. Langes Abdecktuch nach kranial

Durchsichtige Hand-/Fußtüten sind nützlich, um während der Operation eine mögliche Ischämie der peripheren Extremität beurteilen zu können (z. B. bei Thromb-/Embolektomien). Hierdurch kann der Erfolg eines Eingriffs direkt überprüft werden.

Wenn Fremdmaterialien dauerhaft in den Körper eingebracht werden, ist die Verwendung einer **Inzisionsfolie** möglich. Hierdurch wird der Kontakt zwischen Haut und Fremdmaterial vermieden. Die Inzisionsfolie sollte **mit Iod imprägniert** sein und korrekt aufgebracht werden (spannungsfrei auf die trockene, desinfizierte Haut). Nicht mit Iod imprägnierte Folie steigert eher die Wundinfektionsrate (Prävention postoperativer Wundinfektionen 2018).

Anschließend werden sterile Instrumente zum Anschluss an Geräte (z. B. Kabel Diathermie/Elektrokoagulator, Schlauch Absaugvorrichtung) aus dem Sterilbereich herausgereicht. Die Kabel und Schläuche müssen fixiert werden, um ein Herunterfallen oder Unsterilmachen zu verhindern.

3.1.10 Verhalten im OP

Im OP-Saal sollte ein **ruhiges Umfeld** herrschen. Dies ist für die Konzentration der Mitarbeiter notwendig, aber auch, um Anforderungen und Kommandos zu hören und zu verstehen. Die verschiedenen Alarme der vorhandenen Geräte müssen zu hören sein, dies beinhaltet auch Geräte zur Therapie mit Tonrückmeldung (z. B. Radiofrequenzablation bei Varikosis).

Vor dem Hautschnitt erfolgt ein **Team-Time-out,** bei dem Operateur, Anästhesist und OP-Pflege über verschiedene Punkte der Operation informieren, z. B.:

- Bestätigung der Identität des Patienten
- Bestätigung der Eingriffsart und -seite
- Besonderheiten (z. B. Blutdruckeinstellung bei Karotis-Sanierung)
- Risiken (wie z. B. erwarteter Blutverlust)
- OP-Dauer
- Allergien
- Verabreichte Medikamente (z. B. Antibiotikaprophylaxe)
- Verlauf der Narkoseeinleitung

Die **Surgical Safety Checklist der WHO (World Health Organization)** kann hierbei eine Unterstützung bieten. Sie beinhaltet Checklisten für die folgenden drei Zeitpunkte:

- Vor Anästhesieeinleitung
- Vor Hautschnitt
- Vor Verlassen des OP-Saals

CAVE

Vor dem Wundverschluss müssen unbedingt die Materialien (z. B. Kompressen oder Tupfer) und Instrumente (z. B. kleine Gefäßklemmen) überprüft werden, um ein Verbleiben in der Wunde zu verhindern. Gebräuchlich ist das **4- oder 6-Augenprinzip,** hierbei zählen zwei oder drei Personen nach. Erst bei Vollständigkeit wird die Wunde verschlossen. Fehlt etwas, muss so lange gesucht werden (auch in Mülleimern, Abwaschschalen etc.), bis alles vollständig ist oder durch geeignete Maßnahmen (Durchleuchtung des Patienten/Wundgebietes) sicher ausgeschlossen werden kann, dass etwas im Körper verblieben ist.

3.1.11 Verhalten in Angio-Suite/ Hybrid-OP

Dies entspricht den Vorgaben im OP im Hinblick auf Hygiene und Verhalten. Jedoch liegt das besondere Augenmerk auf der Verwendung von Röntgenstrahlen. Der Strahlenschutz der Mitarbeiter und Patienten steht im Fokus.

3.2 Offene Operation

3.2.1 Instrumente

Skalpelle

Im Wesentlichen werden zwei Formen von Skalpellen für Eingriffe verwendet. Es gibt aber eine Vielzahl von Klingenformen. Wenn möglich, sollten Sicherheitsskalpelle verwendet werden, um Verletzungen von Mitarbeitern zu verhindern.

10er-Klinge

Für den **Hautschnitt** wird meist ein Messer mit einer 10er-Klinge verwendet, ebenso bei der **Gewebepräparation.**

11er-Klinge

Für die **Stichinzision in Gefäße** wird eine 11er-Klinge verwendet. Diese dreieckige Klinge mit einer schneidenden Fläche kann durch einen fast senkrechten Stich das Gefäß eröffnen. Die Erweiterung der Arteriotomie erfolgt dann mit einer Pott-Schere.

Im Rahmen einer perkutanen Intervention wird die 11er-Klinge für die **Hautinzision** verwendet, um je nach Schleusengröße eine passende Öffnung auf Hautniveau zu schaffen.

Fadenmesser

Dieses Messer wird beim **Fadenzug** verwendet. Es ist gebogen und besitzt an der Innenseite (konkave Seite) eine schneidende Klinge. Mit dem spitzen Ende wird der Faden aufgefädelt und kann dann mit der Klinge durchtrennt werden.

Scheren

Im Wesentlichen werden vier Arten von Scheren unterschieden.

Präparierschere

Diese besitzt spitze oder abgerundete Enden, ist meist leicht gebogen und in unterschiedlichen Längen, je nach Präparationsort (z. B. Leiste vs. Becken), vorhanden. Die geläufigste Präparierschere ist die Schere nach Metzenbaum.

Fadenschere

Diese Schere weist unterschiedliche Schneideflächen auf, eine Seite ist glatt, die andere Seite hat einen Wellenschliff. Durch den Wellenschliff kann die Schere einen Faden „fassen“ und gezielt durchtrennen.

Gefäßschere

Für die Arteriotomie wird meist eine Pott-Schere verwendet (➤ Abb. 3.2). Diese weist unterschiedliche Winkel zwischen Griff- und Schneidebereich auf.

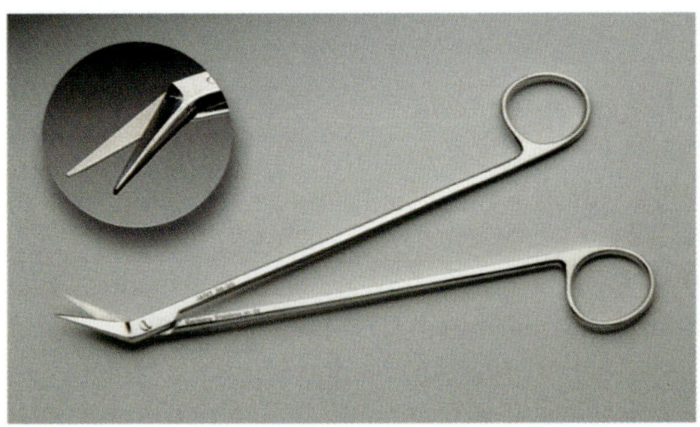

Abb. 3.2 Pott-Schere. [E1204]

Außerdem ist der Schneidebereich gerade. Für das Schneiden in den Arterien (z. B. Absetzen der Intima) oder für feine Schnitte wird eine feinere Schere benötigt, z. B. eine Schere nach Jameson-Werber.

Materialschere

Dies ist eine gröbere Schere zum Durchtrennen von Drainagen, Zurechtschneiden von Materialien und ähnlichen Arbeiten, die eine Präparierschere beschädigen könnten. Manchmal kommen diese Scheren auch bei der Präparation von z. B. kräftigem Narbengewebe zum Einsatz (z. B. Lexer-, Mayo-, Cooper-Schere).

Pinzetten

Neben einer Vielzahl von speziell geformten Pinzetten unterscheidet man prinzipiell zwischen chirurgischen und anatomischen Pinzetten. Der Unterschied liegt in dem Bereich, der Kontakt zum Gewebe hat. Von beiden Pinzettenarten gibt es eine Vielzahl von Varianten.

Chirurgische Pinzette

Eine chirurgische Pinzette hat meist drei spitze Zähne am Pinzettenende (2 + 1). Mit diesem Ende ist ein kräftiges Packen des Gewebes ohne festes Zusammendrücken der Pinzettenenden möglich. Trotz des verletzend aussehenden Pinzettenendes wird das Gewebe hierdurch eher geschont, durch ein flaches Pinzettenende würde es großflächig gequetscht werden. Diese Pinzettenart wird meist beim Arbeiten auf Hautniveau oder in vernarbtem Gewebe genutzt. Würde man diese Pinzette an Arterien, Venen oder ähnlich empfindlichen Strukturen nutzen, würden diese durch die Zähne verletzt werden (z. B. Perforation).

Anatomische Pinzette

Eine anatomische Pinzette hat eine flache, vollständig oder teilweise geriffelte Kontaktfläche zum Packen von Gewebe. Durch diese Form ist der Kontaktbereich zum Gewebe größer im Vergleich zur chirurgischen Pinzette. Jedoch wird das Gewebe bei zu festem Griff gequetscht. Diese Pinzettenart wird bei Arbeiten an empfindlichen Strukturen (z. B. Arterien, Venen) genutzt.

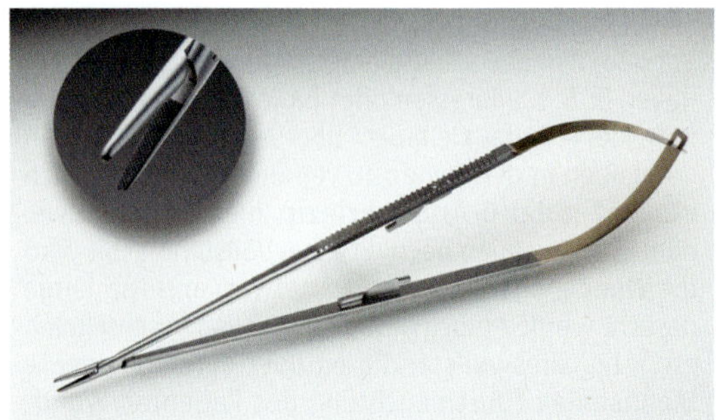

Abb. 3.3 Nadelhalter. [E1204]

Nadelhalter

Der Nadelhalter (➤ Abb. 3.3) wird entsprechend der Tätigkeit (z. B. Verschluss der Faszie nach Laparotomie oder pedale Arterienanastomose) und des verwendeten Nahtmaterials (z. B. 2-0 oder 7-0) gewählt. Hegar-Mayo-Nadelhalter und Federnadelhalter sind die gängigsten Modelle. Der Federnadelhalter wird wie ein Stift gehalten und kann für feinere Tätigkeiten genutzt werden. Bei beiden Nadelhaltern ist die zugelassene Fadenstärke vermerkt, um Beschädigungen sowohl der Nadel als auch des Nadelhalters zu vermeiden.

Gefäßklemmen

Gefäßklemmen sind speziell geformte Klemmen, um Blutgefäße temporär zu verschließen, ohne die Struktur der Gefäße allzu sehr zu verletzen. Es gibt eine Vielzahl von Gefäßklemmen mit unterschiedlichen Maßen und Formen.

Der Bereich der Gefäßklemme, welcher zum Ausklemmen verwendet wird, kann unterschiedliche Formen (gerade, gebogen, gewinkelt) aufweisen. Die Zahnung (Struktur der Kontaktfläche zum Gefäß) weist meist eine Oberfläche nach DeBakey oder Cooley auf.

Auch die Gefäßklemmenform kann namensgebend sein, z. B. Satinsky.

Leider gibt es eine Vielzahl an Gefäßklemmen mit gleichem Namen und unterschiedlicher Form. Hier gilt es, krankenhausspezifisch vorhandene Klemmen und deren Einsatz zu kennen, teilweise existieren sogar abteilungsspezifische Unterschiede.

Aortenklemme

Je nach Anatomie und Ausklemmregion gibt es unterschiedliche Konfigurationen der Aortenklemme.

Satinsky-Klemme

Typisch ist die Form mit doppelt gebogener Zahnungsfläche (u-förmig, ➤ Abb. 3.4).

Gregory-Klemme

Durch die doppelte und gegenläufige Krümmung der Zahnungsfläche ist diese Klemme sehr gut zum Ausklemmen der A. profunda femoris geeignet (➤ Abb. 3.5).

Cooley-Klemme

Ist der Schaft lang, eignet sich diese Klemme für tiefe Klemmung in engen Wundverhältnissen (z. B. A. iliaca externa via Leistenzugang, A. carotis interna).

Wylie-Klemme

Die lange, unterschiedlich kräftig gebogene Zahnung ermöglicht das Ausklemmen tief gelegener Arterien, ohne dass der Griffbereich störend aus dem Situs reicht (z. B. A. iliaca interna).

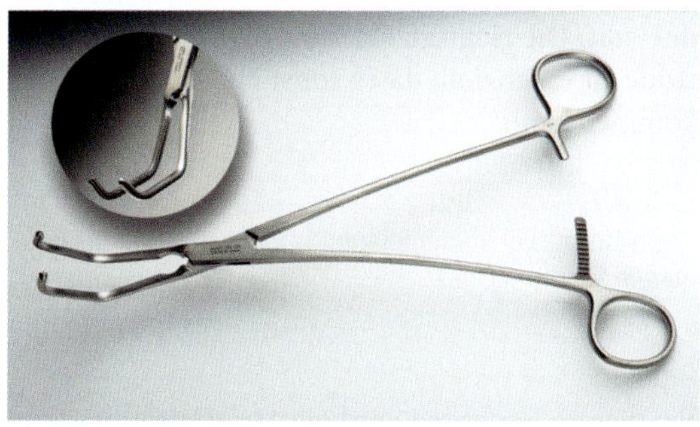

Abb. 3.4 Satinsky-Klemme. [E1204]

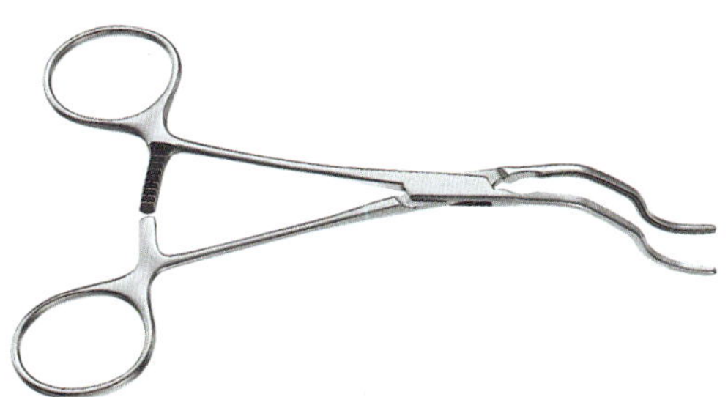

Abb. 3.5 Gregory-Klemme (Profunda-Klemme). [V974]

Bulldog-Klemme

Unterschiedlich konfigurierte Gefäßklemmen ohne Arretierung (➤ Abb. 3.6). Die Klemme wird durch Zusammendrücken der Seiten geöffnet und verschließt sich spontan durch die Federwirkung der Klemme.

Yasargil-Klemme

Diese kleinen, unterschiedlich konfigurierten Gefäßklemmen kommen aus der intrakraniellen Aneurysmachirurgie. Mit einem speziellen Applikator und Entferner ist ein temporäres Ausklemmen multipler kleiner Gefäße möglich, ohne dass viel Instrumentenmaterial in der Wunde vorliegt und das Arbeiten erschwert (➤ Abb. 3.7).

Retraktor/Wundspreizer/Wundhaken

Diese dienen dem temporären Offenhalten der Wunde. Je nach Lokalisation am Körper und Tiefe der Wunde kommen unterschiedliche Instrumente zum Einsatz. Während Wundspreizer und Retraktor selbsthaltend

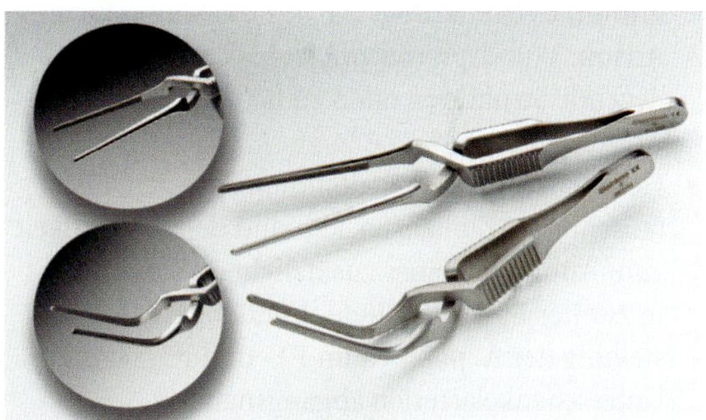

Abb. 3.6 Unterschiedliche Bulldog-Klemmen. [E1204]

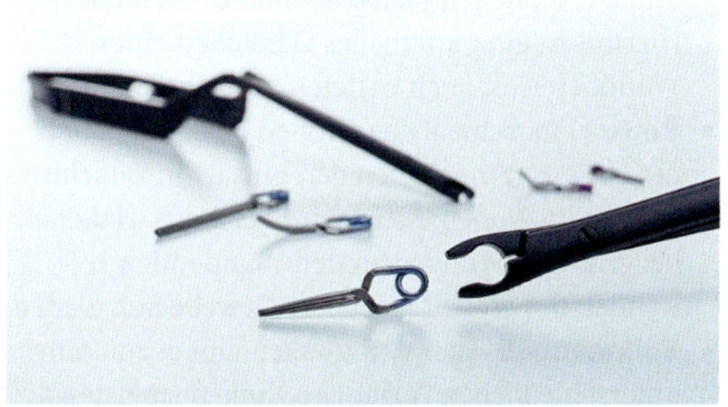

Abb. 3.7 Yasargil-Klemmen. [U223]

sind (in verschiedenen Positionen fixierbar), muss der Wundhaken durch die OP-Assistenz gehalten werden.

Retraktor

Retraktoren werden meist bei der Laparotomie und dem retroperitonealen Zugang eingesetzt. Mit verschiedenen Haltesystemen können unterschiedliche Anforderungen gehandhabt werden. Jedoch gilt es, bei empfindlichen Organen vorsichtig vorzugehen. Der Retraktor übt einen dauerhaften und gleichbleibenden Druck/Zug auf die Organe/Strukturen (z. B. Darm) aus und kann diese ggf. schädigen. Hier sind regelmäßige Kontrollen nötig.

Wundspreizer

Bei den Wundspreizern gibt es verschiedene Längen sowie gerade, gebogene oder mit Gelenk versehene Modelle. Außerdem unterscheidet man zusätzlich zwischen festen und austauschbaren Backen und die Backen können scharfe oder stumpfe Enden besitzen.

- **Weitlaner/Henderson:** um oberflächliche Wunden offen zu halten (z. B. Zugang A. femoralis communis)
- **Finsen:** kleiner Federwundspreizer ohne Gelenk mit/ohne Arretierung, z. B. für die Shuntchirurgie
- **Adson:** Wundspreizer mit Gelenk, um tiefer liegende Strukturen offen zu halten (z. B. offene Aortensanierung)
- **Henly:** Set mit selbsthaltendem Spreizer, austauschbaren Zinken/Backen und der Möglichkeit zum Anbringen eines zusätzlichen Wundhakens in zweiter Ebene; für tiefe Wunden, z. B. Darstellung der A. poplitea im P1- und P3-Segment, Unterschenkelarterien abgangsnah

Wundhaken

- **Langenbeck:** verschiedene Ausführungen mit unterschiedlichen Blattgrößen und -formen. Hiermit ist ein punktuelles Darstellen eines Wundbereichs, auch in tiefen Bereichen, möglich.
- **Roux:** Unterschiedliche Größen in allen Ebenen des Hakens ermöglichen den Einsatz in verschiedenen Situationen. Meist wird der Roux-Haken bei größeren Wunden an den Wundenden verwendet, um große Mengen an Gewebe aufzuladen.
- **Volkmann:** Diesen Wundhaken gibt es mit einer unterschiedlichen Anzahl an Zinken (meistens zwei bis sechs). Die Zinken können scharf oder stumpf sein und dienen meist dem Offenhalten auf Hautebene bei der subkutanen Präparation nach Hautschnitt oder dem Wundverschluss auf Faszien- und Subkutanebene.
- **Cushing-Kocher** („Lidhaken"): wird bei kleinen Hautinzisionen verwendet, z. B. Shunt-Anlage, Venenentnahme zur Bypassanlage, Varizenchirurgie.

Diathermie/Elektrokoagulation

Die Diathermie wird zur Durchtrennung von Gewebe, Stillung kleiner Blutungen oder Verödung kleiner Blutgefäße verwendet. Beim Durchtrennen von Gewebe kommt es direkt zu einer Verödung der Blutgefäße und somit zu einem blutungsarmen Schneiden von Gewebe. Man unterscheidet mono- und bipolare Diathermie.

Monopolar

Hierbei ist eine Gegenelektrode (Neutralelektrode) erforderlich, um den Stromfluss, der vom Instrument (Aktivelektrode) kommt, zu schließen. Die Stromdichte und somit die Wirkung ist an der Aktivelektrode am größten, daher tritt der gewünschte Effekt dort auf. Die richtige Platzierung der Neutralelektrode ist essenziell, da es sonst zu Verbrennungen kommen kann.

CAVE

Kein Einsatz von monopolarer Diathermie bei eingeschaltetem Schrittmacher!

Bipolar

Bei diesem Verfahren wird der Stromkreis zwischen zwei nahe aneinander liegenden Elektroden (meist in Pinzettenform) durch dazwischenliegendes Gewebe geschlossen. Der Strom fließt hierbei nur durch einen kleinen Teil des Körpers.

Weitere Instrumente

Cushing- bzw. Caspar-Nerven- und Gefäßhäkchen

Diese Häkchen dienen primär zum Halten von feinen und empfindlichen Strukturen. Außerdem können hiermit Gefäßnähte angezogen werden (z. B. Parachute-Technik beim Aorteneingriff).

Dissektor
Geläufige Konfiguration nach Freer, wird zum Herausarbeiten einer Plaque o. Ä. aus dem Gefäß genutzt.

Overholt
Dient dem Umfahren eines Gefäßes, um Ligaturen oder Gefäßzügel (vessel loop) anzubringen. Außerdem können Gefäßstümpfe zum Ligieren gepackt oder Ligaturen um eine Klemme geführt werden.

Mosquito-Klemmchen
Hiermit werden Gefäßzügel angeklemmt und fixiert, mit einem entsprechenden Schutz werden auch Gefäßnähte fixiert. Die Klemmchen können auch zum Ausklemmen kleiner Gefäße (z. B. Ligatur von Seitenästen bei der Venenentnahme) genutzt werden.

3.2.2 Material

Bypass/Patch

Die Materialien für Bypässe oder Patches können in drei Gruppen eingeteilt werden:

- Autolog: meistens körpereigene Vene (z. B. V. saphena magna)
- Kunststoff/alloplastisch: PTFE, Dacron
- Xenogen: z. B. Rinderperikard, Schafskollagen (LeMaitre, Omniflow II)

Nahtmaterial

Grob betrachtet unterscheidet man zwischen **resorbierbarem** und **nichtresorbierbarem** Nahtmaterial, bei beiden Materialarten gibt es jeweils **monophile** und **geflochtene** Fäden.

Die resorbierbaren Fäden weisen **unterschiedliche Zeiträume** für den Verlust ihrer **Festigkeit** und das vollständige **Auflösen** auf. Fäden auf Glykolbasis (z. B. Vicryl ®) besitzen bereits nach einer Woche eine Festigkeit von nur noch 50 %, vollständig resorbiert sind sie nach ca. 60–80 Tagen. Material für Gefäßnähte muss seine Festigkeit deutlich länger behalten. Hierfür werden Fäden auf Basis von Polydioxanon genutzt (z. B. PDS ®). Diese weisen nach vier Wochen noch eine Festigkeit von 75 % auf und sind erst nach 180–220 Tagen vollständig resorbiert.

Manchmal verbleiben Narben als Reaktion auf den Abbau des Materials.

Für **Gefäßnähte** werden in der Regel monophile Nahtmaterialien verwendet (umfasst nicht zwangsläufig Durchstich-/Ligaturen).

Eine **Verbindung zwischen körpereigenen Arterien und/oder Venen** kann mit resorbierbarem Nahtmaterial erfolgen. Eine infizierte Wundsituation ist eine Ausnahme, da die Behandlung des Infektes länger dauern kann und die Stabilität des resorbierbaren Nahtmaterials mit der Zeit abnimmt. Die Autoren verwenden hier nichtresorbierbares Material.

Bei Verwendung **körperfremder Materialien** (z. B. PTFE oder Dacron, boviner Patch) muss ein **nichtresorbierbarer Faden** gewählt werden, da keine dauerhafte Verbindung („Zusammenwachsen“) zwischen den Strukturen (Arterien – Prothese) entsteht.

Alternativ und um Verwechslungen auszuschließen, kann ausschließlich nichtresorbierbares Nahtmaterial für alle Gefäßnähte verwendet werden.
Die Fadenstärke orientiert sich grob an dem Anwendungsort, z. B.:

- 3-0: aortal
- 4-0: iliakal
- 5-0: femoral, popliteal, supragenual
- 6-0: popliteal, krural
- 7-0: pedal

Individuelle Unterschiede je nach Patienten bzw. dessen Gefäßen sollten bei der Auswahl der Fadenstärke jedoch berücksichtigt werden.

3.2.3 Nahttechniken

Die Nadel wird im Verhältnis ⅔ zu ⅓ im Nadelhalter eingespannt, wobei der größere Anteil für das Einstechen zur Verfügung stehen sollte. Der Winkel der Nadel im Verhältnis zum Nadelhalter beträgt 120°, sodass die Nadel vom Nadelhalter wegzeigt.

3

Gefäßnaht

Meist wird eine fortlaufende Naht angewendet. Bei kleinen Gefäßen ist es manchmal sinnvoll, Einzelknopfnähte vorzulegen und dann zu knüpfen. Dabei müssen alle Wandschichten des Gefäßes gestochen werden. Der Knoten sollte außerhalb des Gefäßlumens liegen, um einen Appositionsthrombus und somit einen Gefäßverschluss zu verhindern.

Sollen zwei Gefäße/Prothesen (Arterie/Vene, Arterie/Arterie, Prothese/Arterie, Prothese/Prothese) miteinander verbunden werden, erfolgt dies meist durch eine fortlaufende Naht.

Ablauf am Beispiel Arterien-Prothesen-Anastomose

Mit **innen** ist hier das Lumen der Arterie oder Prothese gemeint, mit **außen** die Außenseite der Arterie (Adventitia) oder Prothese (➤ Abb. 3.8).

- Arterie und Prothese sind zurechtgeschnitten.
- Es wird ein doppelt armierter, monofiler Faden verwendet.
- Die Prothese wird von innen nach außen gestochen.
- Wechseln der Nadel.
- Nun wird die Arterie von innen nach außen gestochen.
- Beide Fadenenden liegen außerhalb der Lumina von Arterie und Prothese.
- Verknoten der beiden Fadenenden mit zwei gleichläufigen und einem abschließenden gegenläufigen Knoten. Hierbei wird die Fadenlänge im Verhältnis ⅖ zu ⅗ aufgeteilt.
- Anschließend längeren Faden verwenden, um die vom Operateur abgewandte Seite zu nähen. Der kürzere Faden wird mit einem armierten Klemmchen gesichert.
- Für die fortlaufende Naht wird die Prothese von außen nach innen gestochen.
- Die gleiche Naht von innen durch die Arterienwand nach außen stechen. Hierbei ist es möglich, kontrolliert alle Wandschichten der Arterie zu stechen.
- Die Naht auf diese Weise fortführen, bis ca. ⅔ der vom Operateur abgewandten Seite genäht wurden.
- Nun wird für ein gleichmäßiges Verteilen der Prothese auf die Arteriotomie die dem Operateur zugewandte Seite mit dem anderen Ende der Naht vernäht.

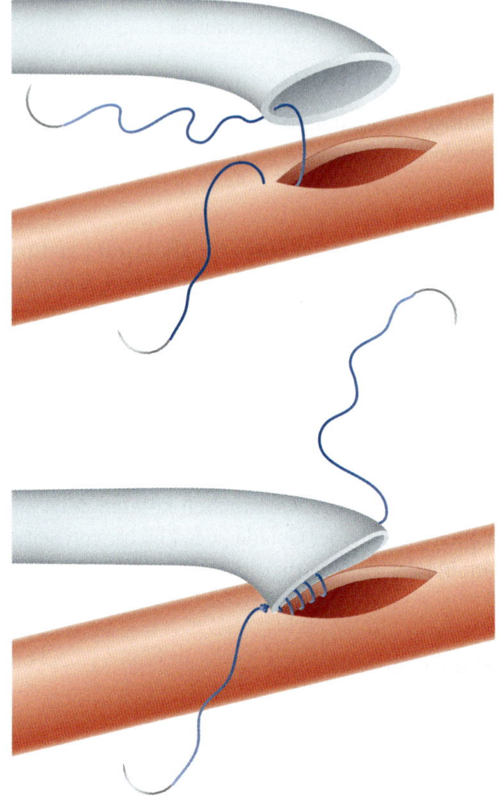

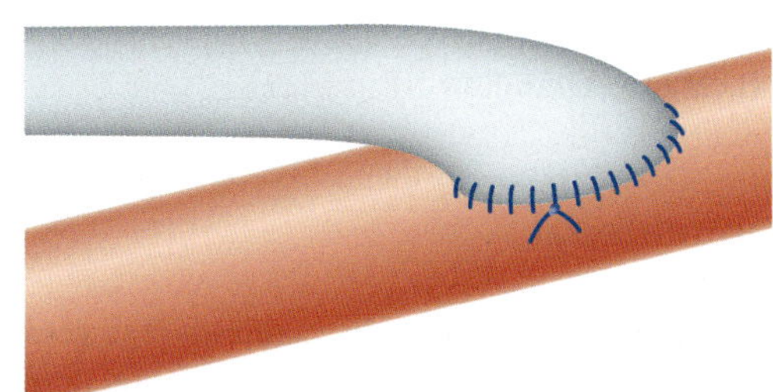

Abb. 3.8 Ablauf Anastomose. [P1316, L275]

- Ist dies zur Hälfte oder zu ⅔ erfolgt, wird wieder mit dem ersten Faden die Rückseite sowie um das Ende der Arteriotomie genäht.
- Zwischen den beiden Fadenenden wird ein kurzes Stück der Anastomose offen belassen (je

nach Anastomosengröße ca. 2–3 mm oder zwei bis drei Stiche).
- Flushen (kurzes Öffnen der Gefäßklemmen an Arterie und ggf. Prothese bei zweiter Anastomose).
- Ausspülen der Anastomose mit heparinisierter Kochsalzlösung.
- Vollenden der Anastomose und Knüpfen der Gefäßnaht.

TIPP

Bei der Aorten- und Shunt-Anastomose wird die Anastomose nicht direkt geknüpft (➤ Kap. 4.1, ➤ Kap. 7).

Welche Seite zuerst genäht wird (dem Operateur zu- oder abgewandt), bleibt den anatomischen Verhältnissen und dem Operateur überlassen. Die Knotenanzahl sollte so gewählt werden, dass der Knoten des monofilen Fadens sich nicht öffnet.

Verschluss quere Arteriotomie

Neben Einzelknopfnähten ist je nach Länge der Arteriotomie auch eine fortlaufende Naht möglich.

Fortlaufende Gefäßnaht nach querer Arteriotomie

- Mit einem doppelt armierten Faden (bei Arterien auch resorbierbare Naht möglich, bei Prothesen immer nichtresorbierbare Naht) wird mit der ersten Nadel das Gefäß von innen nach außen gestochen.
- Gleiches Prozedere mit dem zweiten Ende der Naht; dies erfolgt in einem V-förmigen Verhältnis, wobei die Stichrichtung von der Arteriotomie weg zeigt (➤ Abb. 3.9).
- Beide Nahtenden knüpfen im Verhältnis **10 cm : restlicher Faden.**
- Der lange Faden wird nun abgeschnitten und für die Naht von der Gegenseite verwendet.
- Mit dem langen Restfaden wird nun das gegenüberliegende Ende der Arteriotomie genäht.
- Hierzu wird zunächst die eine Seite der Arteriotomie von außen nach innen und dann von innen nach außen gestochen.
- Beide Nahtenden knüpfen und Naht mit dem Ende mit verbliebener Nadel fortführen.

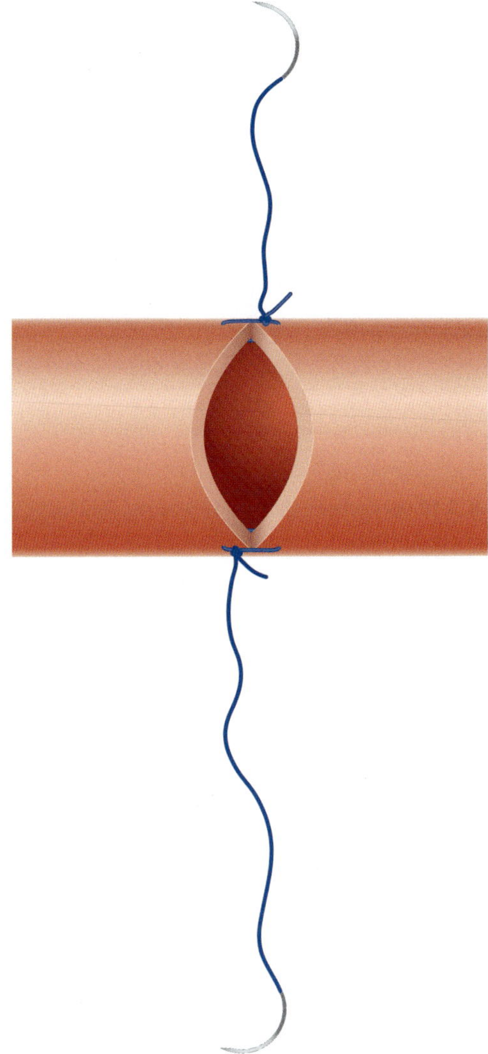

Abb. 3.9 1. und 2. Stich nach Arteriotomie. [P1316, L275]

- Es folgt eine fortlaufende Naht mit Stechen von außen nach innen und gegenüberliegend wieder von innen nach außen. Hierbei darauf achten, dass sämtliche Wandschichten der Arterie erfasst werden.
- Der kurze Faden wird einmalig von außen nach innen und gegenüberliegend von innen nach außen gestochen und anschließend mit einem armierten Klemmchen gesichert. Diese Naht wird so gesetzt, dass die Austrittstelle des Fadens auf der gegenüberliegenden Seite im Verhältnis zum langen Fadenende liegt (➤ Abb. 3.10).

3

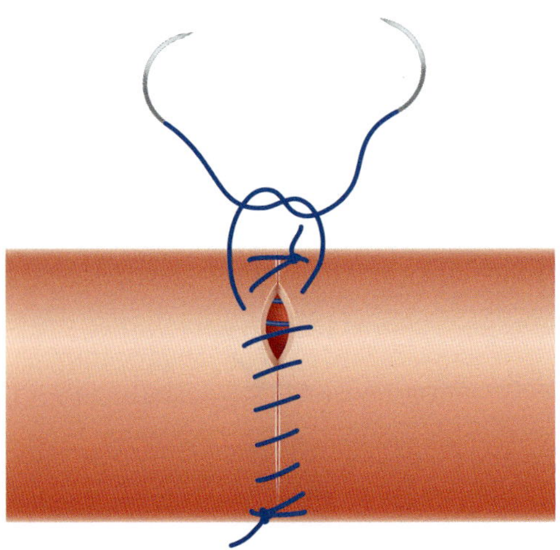

Abb. 3.10 Fortlaufende Naht vor Vollendung. [P1316, L275]

- Vor Vollendung der Naht flushen und ausspülen.
- Abschließendes Knüpfen der beiden Fadenenden miteinander.

Infrarenale Aortenanastomose

Die Anastomose wird in Parachute-Technik durchgeführt.

- Die Aorta buchförmig aufschneiden. Dazu zunächst Längsarteriotomie der infrarenalen Aorta, anschließend Aorta infrarenal semizirkulär zu beiden Seiten eröffnen. Es verbleibt eine semizirkulär erhaltene Aortenwand dorsal.
- Nun die Prothese zunächst mittig an der dorsalen Aortenwand als U-Naht mit außenliegendem Knoten einnähen.
- Anschließend abwechselnd eines der beiden Fadenenden als fortlaufende Naht bis ca. 3 bzw. 9 Uhr fortsetzen.
- Die Naht erfolgt von außen Prothese nach innen Prothese und von innen Aortenwand nach außen (bzw. nach distal gestochen) Aortenwand.
- Auf 3 bzw. 9 Uhr Stichrichtung wechseln, um sicherzustellen, dass alle Wandschichten der Aorta gestochen werden.
- Am ventralen Scheitelpunkt der Aorta Naht knüpfen.
- Vor dem Knüpfen wird die Prothese knapp distal der Anastomose ausgeklemmt und die aortale Gefäßklemme kurz geöffnet. So entfalten sich die Aorta sowie die Prothese unter dem arteriellen Druck nochmals.

Hautnaht

Zum Hautverschluss werden verschiedene Techniken angewandt, die sich hinsichtlich ihrer Stabilität bzw. Zugfestigkeit sowie dem kosmetischen Ergebnis unterscheiden (➤ Abb. 3.11).

Einzelknopfnaht

Der Faden wird auf einer Seite der Hautinzision eingestochen und auf der gegenüberliegenden Seite ausgestochen. Die beiden Fadenenden werden anschließend miteinander verknotet.

Donati

Der Faden wird auf einer Seite der Hautinzision eingestochen und auf der gegenüberliegenden Seite wieder ausgestochen. Das kann in einem Schritt oder bei ungeübten in zwei Schritten erfolgen. Hiernach wird der Faden wieder zurückgestochen, dies erfolgt näher am Wundrand und oberflächlicher als der erste Stich. Die beiden Fadenenden liegen dann auf einer Seite der Hautinzision und können nun miteinander verknotet werden.

Allgöwer

Dies ist eine abgewandelte Form der Donati-Naht. Hierbei wird der Faden auf der gegenüberliegenden Seite nicht ausgestochen, sondern unter der Hautoberfläche zurückgestochen. Diese Naht besitzt eine etwas geringe Zugfestigkeit als bei der Donati-Technik.

Intrakutannaht

Eine fortlaufende Naht in der Haut mit lediglich einem Fadenein- und Fadenaustritt am Anfang und Ende der Hautinzision, die kosmetisch günstig heilt. Mit einem resorbierbaren Faden und invertierten Knoten an beiden Enden der Hautinzision ist ein Fadenzug nicht erforderlich.

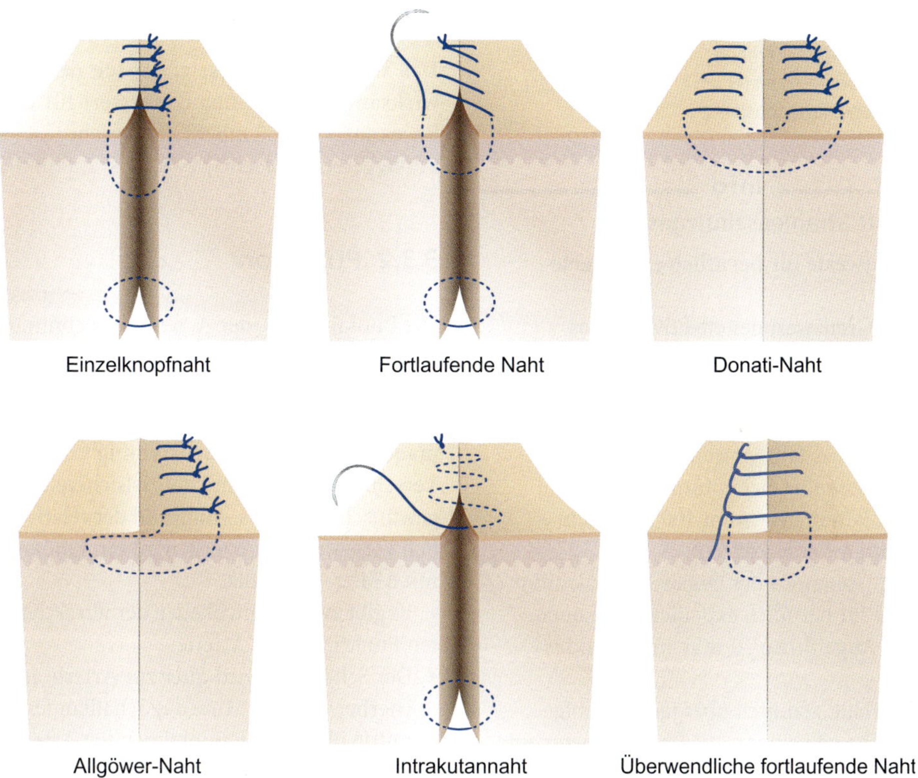

Abb. 3.11 Verschiedene Hautnähte: Einzelknopfnaht, fortlaufende Naht, Donati, Allgöwer, Intrakutannaht, überwendliche fortlaufende Hautnaht. [L106, L275]

Coriumnähte

Einzelknopfnähte mit invertiertem Stich und versenkten Knoten. Hier ist ein resorbierbarer **ungefärbter** Faden sinnvoll bzw. erforderlich.

Klammernaht

Mit einem vorgeladenen Applikator werden Metallklammern gesetzt. Die Spitzen tauchen jeweils auf beiden Seiten der Inzision in die Haut ein und bewegen sich dann aufeinander zu. Hierdurch wird die Haut verschlossen. Ermöglicht einen schnellen und zugfesten Hautverschluss.

Überwendliche fortlaufende Hautnaht

Eine fortlaufende Schlaufennaht, die in die vorherige Fadenschleife greift. Stichrichtung und -art in der Haut ähneln der Einzelknopfnaht, die tiefergreifende Hautnaht besitzt eine besonders hohe Zugfestigkeit. Die Autoren verwenden diese Naht bei der Karotis-Chirurgie.

3.3 Intervention

3.3.1 Schutzausrüstung

Hier muss man zwischen dem persönlichen Schutz der Mitarbeiter und dem Schutz der Patienten unterscheiden. Alle erforderlichen Regelungen sind im **Gesetz zum Schutz vor der schädlichen Wirkung ionisierender Strahlung (Strahlenschutzgesetz, StrlSchG)** geregelt.

CAVE

Ein Aufenthalt im Strahlenschutzbereich verpflichtet zur Dosisermittlung. Alle Mitarbeiter im Strahlenschutzbereich müssen persönliche Dosimeter am Körper tragen (Gesamtkörper und Augenlinsendosis).

Info

Ausschnitt Strahlenschutzgesetz

§ 78 Grenzwerte für beruflich exponierte Personen

(1) Der Grenzwert der effektiven Dosis beträgt für beruflich exponierte Personen 20 Millisievert (mSv) im Kalenderjahr.

Die zuständige Behörde kann im Einzelfall für ein einzelnes Jahr eine effektive Dosis von 50 mSv zulassen, wobei in fünf aufeinander folgenden Jahren insgesamt 100 mSv nicht überschritten werden dürfen.

(2) Der Grenzwert der Organ-Äquivalentdosis beträgt für beruflich exponierte Personen

1. für die Augenlinse 20 mSv im Kalenderjahr,
2. für die Haut, gemittelt über jede beliebige Hautfläche von einem Quadratzentimeter, unabhängig von der exponierten Fläche, (lokale Hautdosis) 500 mSv im Kalenderjahr und
3. für die Hände, die Unterarme, die Füße und Knöchel jeweils 500 mSv im Kalenderjahr.

Für die Organ-Äquivalentdosis der Augenlinse gilt Absatz 1 Satz 2 entsprechend.

Die Schutzkleidung sollte einen weitreichenden Schutz des Anwenders gewährleisten. Die Kniegelenke sollten z. B. bedeckt werden (ausreichende Länge der Schutzkleidung beachten), da sich hier blutbildendes Knochenmark befindet, das vor Strahlung geschützt werden muss. Der Armausschnitt sollte so klein wie möglich gewählt werden (kleiner Ausschnitt = größerer Strahlenschutz, aber geringere Beweglichkeit). Schilddrüsenschutz, Kopfhaube und Strahlenschutzbrille vervollständigen die Schutzkleidung.

Die Vorgaben zur Schutzkleidung werden in den Richtlinien IEC 61331-1:2014 bzw. DIN EN 61331-1:2016 aufgeführt.

Stationäre oder mobile Strahlenschutzelemente können zusätzlichen Schutz bieten.

Augenschutz

Das Strahlenschutzgesetz, das seit dem 01.01.2019 wirksam ist, legt einen Grenzwert für die Augenlinsendosis von 20 mSv/Kalenderjahr fest (Strahlenschutzgesetz [StrlSchG] § 78, Abs. 2, Punkt 1).

3.3.2 Punktion

Die Punktion z. B. der A. femoralis communis sollte immer ultraschallgesteuert erfolgen (➤ Abb. 3.12). Dies ermöglicht eine direkte Beurteilung des zu punktierenden Arterienabschnitts (z. B. ventrale Kalkplaque, hilfreich zur Beurteilung eines möglichen Verschlusssystems) und die zielsichere Punktion des gewünschten Areals. Aufgrund der relativ oberflächlich verlaufenden Arterie wird ein Linearschallkopf mit 8 Mhz verwendet.

Es gibt zwei Möglichkeiten der ultraschallgesteuerten Punktion einer Arterie:

- Der Schallkopf wird **quer** zur Arterie aufgesetzt: Hierbei wird die Mitte des Schallkopfes direkt mittig über der zu punktierenden Arterie platziert. Auf diese Weise kann die Arterie genau am ventralen Scheitelpunkt punktiert werden.
- Der Schallkopf wird **längs** zur Arterie aufgesetzt: Bei diesem Vorgehen kann die Punktionsnadel im gesamten Verlauf durch das Gewebe bis auf die Arterienwand dargestellt werden. Mittels „Durchfächern“ kann der Scheitelpunkt der Arterie dargestellt werden.

Bei der perkutanen Punktion wird eine Metallkanüle verwendet. Bei einem offen freigelegten Gefäß wird dieses in der Regel mit einer Teflonkanüle (ähnlich einer Venenverweilkanüle mit einer Kunststoffhülle und einer innenliegenden Metallkanüle) punktiert.

3.3.3 Seldinger-Technik

Nach Punktion einer Arterie wird über die Punktionskanüle ein Führungsdraht eingeführt. Die Punktionskanüle wird entfernt und die Schleuse über den einliegenden Draht eingeführt. Bei diesem Manöver muss der Draht **immer** fixiert/gehalten werden. Der Draht sollte außerdem unter einer gewissen Spannung gehal-

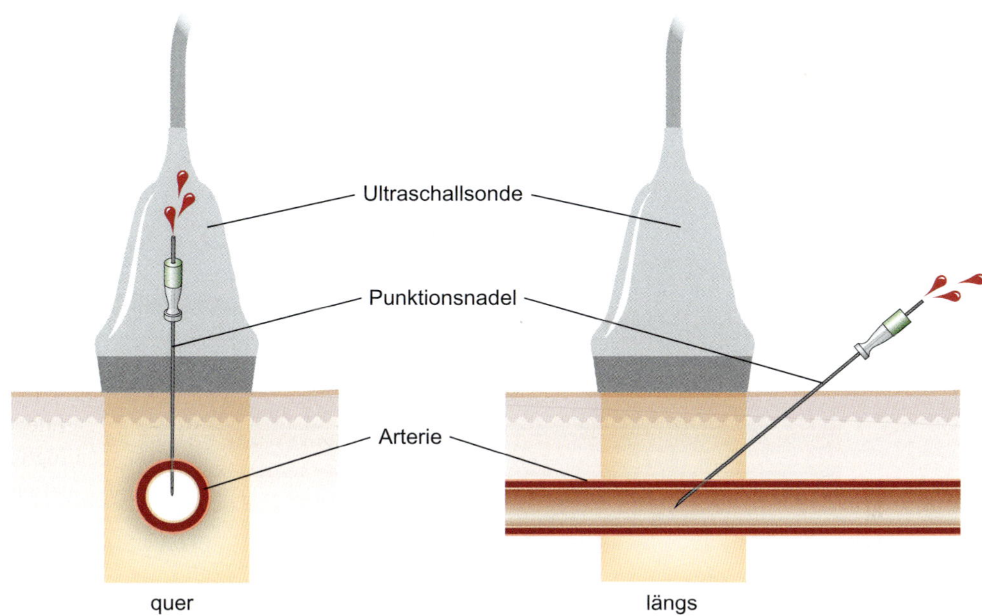

Abb. 3.12 Ultraschallgesteuerte Punktion einer Arterie. [P1316, L275]

ten werden, so streckt er sich und die Schleuse kann einfacher in die Arterie eingeführt werden. Manchmal kann eine rotierende Bewegung beim Einführen der Schleuse hilfreich sein. Beim Schleusenwechsel auf einen größeren Durchmesser sollte darauf geachtet werden, dass der Größensprung nicht zu groß wird, um die Arterienwand nicht zu sehr zu belasten. Ggf. ist ein Zwischenschritt mit einem Dilatator sinnvoll.

Das zusätzliche Fixieren der Schleuse ist in einigen Fällen erforderlich, z. B. bei freigelegter Arterie. Bei perkutanen Interventionen ist die Schleuse meist durch das umliegende Gewebe ausreichend fixiert. Jedoch kann bei komplexen Interventionen mit häufigen Materialwechseln via Schleuse und notwendiger Kraftausübung auf das Interventionsmaterial und somit der Schleuse eine zusätzliche Fixierung sinnvoll sein (➤ Abb. 3.13).

3.3.4 Schleusen

Es sollte immer die Schleuse mit dem kleinstmöglichen Durchmesser gewählt werden. Hierdurch wird das notwendige Trauma der Arterie reduziert. Dies setzt voraus, dass die erforderlichen Interventionsschritte und das zu verwendende Material bekannt sind. Führungskatheter haben meist einen Durchmesser von 4–5 F, i. d. R. sind die zu implantierenden Stents der limitierende Faktor (z. B. 5–8 F bei gecoverten Stents, bis 26 F bei Stentgrafts für die Aorta).

Die Länge der Schleuse sollte entsprechend des Abstandes zwischen Zugangsarterie und Zielarterie gewählt werden. Der Vorteil einer langen Schleuse liegt im problemlosen Vorbringen von Interventionsmaterial ohne erforderliche direkte Bildwandlerkontrolle. Lange Schleusen werden meist bei Cross-over-Interventionen oder transbrachialen Zugängen für Interventionen im Becken-Bein-Bereich eingesetzt.

Die French-Angaben (F) der unterschiedlichen Hersteller bedeuten nicht immer den gleichen Durchmesser des Schleusenlumens. Hier muss insbesondere bei Verwendung von Materialien unterschiedlicher Hersteller darauf geachtet werden, ob die Materialien durch die Schleuse passen. Einige Hersteller von z. B. Stentgrafts geben die passenden Schleusen mit Herstellerangabe an.

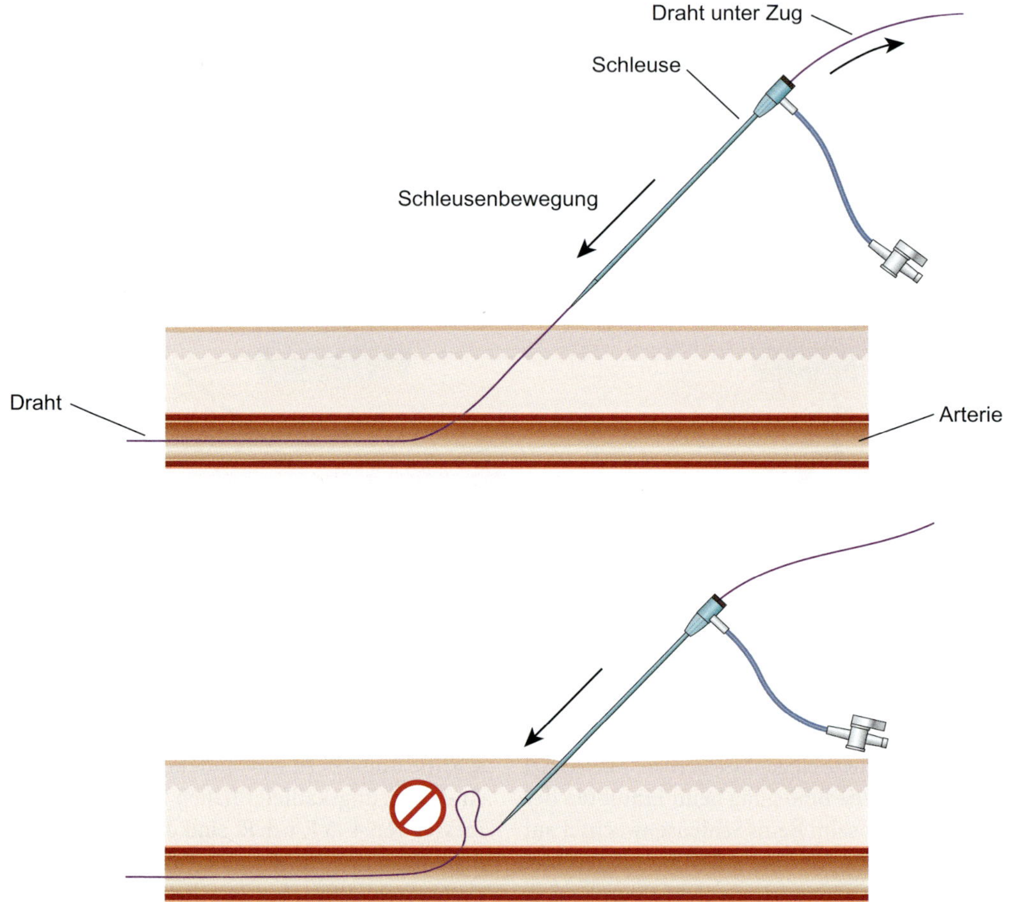

Abb. 3.13 Seldinger-Technik, a) Draht straff fixiert und b) nicht fixiert. [P1316, L275]

3.3.5 Drähte

Im Wesentlichen werden folgende Drahtstärken verwendet:

- 0,014″ (Inch)
- 0,018″
- 0,035″

Der Draht muss immer zum Interventionsmaterial (z. B. Ballonkatheter) passen. Ein Ballonkatheter für einen 0,035″-Draht kann auch über einen 0,018″-Draht vorgeschoben werden, jedoch entsteht eine Stufe zwischen beiden Materialien. Dies kann manchmal beim Vorbringen des Ballonkatheters, insbesondere durch einen Verschluss, ein Problem hervorrufen. Ein Ballonkatheter für einen 0-014″-Draht kann jedoch nicht über einen 0,018″- oder 0,035″-Draht vorgeschoben werden. Hier ist zuvor ein Drahtwechsel erforderlich.

Man unterscheidet verschiedene Drähte entsprechend ihrem Material, ihrer Stärke und ihrer Beschichtung (Kern, Beschichtung). Außerdem gibt die Tip-Load Aufschluss über die Perforationsstärke der Drahtspitze. Je höher die Tip-Load des Drahtes ist, umso höher ist die Durchdringkraft durch einen Verschluss. Jedoch besteht ebenso die Gefahr einer Perforation der Arterienwand.

Außerdem werden die Drähte in unterschiedlichen Längen angeboten. Dies ist insbesondere bei Verwendung von Kathetern wichtig, da z. B. ein Ballonkatheter mit einer Schaftlänge von 150 cm nicht über einen Draht mit einer Länge von 180 cm eingeführt werden sollte (vor Eingang der Katheterspitze in die Schleuse muss der Draht am Ende des Katheters zu fassen sein). Eine Möglichkeit, das Risiko einer falschen Drahtlänge zu verhindern, ist das standardmäßige Verwenden langer Drähte (z. B. 300 cm). Jedoch besteht hier die Gefahr, dass der Draht aufgrund seiner Länge unsteril wird.

Die Drahtspitzen können unterschiedlich konfiguriert sein, meist sind sie gerade oder J-förmig. Manche Drahtspitzen sind auch formbar, um die gewünschte Krümmung zu erhalten. Um den Draht besser zu steuern, kann ein **Torquer** verwendet werden. Dieser wird auf dem Draht fixiert und überträgt Bewegungen, die auf den Torquer ausgeübt werden, auf den Draht.

3.3.6 Katheter

Angiografiekatheter

Als Angiografiekatheter werden meist Pigtail- oder Straight-Katheter verwendet (➤ Abb. 3.14). Durch mehrere, seitliche Öffnungen an der Katheterspitze ist es möglich, das verwendete Kontrastmittel konzentriert an einem Punkt freizusetzen.

Führungskatheter

Führungskatheter sollen dabei helfen, den Draht zur Zielarterie zu bringen. Hierbei sind der Katheterdurchmesser, die Steifigkeit des Kathetermaterials, die Gesamtlänge, die Beschichtung und insbesondere die Konfiguration von Bedeutung.

Mikrokatheter

Mikrokatheter sind Katheter mit kleinerem Durchmesser für diverse Interventionen. Durch die schmale Form können kleinste und entlegenste Gefäße erreicht werden. Der Katheter kann für folgende Interventionen genutzt werden:

- Überwinden von Läsionen oder Verschlüssen
- Einbringen von Coils
- Einbringen von Embolisaten (z. B. Partikel, Onyx, Chemotherapeutikum)
- Erreichen kleinster und entlegener Gefäße
- Zum Drahtwechsel
- Selektive Angiografie

Es gibt Mikrokatheter mit hydrophiler Beschichtung und unterschiedlich konfigurierten Katheterspitzen zur einfachen Überwindung von Läsionen oder Verschlüssen. Bei elongierten und torquierten Gefäßen

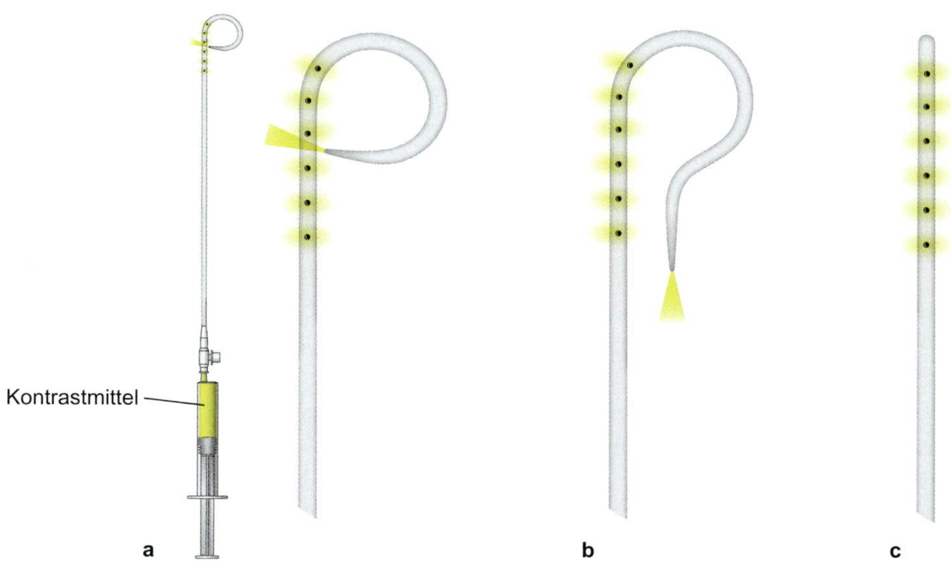

Abb. 3.14 Angiografiekatheter: a) Pigtail-Katheter, b) Flush-Katheter, c) Straight-Flush-Katheter. [P1316, L275]

hilft die hydrophile Beschichtung zusätzlich beim Durchqueren der Gefäße.

Durch die Kombination von Draht (0,014″ oder 0,018″) mit Mikrokatheter (2,0–2,8 F) und Angiografiekatheter (4 F oder 5 F) ist ein Passieren von Verschlüssen häufiger erfolgreich. Hierbei wird der Draht wenige Millimeter bis einige Zentimeter in den Verschluss vorgeschoben, dann folgt zunächst der Mikrokatheter und anschließend der größere Katheter.

3.3.7 Embolisation

Coil-Embolisation

Coils werden verwendet, um Gefäße gezielt zu verschließen. Dies kann im Rahmen von Blutungen, Endoleaks bei Z. n. EVAR oder aus anderen Gründen (z. B. Pelvic Congestion Syndrom) erforderlich sein. Man unterscheidet im Wesentlichen zwischen Pushable und Detachable Coils.

Pushable Coils

Diese Coils werden an den gewünschten Ort **geschoben.**

- Zunächst passenden Mikrokatheter im Zielgefäß platzieren (Herstellerangabe zu erforderlichem Durchmesser des Mikrokatheters beachten).
- Gewünschten Coil (Länge, Durchmesser und Konfiguration beachten) mittels Einführhilfe in den Mikrokatheter einführen.
- Coil mithilfe eines Pushers (Draht) vorsichtig vorschieben.

CAVE
Ein Entfernen des Coils aus dem Körper durch Entfernung des Mikrokatheters gelingt nur, solange der Coil sich im Katheter befindet.

- Vor Auswerfen des Coils Lage des Mikrokatheters überprüfen und ggf. korrigieren.
- Coil aus Mikrokatheter herausschieben.
- Bei Bedarf Manöver wiederholen, bis der gewünschte Effekt eintritt.

Detachable Coils

Diese Coils müssen aktiv von einem Trägersystem (Draht) abgeworfen werden. Coil und Pusher sind im Gegensatz zu den Pushable Coils miteinander verbunden. Die Verbindung und das Abwerfen des Coils erfolgen je nach Hersteller auf unterschiedliche Art.

- Zunächst passenden Mikrokatheter im Zielgefäß platzieren (Herstellerangabe zu erforderlichem Durchmesser des Mikrokatheters beachten).
- Gewünschten Coil mit angefügtem Pusher (Länge, Durchmesser und Konfiguration beachten) mittels Einführhilfe in den Mikrokatheter einführen.
- Coil am Zielort vorsichtig aus dem Mikrokatheter herausschieben.
- Konfiguriert sich der Coil nicht wie gewünscht oder am falschen Ort, kann er – im Gegensatz zu den Pushable Coils – wieder in den Mikrokatheter zurückgezogen werden.
- Nach Lagekorrektur des Mikrokatheters den Coil nun wieder aus dem Mikrokatheter herausschieben. Die garantierte Anzahl dieser Manöver unterscheidet sich je nach Hersteller.
- Liegt der Coil an der gewünschten Position, kann er nun aktiv vom Pusher abgeworfen werden (Herstelleranweisung beachten und befolgen).
- Pusher entfernen und ggf. weitere Coils einbringen. Zur Überprüfung des Behandlungsergebnisses zwischendurch Kontrollangiografie durchführen.

CAVE
Auf die Lage des Mikrokatheters, insbesondere seiner Spitze, ist immer zu achten. Der Katheter kann sich in den Coils verfangen und ist dann schwierig oder nicht mehr zu entfernen!

Flüssigembolisation

Der geläufigste Flüssigkleber ist Onyx® (Medtronic). Er wird zum Gefäßverschluss (teilweise in Kombination mit Coils) oder zur Behandlung von Endoleaks nach EVAR verwendet.

CAVE

Da die Trägersubstanz DMSO (Dimethylsulfoxid) ist, sollte ein entsprechender Mikrokatheter genutzt werden. Reguläre Katheter werden durch das DMSO angegriffen und können sich auflösen!

Onyx® wird, damit es während der Intervention sichtbar ist, mit Kontrastmittel gemischt.

- Zunächst passenden Mikrokatheter (DMSO!) im Zielgefäß platzieren.
- Gewünschte Menge Onyx® über den Mikrokatheter unter Bildwandlerkontrolle (Kontrastmittel!) in das Zielgefäß injizieren.
- Schrittweises Zurückziehen des Katheters während der Injektion verhindert das Verkleben des Mikrokatheters mit dem injizierten Onyx®.
- Nach Kontrollangiografie Entscheidung, ob mehr Onyx® erforderlich ist oder die Intervention beendet wird.

Über einen Mikrokatheter können auf ähnliche Weise mit einem Chemotherapeutikum beladene Partikel zur Tumor-/Metastasentherapie (TACE) in den Körper eingebracht werden.

3.3.8 Ballonkatheter

Neben den klassischen Ballonkathetern zur reinen Angioplastie gibt es Ballonkatheter mit aufgesetzten, schneidenden Elementen (Cutting Balloon) oder mit einer Medikamentenbeschichtung (Drug Eluting Balloon, DEB).

Meist werden die Ballonkatheter mit drei Größen-/Längenangaben bezeichnet:

- Die erste Ziffer gibt den Durchmesser nach vollständiger Entfaltung an.
- Die zweite Ziffer gibt den Bereich an, in dem der angegebene Durchmesser aufgebaut wird. Dies wird durch röntgendichte Marker markiert. Die Ballonkatheter verschiedener Hersteller haben unterschiedlich lange Schultern (Bereich, an dem der Durchmesser abnimmt und den Katheterdurchmesser erreicht).
- Die dritte Ziffer gibt die Schaftlänge an.

Die Angabe 8 × 60 × 130 bedeutet z. B., dass der Arbeitsbereich für die Dilatation einen Durchmesser von 8 mm hat und einen Bereich von 60 mm Länge dilatieren kann. Die Gesamtlänge des Katheters beträgt 130 cm. Es gilt zu beachten, dass unterschiedliche Maßeinheiten verwendet werden.

Außerdem wird angegeben, über welchen Drahtdurchmesser die Katheter laufen (0,014″, 0,018″, 0,035″) und ob es ein **Over-the-Wire-System** (Draht verläuft durch gesamte Katheterlänge) oder ein **Monorail-System** (Draht verläuft nur über ein Teilstück des Katheters) ist.

Zusätzlich wird der Berstdruck in Atm für jeden Ballonkatheter individuell angegeben.

Der Ballon wird mit einem Gemisch aus Kontrastmittel und Wasser gefüllt, meist im Verhältnis 1 : 1, hierdurch werden eine gute Sichtbarkeit sowie eine gute Viskosität zum einfachen Befüllen und Entleeren des Ballons erreicht. Um die volle Entfaltung und die auf die Gefäßwand ausgeübte Kraft des Ballons zu beurteilen, erfolgt die Angioplastie mithilfe einer Manometerspritze.

CAVE

Bei medikamentenbeschichteten Ballonkathetern die Einwirkzeit, in welcher der Ballonkatheter entfaltet sein muss und Wandkontakt hat, beachten.

3.3.9 Stents

Ballonexpandierbare Stents

Diese Metall-Stents können unterschiedliche Legierungen haben und sind mittlerweile auf einem Ballonkatheter vormontiert. Erst durch die Aufdehnung des Ballonkatheters entfaltet sich der Stent.

CAVE

Beim Einführen in die Schleuse kann der Stent vom Ballonkatheter heruntergeschoben werden. Manche Systeme besitzen, um dies zu verhindern, eine Einführhilfe.

Eigenschaften:

- Hohe Radialkraft
- Flexible Implantationsposition
- Geringe Flexibilität (Bewegungssegment, können brechen)

Einsatzort:

- Aorta
- A. iliaca communis

3

Medikamentenbeschichtete Stents (Drug Eluting Stents, DES)

Hierbei ist der Stent mit einem Medikament beschichtet und gibt diese über einen gewissen Zeitraum ab.

Gecoverte Stents

Diese Stents besitzen neben einem Metallgerüst eine Kunststoffbeschichtung. Häufig werden diese Stents im aortoiliakalen Bereich (z. B. CERAB) und bei Stentgrafts mit Öffnungen für Arterien (➤ Kap. 7.1.6) genutzt. Auch bei Arterienperforation mit aktiver Blutung können sie als eine innere Schienung (Abdichten) zur Blutstillung verwendet werden.

Selbstexpandierbare Stents

Diese Metall-Stents bestehen meist aus einer Nitinollegierung und sind im nichtentfalteten Zustand in einer Kunststoffhülle gefangen. Durch das Zurückziehen der Hülle entfaltet sich der Stent und legt sich der Gefäßwand an.

Eigenschaften:

- Hohe Flexibilität
- Geringere Radialkraft (im Vergleich zum ballonexpandierbaren Stent)
- Kann unterschiedliche Durchmesser annehmen

Einsatzort:

- Peripherie (z. B. distale A. iliaca externa, A. femoralis superficialis)
- Bewegungszonen

Auch von selbstexpandierbaren Stents gibt es **gecoverte Varianten.** Diese vereinen die Eigenschaften des selbstexpandierbaren Stent mit einer Kunststoffhülle. Sie können z. B. für Aneurysmen der unteren Extremität verwendet werden.

3.3.10 Atherektomie

Die Atherektomie ist eine interventionelle Abtragung von z. B. lumenverengender Arteriosklerose durch spezielle Kathetersysteme. Man unterscheidet zwischen einer direktionalen Atherektomie und einer Rotationsatherektomie.

Direktionale Atherektomie

Bei der direktionalen Atherektomie wird durch ein rotierendes Messer, das bei Bedarf aus dem Katheter ausgefahren wird, die Arteriosklerose in streifenförmigen Abschnitten aus einem bestimmten Anteil der Gefäßinnenwand herausgeschnitten.

Rotationsatherektomie

Im Gegensatz dazu rotiert bei der Rotationsatherektomie der gesamte Kopf (Katheterspitze). Durch die Rotation (> 60 000 Umdrehungen/Minute) wird mit entsprechendem Schneidewerkzeug die Arteriosklerose der gesamten Gefäßinnenwand zirkulär herausgeschnitten.

Nach beiden Arten der interventionellen Atherektomie wird die zusätzliche Anwendung eines medikamentenbeschichteten Ballonkatheters an der behandelten Gefäßinnenwand empfohlen.

3.3.11 Verschluss-Systeme

Häufig wird die **Punktionsstelle manuell abgedrückt** und anschließend mit einem **Druckverband** oder einem ähnlich komprimierenden System versorgt. Da einige Eingriffe bereits ambulant erfolgen und andererseits die Blutverdünnung effektiver gestaltet wird (z. B. duale Thrombozytenaggregationshemmung), werden Verschluss-Systeme zum direkten Verschluss der Punktionsstelle verwendet. Mittlerweile gibt es auch Systeme und Techniken, um großlumige Punktionsstellen (bis 26 F) zu verschließen.

Es gibt **Gefäßklammern,** die direkt auf die Punktionsstelle an der Gefäßwand gesetzt werden und somit die Punktionsstelle verschließen. Hier erfolgt keine intraluminale Materialeinbringung.

Bei anderen Systemen werden **auf beiden Seiten der Gefäßwand Verschlussmaterialien** angebracht (z. B. Terumo Angio-Seal®). Im Gefäßlumen wird ein sich abbauender Anker platziert, der über einen Faden mit einem extraluminalen, abbaubaren Pfropf verbunden ist. Die beiden Anteile dichten die Punktionsstelle auf beiden Seiten der Gefäßwand ab. Es gibt Systeme zum Verschluss von Punktionsstellen bis 9 F. Bei größerlumigen Punktionsstellen wird das System von Teleflex® (Manta®) verwendet.

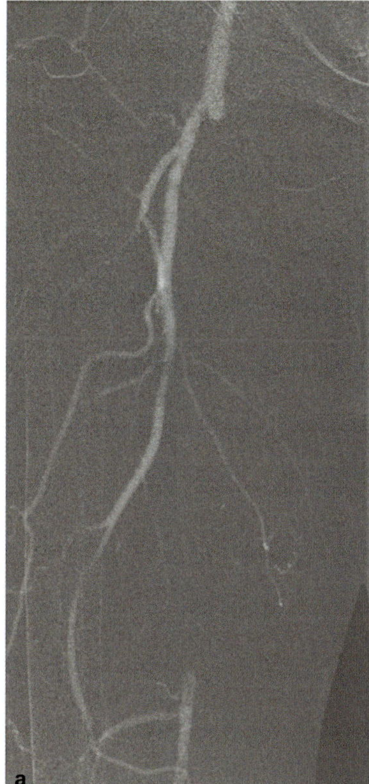

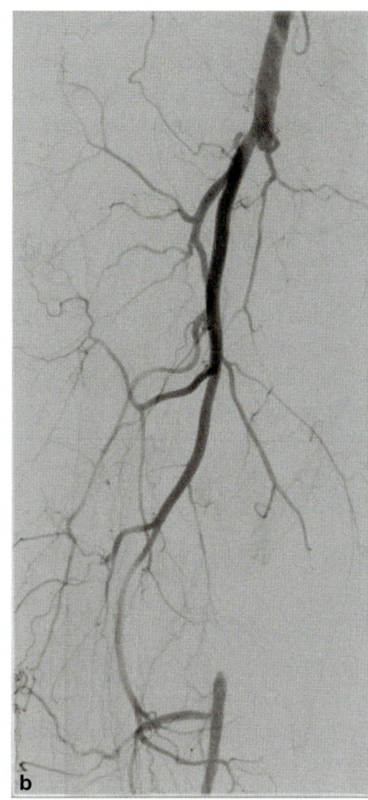

Abb. 3.15 Vergleich Beckenangiografie a) mit jodhaltigem Kontrastmittel bzw. b) CO_2. [F228-006]

Eine weitere Möglichkeit zum Verschluss einer Punktionsstelle ist das Verwenden von **Nahtsystemen.** Hierbei wird ein Faden mit vorgelegtem Knoten zum Verschluss der Punktionsstelle eingebracht, ähnlich einer chirurgischen Einzelknopfnaht. Durch einen Knotenschieber wird der Knoten geknüpft und die Punktionsstelle verschlossen. Dies ist bis zu einem Durchmesser der Punktionsstelle von 9 F möglich. Für größere Punktionsdurchmesser (bis 26 F) wird das Nahtsystem vorgelegt und es werden zwei Systeme eingebracht. Das Knüpfen der Nähte erfolgt nach Abschluss der Intervention.

Darüber hinaus gibt es zum Verschluss einer Punktionsstelle auch die Möglichkeit, **lokale koagulationsfördernde Substanzen** anzuwenden.

3.3.12 Kontrastmittel

Aktuell werden zwei verschiedene Kontrastmittel für die Anfertigung einer Angiografie verwendet: Hauptsächlich kommen jodhaltige Kontrastmittel zum Einsatz, alternativ ist der Einsatz von CO_2 möglich (➤ Abb. 3.15).

Durch die Injektion eines Kontrastmittels werden die betroffenen Gefäßareale mittels Röntgentechnik darstellbar.

Jodhaltiges Kontrastmittel

Das jodhaltige Kontrastmittel ist ein röntgenpositives Kontrastmittel. Der Vorteil liegt in einer guten Darstellung aller Gefäße im menschlichen Körper. Es vermischt sich mit dem Blut und fließt gemeinsam entsprechend dem Blutfluss in alle Gefäße und deren Endorgane.

Es wird im Wesentlichen über die Nieren ausgeschieden und besitzt eine deutlich höhere Viskosität als CO_2.

Kontraindikationen

- Bekannte oder vermutete Kontrastmittelallergie
- Niedrige GFR

- Metformin (vor und nach Kontrastmittelapplikation 48 h pausieren)
- Latente Hyperthyreose (bei entsprechender Indikation und Prophylaxe mit Perchlorat möglich)
- Manifeste Hyperthyreose

Nebenwirkungen

- Übelkeit
- Erbrechen
- Juckreiz
- Gesichts- und Larynxödem
- Bronchospasmus

Kohlenstoffdioxid (CO_2)

Bei der Injektion in das Gefäßsystem verdrängt CO_2 das Blut und vermischt sich nicht mit ihm. CO_2 absorbiert Röntgenstrahlen deutlich weniger als menschliches Gewebe. Durch diesen Effekt erfolgt die angiografische Darstellung der gasinjizierten Arterien. Die Röntgeneinheit muss für den negativen Kontrast, der hierbei entsteht, ausgerüstet sein.

Bei größeren Gefäßen (z. B. Beckenarterien und Aorta) kann sich beim liegenden Patienten das Gas am ventralen Scheitelpunkt der Arterie sammeln. Aufgrund der Eigenschaft, dass Gas aufsteigt, sind nach dorsal abgehende Arterien wie z. B. die A. iliaca interna schwierig oder nicht darstellbar. Für manche Arterien kann eine veränderte Lagerung des Patienten die CO_2-angiografische Darstellung möglich machen.

Das CO_2 wird direkt über die Lunge eliminiert („ausgeatmet").

Eine einfache und kostengünstige Anwendung der CO_2-Angiografie erfolgt durch einen CO_2-Druckbehälter (wird z. B. auch bei der Laparoskopie verwendet), einen zwischengeschalteten Sterilfilter und eine spezielle Spritze (z. B. CO_2-Angioset Optimed). Mit diesem System kann über einen Dreiwegehahn eine vorgegebene Menge an CO_2 in das Gefäßsystem eingebracht werden. Neben diesem recht simplen Aufbau gibt es deutlich komfortablere Systeme, die das Gas vorwärmen und maschinell mit Kopplung zur Röntgenanlage in die Gefäße injizieren.

Kontraindikationen

- Anwendung kranial des Zwerchfells (keine Darstellung der extra- und intrakraniellen hirnversorgenden Arterien, keine intrakardiale Darstellung)
- Potenzieller Rechts-Links Shunt (z. B. offenes Foramen ovale)
- Pulmonale Hypertonie
- COPD

Anwendungsmöglichkeiten

- Kontrastmittelallergie gegen jodhaltiges Kontrastmittel
- Niereninsuffizienz
- Hyperthyreose
- Blutungsnachweis (geringere Viskosität als jodhaltiges Kontrastmittel)

Nebenwirkungen

Teilweise klagen die Patienten bei einer CO_2-Angiografie an den Extremitäten über starke Schmerzen. Diese entstehen a. e. durch eine temporäre Ischämie wegen der Verdrängung des Blutes in den Gefäßen. Erfolgt die CO_2-Angiografie im Bereich der Aorta, kann es zu Übelkeit und abdominellen Schmerzen kommen.

Die Beschwerden bestehen normalerweise nur für einige Minuten.

LITERATUR

Prävention postoperativer Wundinfektionen. Bundesgesundheitsbl. 2018; 61: 448–473.

KAPITEL

4 Dialysezugang

4.1 Hämodialyse-Shunts

4.1.1 Allgemeines

Man unterscheidet Hämodialyse-Shunts aus körpereigenen Gefäßen (native Shunts) von synthetisch hergestellten Gefäßprothesen.

Bei **nativen Shunts** wird eine subkutane Vene mit einer Arterie chirurgisch verbunden, sodass es aufgrund des herabgesetzten Widerstands zu einer deutlichen Steigerung der Flussrate in der Arterie und der anastomosierten Vene kommt. Nach Anlage einer Fistel zwischen Arterie und Vene entsteht eine unmittelbare Flusssteigerung auf ca. 200 ml/min. Innerhalb einiger Wochen können Flüsse um 600–1 000 ml/min gemessen werden. Die hohe venöse Flussrate führt zur Erweiterung und Wandverdickung der Vene, die dann mehrmals pro Woche zur Durchführung einer Dialyse punktiert werden kann.

TIPP

Bei zu erwartender Dialysepflicht sollten die entsprechenden Venen geschont werden. D. h.: keine Punktion zur Blutentnahme und keine Venenverweilkanülen in die V. cephalica, V. basilica oder Ellenbeuge!

Liegen keine geeigneten Venen zur Anlage eines nativen Shunts vor, können **Gefäßprothesen** (z. B. aus PTFE) eingesetzt werden. So genannte „sofort punktierbare" Prothesen (z. B. GORE® Acuseal) ermöglichen die Punktion 24 h nach Implantation.

4.1.2 Operationsprinzipien

Im optimalen Fall liegt handgelenksnah eine geeignete Vene (V. cephalica) zur Anlage eines nativen Shunts vor. Bei Revisionen stünden dann noch die proximal gelegenen Venensegmente für eine Höherverlagerung der Anastomose zur Verfügung.

TIPP

Prinzipiell geht man bei der Shunt-Anlage nach folgendem Schema vor:

- Von distal (handgelenksnah) nach proximal (Ellenbeuge/Oberarm)
- Vom nichtdominanten Arm zum dominanten Arm
- Primär von einer körpereigenen Vene zur Kunststoffprothese

Dies ist als grobe Orientierung zu verstehen. Natürlich sollte die jeweils für den Patienten am besten geeignete Vene und Arterie für eine Anastomose gewählt werden.

Primär erfolgt die innere, venoarterielle Anastomose überwiegend in Seit-zu-End-Technik, damit eine arterielle Perfusion der distal der Anastomose gelegenen Körperanteile gewährleistet bleibt.

Info

Seit-zu-End-Anastomose entspricht dem Flussverlauf des Blutes im Shunt:
Arterie (Seit) – zu – Vene (End)

Dieses Vorgehen ermöglicht bei Stenosen der Anastomose oder der anastomosennahen Vene, die nicht durch eine perkutane transluminale Angioplastie (PTA) behoben werden können, eine Reanastomosierung der Shunt-Vene wenige Zentimeter proximal der ursprünglichen AV-Verbindung.

Als „Cimino-Shunt loco typico" versteht man die klassische radiocephale Fistel auf Höhe des distalen Unterarms (➤ Abb. 4.1).

Die Verbindung zwischen A. brachialis und V. cephalica oder V. basilica wird in Seit-zu-End-Technik durchgeführt. Die Anastomose muss kleiner als bei der Cimino-Fistel sein, da sich sonst ein Steal-Phänomen ausbilden kann. Die arterialisierte V. basilica liegt am Oberarm subfaszial und muss, um als Shunt-Vene punktiert werden zu können, sekundär (nach ca. sechs bis acht Wochen) vorverlagert werden.

Operationsablauf

Der Ablauf sollte immer interdisziplinär zwischen Operateur und Nephrologen besprochen werden. Hierbei wird, nach entsprechender Untersuchung sowie Beurteilung des Allgemeinzustands des Patienten (inklusive der kardialen Situation), der Ort der Anastomose festgelegt.

Aufklärung

Der Patient wird über die möglichen Risiken dieses speziellen Eingriffs aufgeklärt: Anastomosenun-

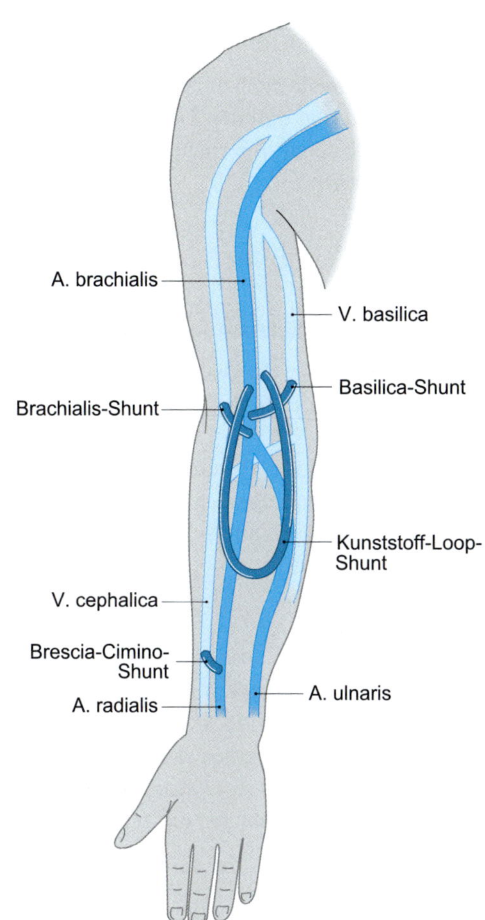

Abb. 4.1 Typische Shunt-Lokalisationen am Arm. Kurze Verbindungen sind meist Direktverbindungen zwischen Arterie und Vene (bei Revisionen auch Interponat möglich). [L141]

dichtigkeit, Blutung, Shunt-Dysfunktion, Shunt-Verschluss/-Thrombose, arterielle Minderperfusion z. B. der Hand (Steal-Phänomen), Armschwellung, Folgeeingriffe, Protheseninfekt mit ggf. Explantation, ggf. Anlage eines Katheters zur Überbrückung der Zeitspanne der Shunt-Reifung.

Vorbereitung

- Beurteilung der Venen, Tourniquet und Palpation der Vene wie bei der Blutabnahme
- Pulsstatus A. radialis und A. ulnaris
- Allen-Test bei tastbarer A. radialis ausreichend
- Duplexsonografie zur Ermittlung des Gefäßdurchmessers. Die Gefäße sind geeignet, wenn:
  - Arterie: > 1,6 mm
  - Vene: > 2 mm Unterarm, > 3 mm Oberarm, > 4 mm für Anschluss einer Prothese
- Abflussbehinderung (z. B. einliegendes Port-System, Herzschrittmacher, Demers-Katheter) beachten

Ablauf

- Der Eingriff erfolgt zumeist in Lokal- oder Regionalanästhesie.
- Hautschnitt nicht im Verlauf der zukünftigen zu punktierenden Shunt-Vene, eher zwischen Arterie und Vene, mehr der Arterie zugewandt.
- Darstellung der Arterie (kurzstreckig) und Vene (langstreckig); Schonung der Vene bei Präparation, z. B. kein direkter Zugriff durch Pinzette.
- Ausreichende Venenstrecke darstellen, ggf. Seitenäste ligieren.
- Vorbereitende Dilatation der Vene durch Einführen einer Knopfkanüle (mit Heparin-Kochsalz-Lösung in der Spritze), abschnittsweises manuelles Abdrücken der Vene und vorsichtige Injektion der Kochsalzlösung.
- Herstellung der Seit-zu-End-Anastomose mit einem Winkel > 45° mit z. B. 6-0-Naht (Prolene oder PDS) in fortlaufender Technik.
- Anastomosengröße dem Venendurchmesser anpassen (z. B. Venendurchmesser < 3 mm = Inzision Arterie 4–6 mm; > 3 mm = 6–8 mm).
- Vor Beendigung der Anastomose Anastomosennaht anziehen, jedoch nicht knüpfen.
- Freigabe des Blutstroms und Kontrolle des Shunts:
  - Verlauf der Vene (Abknicken? Torsion?)
  - Schwirren über der Shunt-Vene zu tasten? Ist ein Klopfen zu tasten, besteht der V. a. ein Abflusshindernis
- Bei regelrechtem OP-Ergebnis Anastomosennaht knüpfen.
- Hautverschluss ohne Einengung der Shunt-Vene (ggf. Subkutannähte, Coriumnähte am distalen Unterarm, sonst Rückstichnähte).

4

- Bei nicht geeignetem Venenmaterial kommt alternativ eine Kunststoffprothese zum Einsatz.

Visite

- Tgl. Wundkontrolle
- Tgl. Tasten im Verlauf der Shuntvene („Schwirren"); Patienten hierzu anlernen, um Verschlüsse frühzeitig zu diagnostizieren
- Reifezeit der Shunt-Vene vor erster Punktion: ca. vier bis sechs Wochen, jedoch immer Beurteilung im Ultraschall

4.1.3 Shunt-Probleme

Durch die postoperativ veränderte Anatomie ergeben sich unterschiedliche Gründe für Dysfunktionen des Shunts:

- Ungenügender Blutfluss bei der Dialyse durch Stenosen oder Verschlüsse im arteriellen oder venösen Schenkel des Shunts
- Erniedrigtes Flussvolumen in Teilen der Fistel (venöser Abschnitt) aufgrund von venösen Verzweigungen
- Missverhältnis von Angebot und Abstrom mit Zeichen der venösen Abstrombehinderung (High-Pressure-Syndrom)
- Erhöhtes Flussvolumen mit Zeichen der Herzinsuffizienz
- Erniedrigter arterieller Blutfluss in der Peripherie mit Ischämie (Steal-Phänomen)
- Venöse Punktionsprobleme durch zu tief liegende oder zu kleine Venen sowie perivaskuläre Veränderungen

4.1.4 Shunt-Stenosen

Shunt-Stenosen werden nach den fünf Funktionssegmenten des Shunts eingeteilt:

- Typ 0: zuführende Arterie
- Typ 1: arteriovenöse bzw. arterioprothetische Anastomosenregion
- Typ 2: Punktionssegment
- Typ 3: peripheres Drainagesegment bzw. prothetovenöse Anastomosenregion
- Typ 4: zentrales Drainagesegment

4.1.5 Klinische Untersuchung

Die klinische Untersuchung umfasst Inspektion, Palpation, Auskultation und den Elevationstest. Hierdurch lassen sich bereits Informationen zur Problemlokalisation ableiten.

Stenosen Typ 0 und 1

- Drainierende Shunt-Vene ohne Stauung kaum tastbar.
- Niedrige Drücke bei der Dialyse.
- Auskultatorisch hochfrequentes Geräusch über der Stenose.
- Im weiteren Verlauf der Shunt-Vene sind die Geräusche leise, vornehmlich systolisch und nicht wie bei einem guten Shunt kräftig systolisch und diastolisch ausgeprägt.

Stenose Typ 2

- Shunt-Vene prästenotisch prall pulsierend (Stenosepuls) tastbar.
- Vene poststenotisch deutlich weniger prall, füllt sich erst nach Anlegen einer Staubinde gut.
- Im Elevationstest kollabieren die Venen eines nichtstenosierten Shunts.
- Bei hochgradigen Stenosen ist die prästenotische Vene auch bei Elevation gefüllt.

Stenosen Typ 3 und 4

- Die gesamte Vene ist prall zu tasten.
- Die Vene hat einen deutlich zu tastenden Puls (Stenosepuls, d. h. systolisches Geräusch).
- Diese Abflussstenosen sind mit dem Elevationstest leicht zu erkennen.
- Bei zentralvenösen Stenosen vom Typ 4 neigt insbesondere bei hohen Shunt-Flussvolumina der Arm zu Ödemen.

4.1.6 Farbkodierte Duplexsonografie

Sie ist die Methode der Wahl zur Beurteilung von Shunt-Problemen und kann folgende Strukturen darstellen: zuführende Arterie, Anastomosenregion, abführende Shunt-Vene bis nach zentral.

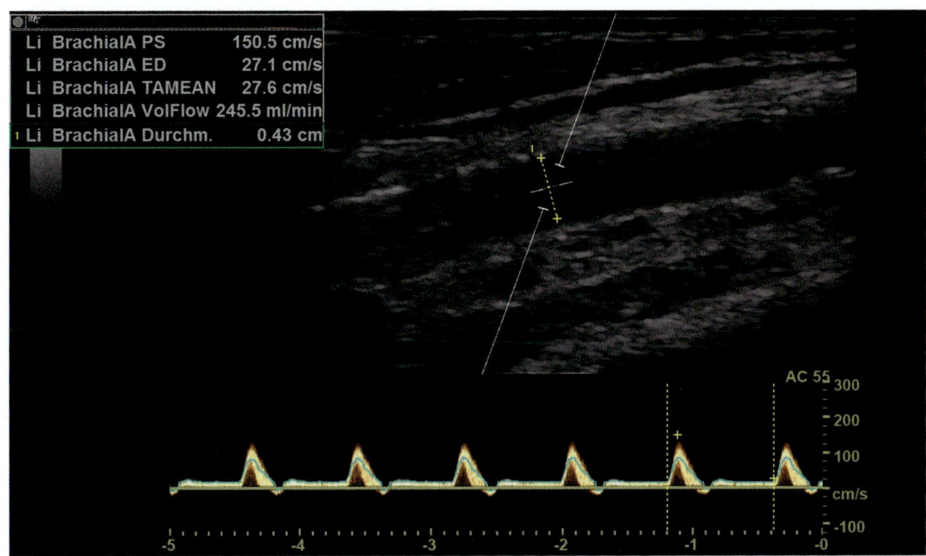

Abb. 4.2 Flussmessung bei Dialyse-Shunt-Dysfunktion. [T1316]

Zunächst sollte das Flussvolumen in der A. brachialis bestimmt werden (➤ Abb. 4.2):

- Durch die angelegte AV-Fistel nimmt in der zuführenden Arterie aufgrund des herabgesetzten Widerstands das Flussvolumen zu. Das Flussprofil ist dann nicht mehr bi- sondern monophasisch.
- Flussvolumina < 400 ml/min in nativen und < 600 ml/min in Prothesenshunts weisen auf eine Shunt-Stenose hin.
- Flussvolumina > 1 000 ml/min sprechen für einen High-Volume-Shunt, der möglicherweise Grund für eine Herzinsuffizienz bzw. für die klinische Zunahme der herzinsuffizienzbedingten Symptomatik sein kann oder zu einer Steal-Symptomatik/Minderperfusion an der ipsilateralen Hand führen kann.

Im nächsten Schritt werden die Unterarmarterien auf Höhe des Handgelenks abgeleitet:

- Auf das jeweilige Flussprofil achten.
- Bei Cimino-Fisteln (loco typico) ist häufig distal der Anastomose eine retrograde Strömung der A. radialis festzustellen. Solange klinisch kein Steal-Phänomen vorliegt und die Hand ausreichend über die A. ulnaris versorgt wird, besteht kein Handlungsbedarf.

Hiernach wird die Anastomosenregion untersucht:

- Im Bereich der arteriovenösen Anastomose liegt bei einer Flussgeschwindigkeit von > 400 cm/s wahrscheinlich eine hämodynamisch relevante Stenose vor.
- Oftmals kann man hier eine Stenose der anastomosennahen Shunt-Vene erst nach Kompression der zuführenden Arterie erkennen (➤ Abb. 4.3).

Anschließend muss noch die abführende Vene bis nach zentral abgeleitet werden:

- Bei nativen Shunts bilden sich häufiger venöse Aneurysmen. Hier ist neben einer Thrombosierung auch auf perianeurysmatische Stenosierungen zu achten
- Um die zentralen Venenabschnitte (u. a. proximaler Abschnitt der V. subclavia) beurteilen zu können, sind meist i. v. Angiografien in Interventionsbereitschaft notwendig.

4.1.7 Therapie

Indikation zur Revision

Die Indikation zur Behandlung von High-Flow-Shunts besteht bei Vorliegen einer **Herzinsuffizienz.** Zur Volumenreduktion eignen sich z. B. eine Verkleinerung der Anastomose oder ein Banding. Beim Banding wird eine Manschette um die Shunt-Vene gelegt und somit der Durchfluss reguliert. Der Durchmesser der Man-

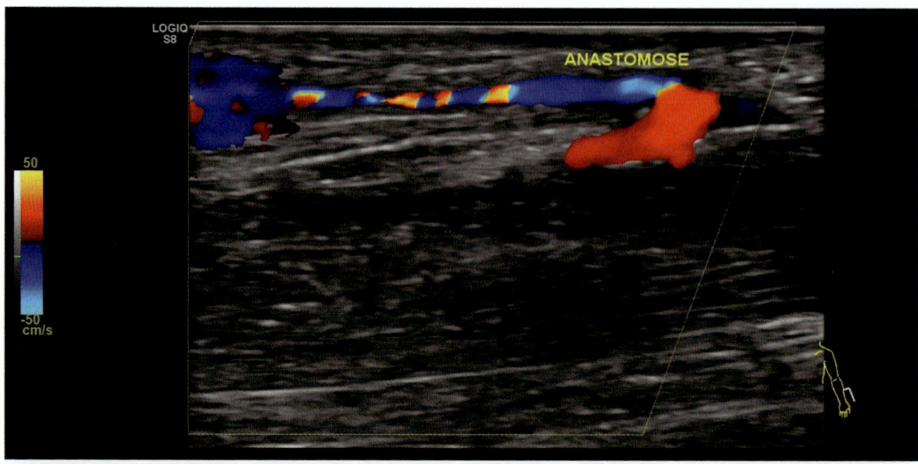

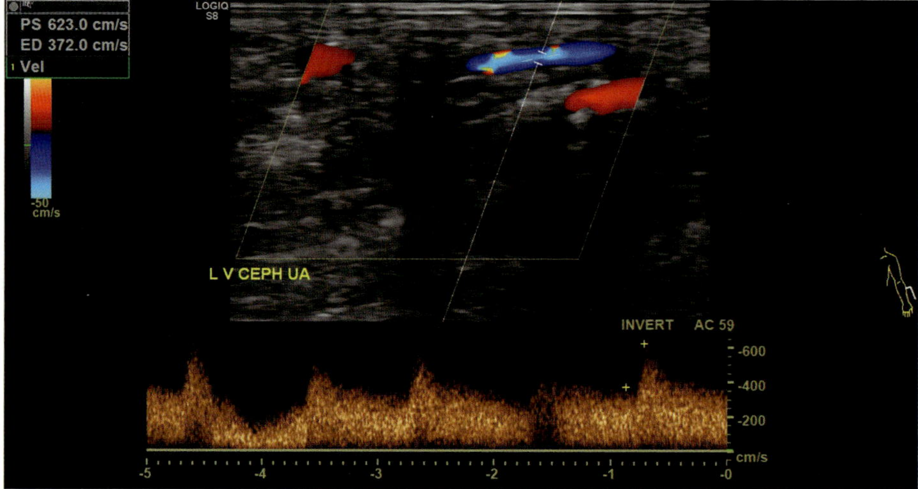

Abb. 4.3 Stenose der anastomosennahen Shunt-Vene. [T1316]

schette sollte intraoperativ durch eine Flussmessung festgelegt werden.

Bei **Ruheschmerzen und Nekrosen** ist eine Revision ebenfalls indiziert.

Typ-1-Stenosen im Bereich der AV-Anastomose haben eine sehr hohe Restenoserate nach PTA (hier mag ein einzelner PTA-Versuch gerechtfertigt sein).

Die **operative Revision** (Proximalisierung der Anastomose) ist primär oder bei Rezidivstenose nach einmaliger Angioplastie indiziert. Alternativ ist eine Patch-Plastik der Stenose möglich, bei Aneurysmen eine Raffung der Gefäßwand oder ein Interponat.

TIPP

Bei Raffung einer Shunt-Vene sollte temporär ein Instrument/Objekt verwendet werden, um einen gleichmäßigen Durchmesser zu schaffen. Hierfür sind Heger-Stifte (Gynäkologie) oder Silikon-Drainagen (Viszeralchirurgie) geeignet.

Indikationen zur Angioplastie bei Nativ-Shunts

Kurz- bis mittelstreckige Typ-2-Stenosen im Punktionsbereich können gut durch PTA behandelt werden. Hier sind die Rezidivraten deutlich geringer als bei Stenosen vom Typ 1 oder 4.

Typ-3- und -4-Stenosen der stammnahen großen Armvenen einschließlich der Mündungsstenose der V. cephalica gelten als klassische Indikation für die PTA.

Bei Prothesen-Shunts kommt es häufig im Bereich der venösen Prothesenanastomose zu einer erhöhten Scherbelastung der Gefäßwand mit reaktiver stenosierender (Sub-)Intimahyperplasie. Solche Stenosen werden primär der PTA zugeführt, obwohl die Rate an Rezidivstenosen sehr hoch ist.

LITERATUR

Hollenbeck M. Stenosen des Hämodialyse-Shuntes. Nephrologe. 2013; 8: 175–187.

Krönung G. (2016). Dialyseshunts: Fakten – Fragen – Probleme. Stuttgart: Thieme, 2011.

4.2 Demers-Katheter

Der Demers-Katheter ist ein großlumiger (ein oder zwei Lumen), zentralvenöser Venenkatheter mit perkutanem Austritt pektoral. Als Eintrittsgefäß wird die V. jugularis interna oder V. subclavia gewählt. Der Demers-Katheter wird in der akuten Dialysepflichtigkeit als Zugang gewählt, bis sich ein Shunt ausgebildet hat. Die Katheter stehen in verschiedenen Längen zur Verfügung. In ausgewählten Fällen kann der Demers-Katheter als dauerhafter Dialysezugang gewählt werden.

4.2.1 Operationsprinzipien

Der Kathetereintritt in die großlumige Vene erfolgt entweder durch Darstellen der Vene oder Punktion. Der Eingriff wird zumeist in Lokalanästhesie durchgeführt.

Aufklärung

Der Patient wird über die möglichen Risiken dieses speziellen Eingriffs aufgeklärt: Blutung, Verschluss/Thrombose des Katheters, Pneumothorax (nach Punktion), Infekt mit Notwendigkeit der Katheterentfernung, Folgeoperation (z. B. Katheterentfernung nach Shunt-Reifung), Korrektureingriffe, Schwellung des Arms (Katheter via V. subclavia).

Vorbereitung

- Beurteilung der Venen (V. jugularis interna, V. subclavia) im Ultraschall
- Zukünftige Shunt-Anlagen beachten (Abfluss- und somit Reifungshindernis für den Shunt)
- Abflussbehinderung (z. B. einliegendes Portsystem, Herzschrittmacher, Thrombosen) beachten
- Alternativer Zugang via V. femoralis diskutieren

Ablauf

- Freilegen der V. jugularis interna in der Fossa supraclavicularis minor
- Vorlegen einer Tabaksbeutelnaht
- Venotomie und Einführen des Demers-Katheters

TIPP

Alternativ ist die Punktion der V. jugularis interna möglich:
- Patient atmet tief ein und führt Valsalva-Manöver durch: V. jugularis interna füllt sich durch zurückstauendes Blut und ist einfacher zu punktieren
- Bei Aspiration von venösem Blut:
  - Fixieren der Punktionskanüle
  - Dekonnektieren der Spritze
  - Einführen eines Führungsdrahtes
  - Entfernen der Punktionskanüle
  - Einführen der Peel-off-Schleuse
- Über die Schleuse kann nun der Demers-Katheter eingeführt werden

- Katheter unter Bildwandlerkontrolle platzieren
- Funktionsfähigkeit durch Aspiration und Injektion kontrollieren
- Tabaksbeutelnaht knüpfen
- Abmessen der Austrittsstelle pektoral: Fixierungsmuffe am Katheter beachten, dieser darf nicht zu nah am Austrittspunkt liegen
- Hautschnitt pektoral und subkutaner Durchzug mithilfe des Tunnelierers
- Schichtweiser Wundverschluss
- Fixierung des Katheters an der Haut, um ein akzidentelles Herausziehen des Katheters zu vermeiden (nach Einheilung der subkutan

gelegenen Muffe wird der Katheter durch die Muffe fixiert und die externe Fixierung kann aufgehoben werden.)

- Erneut Durchgängigkeit testen
- Katheter mit einer entsprechenden Lösung (z. B. Na-Citrat) blockieren
- Alternativ Punktion der V. subclavia (postoperativ Röntgen-Thorax zum Ausschluss eines Pneumothorax)

4.2.2 Komplikationen

Dislokation des Katheters, Katheterthrombose, Katheterinfekt.

Manchmal ist eine Korrektur des einliegenden Katheters möglich, meistens erfolgt eine Neuanlage.

4.3 Alternative Dialysezugänge

4.3.1 HeRO®-Graft

Hierbei wird ein PTFE-Interponat mit einem zentralen, großlumigen Katheter kombiniert. Der PTFE-Anteil wird an eine geeignete Arterie (z. B. A. brachialis) Seit-zu-End anastomosiert (siehe Shunt-Anlage). Das zentrale Ende dieser Prothese wird sodann an den zentralvenösen Katheter (➤ Kap. 4.1.2) angeschlossen. Hierdurch können langstreckige Venenverschlüsse überbrückt und das Prinzip des AV-Shunts aufrechterhalten werden.

4.3.2 Peritonealdialyse

Ein spezieller Katheter wird subkutan getunnelt und intraperitoneal platziert. Dies erfolgt entweder laparoskopisch oder durch eine kleine Laparotomie. Eine direkte Beteiligung von Blutgefäßen bzw. ein direkter Kontakt zwischen Katheter und Blutgefäßen liegt nicht vor.

Die Dialyse erfolgt über das Peritoneum, hierbei werden ca. zwei Liter Dialyseflüssigkeit in die Bauchhöhle gefüllt und über mehrere Stunden belassen. Nach dem Osmoseprinzip gelangen so Stoffwechselprodukte in die Dialyseflüssigkeit. Die Dialyseflüssigkeit wird entweder mehrmals täglich gewechselt (bis zu fünfmal pro Tag) oder über einen Cycler jede Nacht über ca. acht Stunden kontinuierlich ausgetauscht.

4.3.3 Interventionelle AV-Fistelanlage

Bei diesem Verfahren werden Arterie und Vene punktiert und jeweils eine Schleuse in Seldinger-Technik eingeführt. Anschließend wird jeweils ein Katheter in die Vene und in die Arterie eingeführt und unter Bildwandlerkontrolle in der Anastomosenregion platziert. Über einen Magneten verbinden sich die beiden Katheter und eine Elektrode stellt eine Verbindung zwischen Arterie und Vene her. Ggf. müssen Venen durch Coil-Embolisation verschlossen werden, um den Fluss in der zu punktierenden Vene zu erhöhen und die Ausbildung einer Shunt-Vene zu ermöglichen.

4.4 Port

4.4.1 Allgemeines

Das Port-System besteht aus einem zentralvenösen Venenkatheter und einem subkutan liegenden Punktionsreservoir (Port-Kammer, meist pektoral gelegen). Als Eintrittsgefäß wird meistens die V. cephalica im Sulcus deltoideopectoralis gewählt. Alternativ stehen die V. jugularis interna oder die V. subclavia zur Verfügung.

4.4.2 Indikation

Meistens wird ein Port aufgrund einer geplanten Chemotherapie implantiert. Weitere Indikationen können parenterale Ernährung, regelmäßige Infusionstherapie oder ein gesicherter venöser Zugang sein.

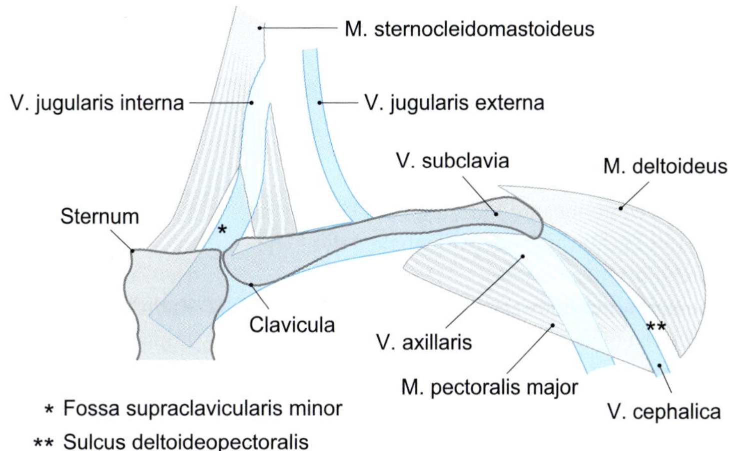

Abb. 4.4 Anatomie Port-Implantation. [L141]

4.4.3 Operation

Eine Implantation sollte nur bei Infektfreiheit erfolgen.

Aufklärung

Der Patient wird über die möglichen Risiken dieses speziellen Eingriffs aufgeklärt:

- Erweiterung des Eingriffs durch Wahl einer alternativen Zugangsvene
- Verletzung der Vene
- Blutung, Nachblutung
- Punktion einer Vene (Risiko eines Pneumothorax)
- Thrombose des Katheters und/oder der Vene: Schwellung der ipsilateralen Extremität
- Dislokation des Katheters oder der Port-Kammer
- Infekt, ggf. Sepsis mit der Notwendigkeit einer Port-Entfernung
- Wundheilungsstörung/Hautdefekt durch Port-Kammer mit freiliegender Port-Kammer
- Unverträglichkeit des Fremdmaterials

Vorbereitung

- Zugangsvene mittels Ultraschall beurteilen
- Händigkeit des Patienten erfragen
- Tumorlokalisation (bei Bronchialkarzinom oder Mammakarzinom Gegenseite verwenden)
- Voroperationen erfragen (z. B. Lymphadenektomie an der entsprechenden Extremität)

Operation

V. cephalica

- Der Eingriff erfolgt zumeist in Lokalanästhesie. Sowohl der Zugang zur Vene als auch das Areal der geplanten Port-Kammer-Position müssen ausreichend betäubt sein.
- Hautschnitt über dem Sulcus deltoideopectoralis (M. pectoralis und M. deltoideus, ➤ Abb. 4.4)
- Darstellen der V. cephalica
- Vorlegen von zwei Ligaturen proximal und distal der geplanten Venotomie

TIPP

Die distale Ligatur wird zunächst nicht geknüpft: Durch ein Anziehen der proximalen und ein kurzes Öffnen der distalen Ligatur wird die Vene zwischen beiden Ligaturen mit Blut gefüllt. Hierdurch ist die Venotomie einfacher zu setzen.

- Quere Venotomie und Einführen des Port-Katheters mit Einführhilfe oder Offenhalten der Vene durch Pinzetten
- Katheter unter Bildwandlerkontrolle zentral platzieren (4. ICR)
- Aspiration und Injektion als Zeichen der Funktionsfähigkeit

4

TIPP

Zur Aspiration und Injektion wird eine zur Hälfte gefüllte Spritze (Kochsalzlösung) verwendet. Zunächst erfolgt eine Aspiration, um vorhandene Luft aus dem Katheter zu entfernen, dann wird vorsichtig Kochsalzlösung injiziert, ohne die vorher aspirierte Luft wieder zu injizieren; ggf. Spritze zwischendurch entlüften.

- Knüpfen der Ligaturen
- Erneute Aspiration und Injektion, um ein Verlegen des Katheterlumens durch die Ligatur auszuschließen
- Herstellen einer pektoral gelegenen Höhle für die Port-Kammer
- Erforderliche Katheterlänge ausmessen und Katheter zurechtschneiden
- Port-Kammer mit dem Katheter entsprechend der Herstellerangabe verbinden
- Port-Kammer mit einer nichtresorbierbaren Naht am Wundgrund fixieren, um eine Dislokation der Port-Kammer zu verhindern
- Perkutane Punktion der Port-Kammer zur abschließenden Prüfung der Funktionsfähigkeit
- Spülen („Blockieren“) der Port-Kammer und des Katheters mit entsprechender Lösung (heparinisierte Kochsalzlösung oder spezielle Blockflüssigkeit, z. B. Taurolock®); gesamte Port-Kammer und Katheter müssen erfasst werden

TIPP

Die Punktion der Port-Kammer darf nur mit einer speziellen Port-Nadel erfolgen (nichtstanzende Nadel, Huber-Schliff). Andere Kanülen setzten bei der Punktion der Kammer-Membran Defekte und zerstören die Membran.

- Wundhöhle spülen und auf Bluttrockenheit kontrollieren
- Schichtweiser Wundverschluss (Verschluss der Höhle der Port-Kammer, subkutane Nähte, Hautverschluss)

Der Port kann sofort genutzt werden.

V. subclavia

Der Zugangsweg erfolgt wie bei der V. cephalica, der Katheter wird jedoch über Punktion der V. subclavia implantiert.

- Punktionskanüle mit einer halb gefüllten (Kochsalzlösung) Spritze konnektieren
- Punktion unter Aspiration (Sog erst nach Punktion des umliegenden Gewebes aufbauen)
- Patient atmet tief ein und führt Valsalva-Manöver durch: V. subclavia füllt sich durch zurückstauendes Blut und ist einfacher zu punktieren
- Punktion in Richtung des Jugulums
- Bei Aspiration von venösem Blut:
  - Punktionskanüle fixieren
  - Spritze dekonnektieren
  - Führungsdraht einführen
  - Punktionskanüle entfernen
  - Peel-off-Schleuse einführen
- Über Schleuse Port-Katheter einführen
- Weiteres Vorgehen wie bei Implantation via V. cephalica

V. jugularis interna

Der Zugang zur V. jugularis interna entspricht der Implantation eines Demers-Katheters (➤ Kap. 4.2). Für die Port-Kammer wird eine zusätzliche Wunde geschaffen. Der Port-Katheter wird mithilfe eines Tunneliertrokars oder einer Klemme subkutan von der Implantationswunde zur Port-Kammer geführt.

Port anstechen

Die Punktion erfolgt unter sterilen Bedingungen. Auf einer sterilen Unterlage werden Port-Nadel (entlüften), Spritze, Kompressen, sterile Handschuhe und ggf. weiteres Material vorbereitet.

- Desinfektion der Haut, Einwirkzeit beachten, sterile Handschuhe anziehen.
- Port-Kammer mit einer Hand fixieren.

- Mit Port-Nadel Kammer senkrecht punktieren.
- Geringe Menge Blut aspirieren zum Nachweis der korrekten Nadelposition, dabei wird die Blockflüssigkeit entfernt.
- Ausreichendes Spülen mit z. B. Kochsalzlösung.
- Fixieren und steriles Abdecken der Port-Nadel mittels Pflaster, Katheter lugt aus dem Verband heraus.

Port-Infekt

Ein Infekt des Port-Systems macht eine Port-Explantation erforderlich. Dieser Eingriff kann in Lokalanästhesie erfolgen. Liegt jedoch infiziertes Gewebe im OP-Gebiet vor, kann eine Lokalanästhesie evtl. nicht wirken.

- Hautschnitt
- Port-Kammer und wenige cm des konnektierten Katheters darstellen
- Fixierungsnähte auflösen
- Umstechung an der Eintrittsstelle des Katheters in das Gewebe vorlegen (Eintritt in die Vene muss nicht dargestellt werden)
- Katheter ziehen und Umstechung knüpfen
- Abstrich aus Wundhöhle entnehmen und mit Katheterspitze zur mikrobiologischen Untersuchung einsenden
- Je nach Wundverhältnissen:
  - Schichtweise verschließen
  - Wunde (teilweise) offen lassen
  - Easy-flow-Drainage einlegen und verschließen
- Antibiotikatherapie ggf. anpassen

CAVE
Eine erneute Port-Katheter-Implantation sollte erst nach Infektfreiheit und negativen Blutkulturen erfolgen.

Port-Thrombose

Liegt eine Thrombose des Port-Systems (Kammer und/oder Katheter) vor, kann das System ausgetauscht oder in situ belassen werden. Hier ist zwischen Eingriffsrisiko, Allgemeinzustand des Patienten und Notwendigkeit eines funktionierenden Port-Systems abzuwägen.

Bei einer Thrombose der Zugangsvene und funktionsfähigem Port-System wird das System in situ belassen und die Thrombose behandelt (➤ Kap. 10.2).

Port-Defekt/-Fehlfunktion

In folgenden Situationen kann ein Austausch der Port-Kammer und/oder des Katheters erforderlich sein:

- Dislokation der Port-Kammer bzw. des Port-Katheters
- Defekt des Katheters oder der Kammer (z. B. Kammermembran durch falsche Punktionskanüle beschädigt)
- Thrombose des Katheters oder der Kammer

Zunächst werden die Port-Kammer und der Port-Katheter freigelegt.

- Katheter mit zwei Klemmen ausklemmen
- Katheter zwischen den Klemmen durchtrennen
- Port-Kammer entfernen
- Unter Bildwandlerkontrolle über den noch einliegenden Katheter einen Draht einführen und zentral platzieren
- Katheter austauschen und Port-System vervollständigen (➤ Kap. 4.4.3)

KAPITEL

5 Wundtherapie und Amputationen

5.1 Chronische Wunden

5.1.1 Definition

Als chronisch bezeichnet man eine Wunde, die acht Wochen nach ihrer Entstehung noch nicht abgeheilt ist. Wunden, bei denen eine Behandlung der Grunderkrankung notwendig ist, um eine Wundheilung zu initiieren, werden unabhängig von der o. g. Zeitspanne als chronisch bezeichnet.

5.1.2 Epidemiologie

In Deutschland leidet etwa 1 % der erwachsenen Bevölkerung an einer chronischen Wunde.

5

5.1.3 Ursachen

Die Entstehung chronischer Wunden ist meist multifaktoriell. Die häufigsten Ursachen fasst ➤ Tab. 5.1 zusammen

Die physiologische Wundheilung ist gekennzeichnet durch drei Heilungsphasen, die sich zeitlich überlappen:

- **Inflammatorische Phase:** Sie beginnt nach der Hämostase und dient der Wundreinigung (Beseitigung beschädigter Gewebebestandteile und Bakterien).
- **Proliferative Phase:** Aufbau von Granulationsgewebe.
- **Reparative Phase:** Wundkontraktion und Epithelisierung.

Chronische oder nicht heilende Wunden verharren häufig in der inflammatorischen Phase. Mögliche Gründe hierfür sind:

- Fortgesetzte Druckbelastung
- Gestörte Gewebeperfusion bei chronisch venöser Insuffizienz
- Periphere arterielle Verschlusskrankheit (pAVK)
- Lokale Infektion
- Malignom

Der Übergang zur proliferativen Phase ist somit kaum möglich.

5.1.4 Diagnostik

Grundlagen

Um eine strukturierte Diagnostik vornehmen zu können, hat sich die sog. ABCDE-Regel etabliert. In diesem Zusammenhang stehen die Buchstaben für:

- A = Anamnese
- B = Bakterien
- C = klinische Untersuchung
- D = Durchblutung
- E = Extras

Anamnese

Folgende Punkte sollten abgefragt werden:

- Zeitliches Auftreten der Wunde und identifizierbare Auslöser
- Traumata in der Vorgeschichte
- Vorausgegangene Operationen

Tab. 5.1 Ursachen chronischer Wunden

Ursache	Beispiel
Gefäßerkrankungen	Chronische venöse Insuffizienz, periphere arterielle Verschlusskrankheit, Vaskulitis
Dermatologische Erkrankungen	Necrobiosis lipoidica, Pyoderma gangraenosum
Exogene Faktoren	Druck, Strahlung
Infektionskrankheiten	Leishmaniose
Neoplastische Erkrankungen	Basalzellkarzinom, Plattenepithelkarzinom
Stoffwechselerkrankungen	Diabetes mellitus, Kalziphylaxie
Medikamente	Kumarine
Neuropathische Erkrankungen	Multiple Sklerose, Spina bifida
Hämatologische Erkrankungen	Gerinnungsstörungen

- Vorausgegangene Infektionen
- Initiales Aussehen und Schmerzhaftigkeit der Wunde
- Hinweise auf eine Durchblutungsstörung (Claudicatio intermittens arteriosa oder venosa)
- Vorerkrankungen wie Niereninsuffizienz und Diabetes mellitus, Polyneuropathie
- Medikamenteneinnahme (Steroide, Antidiabetika, Antikoagulation etc.)

Klinische und apparative Untersuchung

Wundinspektion

- Wundlokalisation, Wundgröße, Wundtiefe, Wundrand, Wundgrundbeschaffenheit (trocken, feucht)
- Sekretion (eitrig, serös)

TIPP

Es gibt keine generelle Empfehlung, bei jeder Wunde einen Abstrich zu entnehmen.
Bei Verdacht auf eine **Wundinfektion** (Rötung, Schmerzen, vermehrte Exsudation, Geruch, Ödem) und vor geplanter **Einleitung einer systemischen antibiotischen Therapie** soll ein mikrobiologischer Abstrich zur Identifikation der Erreger und Erstellung eines Resistogramms abgenommen werden. Die Wunde sollte vorher lediglich mit steriler Kochsalzlösung gesäubert werden.
Ist eine **stationäre Therapie** indiziert, ist ebenfalls ein Abstrich z.A. multiresistenter Erreger indiziert.

Erhebung des Gefäßstatus

Da Gefäßerkrankungen die häufigste Ursache für chronische Wunden an den unteren Extremitäten sind, ist hier eine Untersuchung des venösen und arteriellen Gefäßsystems obligat. Folgende Untersuchungen sind durchzuführen:

- Erhebung eines kompletten Pulsstatus
- Dopplersonografie und Duplexsonografie zum Ausschluss einer relevanten Makroangiopathie
- Ggf. weiterführende apparative Diagnostik (CT oder MR-Angiografie)

Extras

Bei optimaler Wundtherapie und ausbleibender Wundheilung sollten folgende Punkte beachtet werden:

- Probeexzisionen mit histologischer Begutachtung z. A. eines Malignoms
- Medikamentenanamnese (Steroide stören z. B. die Wundheilung, Hydroxyurea kann die Ursache einer chronischen Wunde sein)
- Serologische Untersuchung bei V. a. auf eine primäre oder sekundäre Vaskulitis

5.1.5 Therapie

Therapiesäulen

- Behandlung der Ursache (pAVK, Diabetes mellitus etc.)
- Adäquate, stadiengerechte, lokale Wundtherapie (➤ Tab. 5.2)
- Schmerztherapie
- Sekundärprophylaxe (ggf. Schuhversorgung)

Maßnahmen

Wundsäuberung/Débridement

- Säuberung mit physiologischer Kochsalzlösung, Polihexanid oder Octinidin (➤ Kap. 5.3.1)
- Chirurgische Reinigung mittels Skalpell, Pinzette oder Kürette (➤ Kap. 5.3.2)
- Alternativ mittels Wasserstrahlmethode
- Biochirurgisch mittels Fliegenmaden (➤ Kap. 5.4):
  - Insbesondere bei stark fibrinbelegten Wunden
  - Verdauungssekrete führen zu einer selektiven Nekrosektomie
  - Gesundes Gewebe bleibt verschont

Förderung der Granulation durch Wundauflagen

Bei der Lokaltherapie chronischer Wunden hat sich die „feuchte Wundtherapie" mit hydroaktiven Wundauflagen im klinischen Alltag etabliert. Bei trockenen Nekrosen sollte bis zur Sicherstellung einer ausreichenden Perfusion wegen der Gefahr einer feuchten Gangrän keine feuchte Behandlung erfolgen. Die Wahl der Wundauflage hängt v. a. vom Sekretionsausmaß und Infektionsgrad ab. Folgende Wundauflagen stehen u. a. zur Verfügung:

- **Aktivkohle:** absorbiert Gerüche, wirkt bakterizid.

Tab. 5.2 Stadiumadaptierte Wundtherapie (H116-004)

Wundstatus	Lokaltherapie	Ergänzende Maßnahme
Trockene Nekrose	Trockene Kompresse	Rehydration, Sicherstellung einer ausreichenden Durchblutung, chirurgisches Débridement, Hautpflege
Saubere, oberflächliche Wunde, wenig Exsudat	Hydrokolloid, dünner Polyurethanschaum, Hydrogel, Hydrogelkompresse	
Wunde mit Fibrinbelag bzw. feuchte Nekrose	Hydrogel, Polyacrylatwundauflage bei Fibrin	(Chirurgisches) Débridement, Madentherapie, Vakuumtherapie
Stark exsudierende Wunde	Hydrofaser, Polyurethanschaum, Polyacrylatsuperabsorber	Vakuumtherapie
Infizierte bzw. infektgefährdete Wunde	Antiseptische Spüllösung, ggf. silberhaltige Wundauflagen, wirkstofffreie Wundauflagen mit hydrophober Wechselwirkung	Chirurgisches Débridement, Madentherapie, Vakuumtherapie, systemische Therapie bei gesicherter Infektion
Granulierende Wunde	Polyurethanschaum, Hydrofaser, Hydrogel, Gazewundauflage mit TLC-NOSF-Matrix	Vakuumtherapie, Pflege des Wundrandes
Epithelisierende Wunde	Hydrokolloid, Gazewundauflage mit TLC-NOSF-Matrix, dünner Polyurethanschaum, Silikongaze	Hautpflege

5

- **Alginate:**
  - Wandeln sich nach Kontakt mit Wundsekret in ein feuchtes Hydrogel um und schließen dabei Bakterien und Detritus mit in das Gel ein.
  - Eignen sich auch für tiefe Wunden.
- **Hyaluronsäure:**
  - Wandelt sich ebenfalls nach Kontakt mit dem Wundsekret in ein hydrophiles Gel um.
  - Dies unterstützt ein autolytisches Débridement und fördert die Granulation.
- **Hydrogele:**
  - Können sowohl Feuchtigkeit an die Wunde abgeben als auch überschüssiges Wundsekret aufnehmen.
  - Einsatz insbesondere bei trockenen Wunden und in Kombination mit anderen Auflagen, um ein feuchtes Milieu zu generieren.
- **Hydrokolloide:** können Fibrinbeläge auflösen und durch Schaffung eines semiokklusiven Wundmilieus die Ausbildung von Granulationsgewebe induzieren.
- **Fettgaze:** Einsatz bei oberflächlichen Wunden und zusammen mit anderen Wundtherapeutika als nichtadhäsive Wundabdeckung.
- **Silikonbeschichtete geschlossenporige Schaumstoffe:** können in jeder Wundphase eingesetzt werden, um ein geeignetes Exsudatmanagement zu ermöglichen.
- **Vakuumtherapiesysteme:** bestehen aus einem sterilen Schwamm und einem Schlauchsystem, das mit einer Pumpeinheit verbunden ist. Die Sogwirkung (75–125 mmHg) fördert die Granulation der Wunde.

Förderung der Epithelisation

Spalthauttransplantate (z. B. Meshgrafts, ➤ Kap. 5.2)

LITERATUR

Bültemann A. Anleitung zur Applikation von medizinischen Larven bei der Behandlung chronischer Wunden. Wundmanagement. 2015; 9 (3): 100–106.

Dissemond J. Blickdiagnose chronischer Wunden: Über die klinische Inspektion zur Diagnose. Köln: Viavital, 2016.

Dissemond J. Modernes Management chronischer Wunden. Der Hautarzt. 2021; 72: 733–744

5.2 Spalthautdeckung

Aufklärung

Der Patient wird über die möglichen Risiken dieses speziellen Eingriffs aufgeklärt: Nichtanwachsen der Spalthaut, Wundheilungsstörung im Spenderbereich, Blutung, Folgeoperationen, langwierige Verbandstherapie (z. B. Vakuumverband, Versorgung Spenderwunde).

Ablauf

Die Spenderregion richtet sich nach dem benötigten Hautmaterial. Meist wird der ventrale/ventrolaterale Oberschenkel der ipsilateralen Seite bevorzugt. Spalthautdicke (z. B. 0,3 mm, Einstellung am Dermatom) und Spalthautträgerplatte (**1 : 1,5,** 1 : 3, 1 : 6) werden ausgewählt. Ein kleineres Verhältnis der Spalthautträgerplatte führt zu einem dichteren Abdecken der Wunde und einem kosmetisch besseren Ergebnis.

- Abdeckung so, dass beide Gebiete (Entnahmestelle und Empfängerstelle) erreichbar sind
- Vorbereitung der Empfängerstelle:
  - Débridement
  - Anfrischen der Wundränder
  - Blutstillung
  - Wundgrund sauber, frei von nekrotischem und infiziertem Material
- Vorbereitung der Spenderstelle (Einfetten)
- Entnahme der Haut mittels Dermatom (Größe des Transplantats anpassen), dabei die Haut durch die Assistenz straffen lassen; entstehende Transplantathaut vorsichtig aus dem Dermatom ziehen, um ein Aufstauen und Verletzen der entnommenen Haut zu vermeiden
- Auflegen der entnommenen Haut auf die Spalthautträgerplatte und Herstellen der Spalthaut mithilfe einer Hautwalze

TIPP

Wenn die Spalthaut mit der oberflächlichen Seite auf der Platte platziert wird, kann sie später mithilfe der Platte direkt auf die Wunde gelegt werden.

- Spalthaut auf die Empfängerwunde auflegen
- Spalthaut durch fortlaufende oder Einzelknopfnaht am Rand und ggf. im Wundgrund fixieren
- Distanzgitter (z. B. Mepithel) zurechtschneiden und auflegen
- Vakuumverband anlegen (Sog 60–80 mmHg, ➤ Kap. 5.5)
- Entnahmewunde mit einem Folienverband versorgen
- Beide Verbände, wenn möglich, fünf Tage belassen

Nachsorge

Die Wundversorgung richtet sich nach der aktuellen Wundsituation. Bei vollständigem Angehen der Spalthaut ist ein trockener Verband möglich. Ansonsten wird überschüssige und nicht angegangene Haut reseziert. Wundsekret an der Entnahmestelle kann durch Punktion der Folie entfernt werden, anschließend wird der Folienverband wieder abgedichtet.

5.3 Wunddébridement

Prinzipiell können drei Arten des Débridements unterschieden werden:

- Mechanisch
- Chirurgisch
- Enzymatisch

Das enzymatische Débridement erfolgt durch Anwendung von Maden (➤ Kap. 5.4). Der Unterschied zwischen einem mechanischen und einem chirurgischen Débridement besteht in der Nutzung unterschiedlicher Hilfsmittel/Instrumente.

5.3.1 Mechanisches Débridement

Beim mechanischen Débridement wird mit einer Kompresse, trocken oder feucht (z. B. Antiseptika), die Wunde gereinigt. Hiermit können oberflächliche und lose Beläge entfernt werden. Durch die starke mechanische Reibung ist dieses Verfahren teilweise sehr schmerzhaft. Teilweise kann durch zu starke Krafteinwirkung auch gesundes Gewebe verletzt werden.

5.3.2 Chirurgisches Débridement

Das chirurgische Débridement ist durch die Nutzung unterschiedlicher Instrumente gekennzeichnet:

- Skalpell
- Schere
- Scharfer Löffel
- Ringkürette
- Shaver (Dermatom)

Hiermit wird das nekrotische bzw. avitale Gewebe entfernt und die darunterliegende gesunde Struktur freigelegt. Dieses Verfahren ist schnell und effektiv, allerdings ist es sehr invasiv, radikal und nicht immer gewebeschonend. Jedoch erreicht man hiermit schnelle Ergebnisse i. S. einer sauberen Wunde. Teilweise ist eine entsprechende Analgesie bis hin zur Narkose erforderlich. Ausnahme: Es besteht eine Polyneuropathie (z. B. bei Diabetes).

5.4 Madentherapie

Da bei dieser Therapieform Lebewesen (Maden) eingesetzt werden, um Wunden von nekrotischem Gewebe und teilweise auch von Bakterien zu befreien, wird dieses Verfahren auch **„biochirurgisches Wunddébridement“** genannt. Zum Einsatz kommen meist Maden der Goldfliege (Lucilia sericata), die in Laboren gezüchtet und desinfiziert werden. Heutzutage werden diese in sogenannten Biobags® in abgezählter Menge direkt zum Anwender geliefert (Wechsel ca. alle drei bis fünf Tage, tägliche Überprüfung). Es besteht auch die Möglichkeit, die Maden als „Freiläufer“ zu erhalten. In diesem Fall befinden sich die Maden nicht in einem Biobag®, sondern müssen mithilfe des Verbandes an Ort und Stelle gehalten werden.

5

5.4.1 Wunddébridement

Das Débridement ist im eigentlichen Sinne die Nahrungsaufnahme der Maden, die sich von nekrotischem Material ernähren. Die Maden geben hierfür mit Enzymen angereicherte Verdauungssäfte in die Wunde ab. Die Nahrung (= nekrotisches Gewebe) wird dadurch verflüssigt und kann dann durch die Maden, auch durch den Biobag® hindurch, aufgenommen werden. Das Débridement erfolgt nicht durch Zähne oder ähnliches Beißwerkzeug, da die Maden derartige Strukturen gar nicht besitzen. Wenn die Maden nach einigen Tag satt sind (sichtbar durch Vervielfachung des Gewichts und Trägheit), werden sie entsorgt und können ggf. durch frische Maden ersetzt werden. Nachdem die Wunde auf diese Art gereinigt wurde, erfolgt eine angepasste Behandlung, um eine Wundheilung zu erreichen.

5.4.2 Antibakterielle Wirkung

Der Verdauungssaft beinhaltet neben antibakteriellen Stoffen (Defensinen) und Seraticin auch Ammoniak und dessen Derivate (Anstieg des pH-Wert der Wunde), daher entsteht in der Wunde ein bakterienfeindliches Milieu. Die abgestorbenen Bakterien werden mit dem entstandenen Nahrungssaft aufgesaugt. Resistenzen der Bakterien spielen bei dieser Art der „antibakteriellen“ Therapie keine Rolle. Ist eine Wunde jedoch mit *Pseudomonas aeruginosa* besiedelt, können die Maden absterben und nicht die gewünschte Funktion erfüllen.

5.4.3 Vorteil

Durch dieses Verfahren erfolgt ein sehr genaues Débridement, das durch ein chirurgisches Vorgehen nicht zu erreichen ist. Meistens werden nur Nekrosen abgebaut und das physiologische Gewebe geschont.

5.4.4 Nebenwirkungen

Bei zu viel Maden in der Wunde kann es zur Andauung gesunder Areale kommen. Dies kann Schmerzen (ca. 20–30 % der Patienten) oder Juckreiz (tritt häufiger auf) hervorrufen. Nicht zu vernachlässigen ist die psychische Belastung (Ekel).

5.5 Vakuumverband

Bei Verwendung eines Vakuumverbands (Negative Pressure Wound Therapy – NPWT, Vacuum Assisted Closure Therapy – VAC Therapy) soll durch einen Verschluss der Wunde sowie eine Drainagefunktion die Wundheilung gefördert werden. Hierbei wird Wundsekret von der Wunde wegtransportiert, um ein für die Heilung optimales Milieu zu schaffen. Der Wundverschluss und der Sekrettransport durch Sog erfolgen mittels kontinuierlichem oder intermittierendem Unterdruck. Der Verband wird je nach Wundsituation alle zwei bis fünf Tage gewechselt. Freiliegende Strukturen wie Knochen müssen geschützt werden, dies gelingt durch Auflage z. B. von Mepithel.

5.6 Amputation

Bei fehlendem Revaskularisationsansatz oder Indikation und/oder entsprechender Wundsituation sollte eine Amputation der betroffenen Region erwogen werden.

5.6.1 Minoramputation

Minoramputationen schließen alle Amputationen an der unteren Extremität distal des Sprunggelenks ein. Dies beinhaltet z. B. Zehen- und Zehenstrahlamputationen sowie Amputationen im Vorfuß-, Mittelfuß- und Rückfußbereich.

Epidemiologie

Amputationen werden häufig bei älteren Patienten durchgeführt. Die hierbei häufigste Haupt- oder Nebendiagnose ist der Diabetes mellitus. Weitere relevante Nebendiagnosen sind Demenz und Bettlägerigkeit. Durch bessere Verfahren zur Revaskularisation und Aufklärung der behandelnden Ärzte kam es zu einer Reduktion der Majoramputationen (Amputationen proximal des Sprung- oder Handgelenks). Die Rate der Minoramputationen stieg logischerweise an (Kröger et al. 2017). Innerhalb dieser Gruppe war die Zehen- bzw. Zehenstrahlamputation mit > 50 % am häufigsten vertreten. Die Gesamtanzahl an Amputationen stieg, wahrscheinlich durch die höhere Reamputationsrate im Fußbereich, an.

Biomechanik

Das Ausmaß der Amputation beeinflusst das Gehen. Einerseits wird das Abrollen und Abstoßen im Fußbereich beeinträchtigt, andererseits bleiben die Beinlänge und die Möglichkeit des Auftretens im Wesentlichen unverändert. Die Auftrittfläche hängt vom Amputationsausmaß ab. Dies ist insbesondere bei mobilen dementen Patienten wichtig, damit diese direkt auftreten können, ohne vorher eine Prothese anlegen zu müssen (bzw. vergessen, diese anzulegen).

Wenn möglich, sollte die plantare Haut erhalten bleiben, da diese belastbarer ist. Umso kleiner die Standfläche wird, desto größer ist der erforderliche Kraftaufwand zum Gehen.

Diagnostik

- Klärung der Durchblutungssituation
- Amputationshöhe festlegen:
  - Sinnvolle Rekonstruktion
  - Ggf. doch Majoramputation (falls kein primärer Wundverschluss möglich und damit längere Wundheilung => sehr individuelle Entscheidung)
- Nativ-Röntgen, ggf. CT/MRT:
  - Knochenstatus
  - Osteolysen
  - Osteomyelitis
  - Abszess, Verhalt
  - Nekrosen

Zehenamputation

Ablauf

- Hautschnitt grenznah zwischen nekrotischem und vitalem Gewebe, abhängig von der Amputationshöhe (➤ Abb. 5.1, auf ausreichenden Hautmantel achten, da sich die Haut retrahiert):
  - Zehenbereich: fischmaulförmiger oder tennisschlägerförmiger Hautschnitt.
  - Transmetatarsale Amputation: tennisschlägerförmiger Hautschnitt (Verlängerung des Hautschnitts nach zentral möglich zur Ausweitung der Operation).
- Scharfe Präparation auf den Knochen und entlang des Knochens nach zentral bis zur Absetzungsstelle.
- Amputation im Knochenglied oder Gelenkbereich (dann mit Resektion der Gelenkfläche des verbleibenden Knochens).
- Bei Zehenstrahlamputationen können oszillierende Sägen das Gewebetrauma durch den erforderlichen Zugang kleiner gestalten.
- Resektion von Sehnen und avitalem Gewebe.
- Blutstillung und Wundspülung.

- Offene Wundbehandlung (z. B. infizierte Wunde) oder Hautverschluss durch Einzelknopfnähte.
- Bei offener Wundbehandlung sollten Knochenanteile deutlich von umgebenden Weichteilen bedeckt sein.
- Bei primärem Wundverschluss, falls erforderlich, der Wundgröße angepasste Drainagen einlegen (z. B. Easy-Flow-Drainage).
- Amputation einer Zehe kann bei verbliebenen Zehen Fehlstellungen hervorrufen.

Vorfuß- und Rückfußamputationen

Transmetatarsale Vor- und Mittelfußamputation

Ablauf

- Querer bogenförmiger Hautschnitt am Fußrücken.
- Wenn möglich, einen langen Weichteillappen (Haut) plantar zur Deckung der Amputationsfläche belassen.
- Alternativ kann auch vitale Fußrückenhaut länger belassen und zur Wunddeckung verwendet werden.

TIPP

Bei infizierten Wunden kann eine Guillotine-Amputation erforderlich sein. Nach erfolgreicher Behandlung des Infekts kann eine Wunddeckung durch Nachamputation und somit Erhalt eines ausreichenden Weichteilmantels oder eine plastische Deckung (z. B. Spalthautdeckung nach Schaffung eines granulierenden Wundgrunds durch z. B. Vakuumtherapie) erfolgen.

- Darstellung aller zu amputierenden Knochen.
- Resektion der Sehnen.
- Amputation mit oszillierender Säge unter Schonung der plantaren Gefäße.
- Knochenkante mit der Feile abrunden.
- Blutstillung und Spülung.
- Bei ausreichend vorhandenem Weichteilmantel Hautverschluss durch Einzelknopfnähte über einer entsprechenden Drainage (z. B. Easy-Flow-Drainage).
- Ggf. zweischichtiger Wundverschluss.

Lisfranc-Amputation

Hierbei erfolgt die Exartikulation in der Lisfranc-Gelenklinie (zw. Os cuneiforme I–III/Os cuboideum und den Basen der Metatarsi). Da die Amputationslinie im Gelenkbereich verläuft (➤ Abb. 5.2), kommt es zu keiner Blutung aus den Knochenstümpfen. Um eine Spitzfußstellung zu verhindern, ist entweder der Erhalt des Ansatzes des M. tibialis anterior (Os cuneiforme mediale) oder eine Achillessehnenverlängerung erforderlich.

Ablauf

- Hautschnitt wie bei transmetatarsaler Vorfußamputation
- Darstellen der Lisfranc-Gelenklinie
- Amputation durch Durchtrennung der Gelenkkapseln und Sehnen und Abtragen der Gelenkflächen
- Knochen, die den zu schaffenden Weichteilmantel perforieren können, abtragen

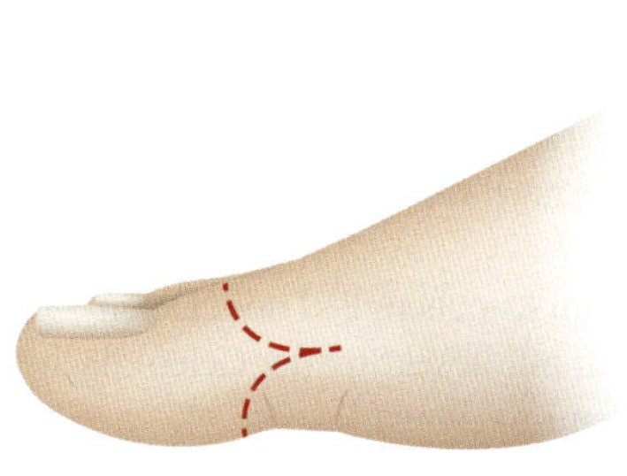

a

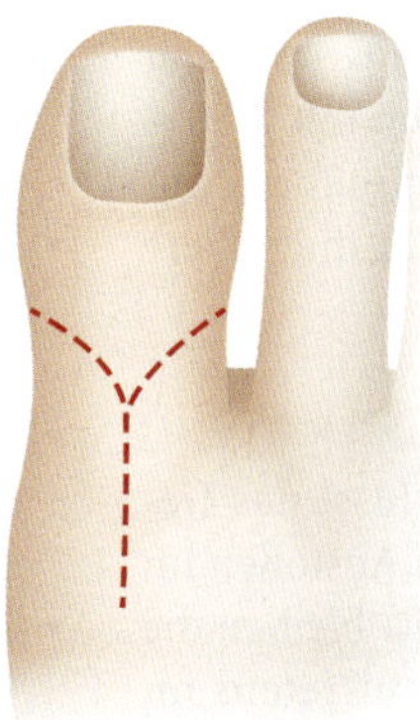

b

Abb. 5.1 Hautschnitt bei Amputationen im Zehenbereich. a) Fischmaulförmiger Hautschnitt, kontralateral gleiche Schnittführung. b) Tennisschlägerförmiger Hautschnitt, plantar quere Verbindung der markierten Hautschnitte an der Zehenbasis. [P1316, L275]

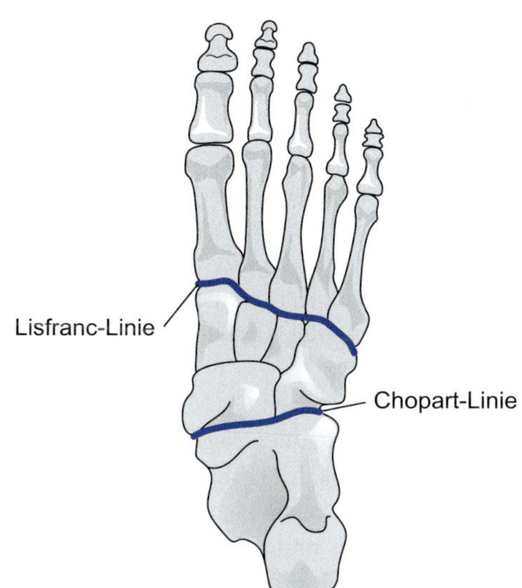

Abb. 5.2 Lisfranc- und Chopart-Amputationslinie. [L106]

- Blutstillung und Spülung
- Drainageeinlage und Wundverschluss mit Einzelknopfnähten, ggf. zweireihig

Chopart-Amputation

Die Amputationslinie verläuft entlang der Chopart-Gelenklinie (zw. Os naviculare und Talus sowie zw. Os cuboideum und Calcaneus, ➤ Abb. 5.2). Im Vergleich zur Lisfranc-Amputation kommt es hier häufiger zu einer Spitzfuß- und Varusfehlstellung (M. tibialis anterior setzt am Os cuneiforme mediale an). Die Prophylaxe erfolgt direkt intraoperativ durch eine Tenotomie der Achillessehne. Alternativ ist eine Refixation des M. tibialis anterior möglich. Da hier ein belastungsfähiger Stumpf entsteht, sind kurze Gehstrecken möglich.

Ablauf

- Hautschnitt wie bei Vorfuß-/Lisfranc-Amputation
- Amputation in der Chopart-Gelenklinie
- Ggf. Refixation des M. tibialis anterior und/oder Tenotomie der Achillessehne
- Blutstillung und Spülung
- Einlage einer Drainage
- Wundverschluss durch Einzelknopfnähte, ggf. zweischichtig

Pirogoff- und Syme-Amputation

Bei der **Pirogoff-Amputation** wird der Fuß inklusive Talus reseziert, während der Calcaneus mittels Osteosynthese zwischen Fibula und Tibia erhalten bleibt. Der Calcaneus wird so rotiert, dass die Ferse als Auftrittfläche dient und in dieser Position in den Malleoli fixiert (Kirschner-Drähte, Draht-Cerclage, Schrauben). Beide Strukturen müssen in der Verbindungsfläche angepasst werden (z. B. mittels oszillierender Säge). Durch diese Rekonstruktion verkürzt sich die Gesamtlänge des Beins und muss prothetisch ausgeglichen werden. Als Weichteildeckung ist eine intakte Fersenhaut erforderlich.

Die **Syme-Amputation** erfolgt durch eine Exartikulation des Fußes im oberen Sprunggelenk mit Resektion der überstehenden Malleolen. Es erfolgt keine Osteosynthese und nach Wundheilung ist der Stumpf voll belastbar. Hier ist die Verkürzung der Gesamtlänge des Beines deutlich größer als bei der Pirogoff-Amputation. Einige Schritte sind mit diesem Stumpf ohne Prothese möglich. Auch hier ist die Belastungszone eine erhaltene Fersenhaut.

5.6.2 Majoramputation

Eine Majoramputation an der unteren Extremität ist definitionsgemäß eine Amputation oberhalb des Sprunggelenks.

Unterschenkelamputation

Bei dieser Amputationshöhe liegt der Vorteil im vollständigen Erhalt des Kniegelenks und seiner Funktion und der damit deutlich besseren Mobilisationsmöglichkeit des Patienten. Hier sind die lokalen Weichteilverhältnisse zu beachten.

Für manche Patienten kann es hilfreich sein, die Amputationshöhe anzuzeichnen. In wenigen Fällen kann eine Nachamputation erforderlich sein. Um dies zu verhindern, sollte die Indikation streng gestellt werden und bei kritischer Durchblutung ggf. die direkte intraoperative Beurteilung mit ggf. Oberschenkelamputation vereinbart werden.

Mobilisierung und Physiotherapie beginnen direkt postoperativ, zunächst ohne Belastung der Stumpfwunde.

Operationsvorbereitungen

- Voroperationen erfragen (z. B. Bypassanlage, Osteosynthesen)
- Ggf. Nativ-Röntgen zur Lagebeurteilung einliegenden Osteosynthesematerials
- Arterieller Durchblutungsstatus
- Transkutane Sauerstoffpartialdruckmessung ($tcPO_2$):
  - < 20 mmHg Wundheilung eher problematisch
  - > 40 mmHg gute Heilungswahrscheinlichkeit
- Fotodokumentation

Lagerung

- Rückenlagerung
- Knie und Oberschenkel frei beweglich lassen
- Fuß zentral des Sprunggelenks abdecken (nicht zu hoch, da ein langer dorsaler Weichteillappen erforderlich ist)

Ablauf (Technik nach Burgess)

- Ventraler Hautschnitt am Übergang von proximalem zu mittlerem Drittel des Unterschenkels.
- Ventraler Hautschnitt verläuft quer zur Längsachse des Unterschenkels.
- Dorsalen Hautlappen länger belassen bzw. so lang wählen, dass ein spannungsfreies Umschlagen nach ventral zum Wundverschluss möglich ist.
- Scharfe Präparation auf die Tibia und von hier ca. 2 cm nach zentral.
- Freilegen der Tibia durch Zurückdrängen des Periosts mit dem Raspatorium.
- Fibula darstellen und für die Amputation vorbereiten.
- Unterschenkelgefäße, ggf. auch V. saphena magna, darstellen und ligieren.
- Muskulatur der Anteriorloge durchtrennen.
- Fibula mit der oszillierenden Säge ca. 1 cm kürzer als die geplante Tibia-Amputationsebene durchtrennen.
- Tibia mit der oszillierenden Säge durchtrennen; Assistent fixiert und beugt unter Zug leicht den Unterschenkel.
- Mit dem Einzinker-Haken den zu amputierende Unterschenkel um 90° abwinkeln und unter Zug halten, um die dorsale Muskulatur zu strecken.
- Mit dem Amputationsmesser den dorsalen Weichteilmantel entlang der Knochen durchtrennen, um einen langen Weichteillappen für die Wunddeckung zu erhalten.
- Blutstillung.
- Tibia im ventralen Drittel abrunden durch Keilresektion mit der oszillierenden Säge.
- Amputationsknochenränder mit der Feile glätten.
- Wenn sich die Hautränder nicht spannungsfrei schließen lassen, müssen die Knochen nachgekürzt werden.
- Vollständiges Entfernen des M. soleus.
- Kürzen der vorliegenden Nerven (N. suralis, N. tibialis), um lokale Schmerzen durch Vernarbungen zu vermeiden.
- Bypässe jeder Art sind vollständig zu entfernen.
- Blutstillung und Spülung.
- Einlage subfaszialer Drainagen (z. B. 16 Ch Robinson-Drainage).
- Wundverschluss mit gleichmäßiger Verteilung des Hinterlappens. Hierbei kann es hilfreich sein, die erste Fasziennaht mittig zu setzen und folgende Fasziennähte immer mittig zwischen zwei Nähte zu setzen. Hautnähte in Einzelknopftechnik.
- Kompressionsverband zur Formung des zukünftigen Stumpfes für die Prothesenversorgung.

TIPP

Bei Notfalleingriffen mit z. B. Abszess kann zunächst eine offene Amputation erfolgen, um dann nach Infektbehandlung die endgültige Amputation durchzuführen. Die offene Amputation sollte hierbei so weit distal wie möglich, jedoch auch so weit proximal wie erforderlich liegen, damit der Infekt behandelt wird.

Nachsorge

Analog zur Oberschenkelamputation.

Oberschenkelamputation

Indikationen zur Oberschenkelamputation sind aus gefäßchirurgischer Sicht meist nicht behandelbare Ischämien, ausgeprägte Nekrosen oder starke Schmerzen. Aufgrund des sehr invasiven Eingriffs ist die Indikation streng zu stellen. Erst wenn alle alternativen Therapieoptionen ausgeschöpft sind, sollte die

Amputation in Betracht gezogen werden. Auch eine palliative Versorgung des Patienten ohne Amputation ist in Betracht zu ziehen.

Sollte der Patient unter Betreuung stehen, ist zwischen einer Notfallindikation und einem elektiven Eingriff zu unterscheiden. Beim Notfalleingriff ist vom wahrscheinlichen Patientenwillen auszugehen und die Entscheidung im Sinne des Patienten zu treffen. Bei einem elektiven Eingriff ist eine richterliche Anordnung einzuholen, ggf. wird ein Gutachten eingefordert.

CAVE

Bei älteren Patienten kann ein Z. n. Osteosynthese und/oder Hüft-/Kniegelenksersatz vorliegen. Dies ist bei der Planung der Amputation zu berücksichtigen, ggf. ist ein Nativ-Röntgen der betroffenen Region durchzuführen.

Aufgrund der besseren Mobilisierung mit erhaltenem Kniegelenk kann es in manchen Fällen sinnvoll sein, zunächst eine Unterschenkelamputation durchzuführen. Hier sollte jedoch die Patienteneinwilligung zur direkten Oberschenkelamputation vorliegen und intraoperativ eine definitive Entscheidung getroffen werden.

Lagerung

- Rückenlagerung
- Zirkulär steril abgewaschene und abgedeckte Extremität
- Abdecken der Wunden (Stockinette)

Ablauf

- Distale fischmaulförmige Hautinzision, knapp kranial der Patella, der hintere Hautlappen wird etwas länger belassen.
- Faszie durchtrennen und Gefäß-Nerven-Strang über einen proximalen P1-Zugang darstellen.
- A. und V. femoralis superficialis sowie N. saphenus separat darstellen.
- Separates Ausklemmen der o. g. Strukturen nach proximal und Ligatur nach distal.
- Mit dem Amputationsmesser (alternativ Skalpell oder Elektrokoagulator) ventralen Muskellappen im Verlauf des Hautschnitts durchtrennen.
- Gleiches Vorgehen beim dorsalen Weichteilmantel. Hierbei erfolgt die Schnittführung ebenfalls im Verlauf des Hautschnitts, jedoch muss darauf geachtet werden, die Gefäß-Nerven-Strukturen zwischen Klemmen und Ligaturen zu durchtrennen.
- Zirkuläres Durchtrennen der Weichteile auf dem Femur und Zurückdrängen der Muskulatur nach zentral mit dem Raspatorium, bis ein ausreichend langes Stück Femur freiliegt.
- Weichteilschutz anlegen.

TIPP

Hier kann eine zirkulär um den Femur gelegte Kompresse oder ein Bauchtuch den Bereich zwischen Weichteilschutz und Femur ausfüllen und einen Vorfall von Weichteilen in den Amputationsbereich verhindern.

- Femur mit Bogensäge oder oszillierender Säge durchtrennen.
- Knochenränder mit einer Feile glätten.
- Weichteilschutz entfernen.
- Separate Durchstichligatur der A. und V. femoralis superficialis.
- Ligatur des N. saphenus.
- N. ischiadicus aufsuchen und anklemmen.
- Nerv durchtrennen und Lokalanästhetikum instillieren (z. B. Ropivacain).
- Ggf. Nervenenden koagulieren.

TIPP

Zur Reduktion postoperativer Parästhesien kann zusätzlich ein paranerval positionierter und separat perkutan ausgeleiteter Katheter zur Schmerztherapie (z. B. Katheter zur Epiduralanästhesie) gelegt werden. Hieran wird eine Schmerzpumpe oder ein Perfusor mit z. B. Ropivacain angeschlossen.

- Der Femurstumpf muss von einem ausreichenden Weichteilmantel bedeckt werden. Meist reicht hierzu lediglich ein Faszienverschluss durch Einzelknopfnähte aus. Ggf. sind adaptierende Muskelnähte erforderlich.
- Ist der Weichteilmantel zu kurz, muss eine Nachresektion des Femurs erfolgen.
- Einlage von Drainagen (z. B. 16 Ch Robinson-Drainage, alternativ Redon-Drainage).
- Einzelknopf-Fasziennaht.
- Hautverschluss durch Einzelknopf-Rückstichnähte nach Donati.

Nachsorge

- Entfernung der Drainage nach ca. zwei bis fünf Tagen.
- Hautnähte zwei bis drei Wochen belassen.
- Amputationsstumpf für die weitere Versorgung mit einer Prothese vorbereiten (z. B. Liner, Stumpfwickelung mit Kurzzugbinden, Kompressionsstrumpf für Amputationsstümpfe).
- Anmeldung einer Rehabilitationsmaßnahme und Verordnen einer Prothese.
- Physiotherapie: Mobilisation auf Stationsebene, Unterarmgehwagen, Umgang mit Unterarmgehstützen, Beugekontraktur-Prophylaxe.

LITERATUR

Kröger et al. Amputationen der unteren Extremität in Deutschland. Eine Analyse auf der Grundlage von Daten des Statistischen Bundesamtes im Zeitraum 2005 bis 2014. Dtsch Arztebl Int. 2017; 114: 130–136.

II

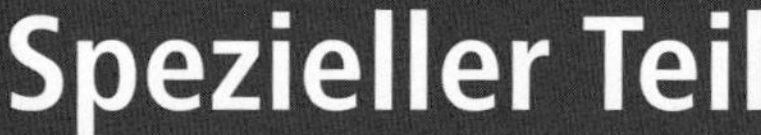

Spezieller Teil

KAPITEL

6 Erkrankungen der supraaortalen Gefäße

6.1 Karotisstenose

6.1.1 Definition

Als extrakranielle Karotisstenose bezeichnet man eine Verengung der A. carotis communis, der A. carotis interna oder der A. carotis externa.

6.1.2 Ätiologie

Über 90 % der Karotisstenosen entstehen aufgrund einer Arteriosklerose. Folgende Faktoren begünstigen dies:

- Aktueller Nikotinabusus
- Dyslipidämie
- Lebensalter
- Männliches Geschlecht
- Gefäßerkrankung in der Vorgeschichte (pAVK/ KHK)
- Arterielle Hypertonie
- Diabetes mellitus Typ 2

Selten kann auch eine Vaskulitis, eine fibromuskuläre Dysplasie oder eine Strahlentherapie Ursache einer Karotisstenose sein.

6

6.1.3 Epidemiologie

In Deutschland werden etwa 15–20 % aller zerebralen Ischämien durch Stenosen oder Verschlüsse der extrakraniellen A. carotis verursacht. Die zerebrale Ischämie wird häufiger durch Plaques und/oder Thrombembolien verursacht als durch hämodynamisch verursachte Stenosen.

Bevor eine arteriosklerotische Stenose zu einem Hirninfarkt führt, besteht sie mehr oder weniger lang bereits als sog. symptomfreie Stenose. Schätzungen gehen davon aus, dass etwa eine Million Bundesbürger eine mindestens 50-prozentige symptomfreie Karotisstenose aufweisen. Das Risiko eines karotisbedingten Hirninfarkts beträgt bei klinisch asymptomatischen über 50-prozentigen Stenosen etwa 1–2 % pro Jahr.

Bei symptomatischen Stenosen steigt das Risiko eines Rezidivschlaganfalls deutlich an.

6.1.4 Symptomatik

Ein Großteil der Karotisstenosen bleibt asymptomatisch.

Bei symptomatischen Karotisstenosen unterscheidet sich die Symptomatik je nach betroffenem Gefäß, z. B. bei der A. carotis interna:

- A. ophthalmica: Amaurosis fugax ipsilateral (➤ Kap. 6.1.5)
- A. cerebri media: u. a. kontralaterale, brachiofazial betonte, sensomotorische Hemiparese, motorische oder globale Aphasie
- A. cerebri anterior: u. a. distal betonte kontralaterale Monoparese

6.1.5 Diagnostik

Anamnese

Folgende Symptome sollten im Rahmen der Anamnese erfragt werden:

- Amaurosis fugax: transiente Einschränkung der Sehkraft, Erblindung eines Auges oder retinaler Infarkt mit dauerhaftem Verlust der Sehkraft
- Sensible Halbseitensymptome: Taubheit, Parästhesien in Gesicht, Arm oder Bein
- Motorische Halbseitensymptome: Schwächen, Paresen in Gesicht, Arm oder Bein
- Übergeordnete kortikale Dysfunktionen: Dysphasie/Aphasie, visuell-räumliches Defizit

Apparative Diagnostik

- **Farbkodierte Duplexsonografie** (FKDS) als Methode der Wahl:
  - Gute Beurteilung der Plaquemorphologie
  - Leitliniengerechte, hämodynamische Stenosegradeinteilung nach dem North American Symptomatic Carotid Endarterectomy Trial (NASCET)
  - Qualität des Befundes ist stark von der Ausbildung des Untersuchers abhängig
- **MR- oder CT-Angiografie:** zur Therapieplanung (OP/Stent) geeignet, da sie eine Übersicht über die extrakranielle und intrakranielle arterielle Durchblutung geben können (➤ Abb. 6.1)

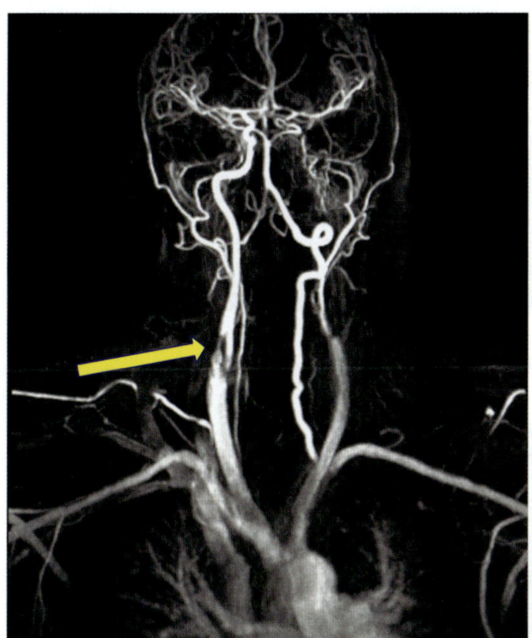

Abb. 6.1 MR-Angiografie einer relevanten Stenose der rechten A. carotis interna. [P618]

CAVE

In beiden Schnittbildverfahren werden Stenosen aufgrund der rein morphologischen und nicht hämodynamischen Beurteilung der Strombahnhindernisse deutlich überschätzt.

FKDS

Für die Darstellung der extrakraniellen hirnversorgenden Arterien liegt der Patient auf dem Rücken (➤ Abb. 6.2), der Untersucher sitzt am Kopfende. Bei dieser Position kann man den Unterarm auf der Liege abstützen und auch längere Untersuchungen können problemlos durchgeführt werden. Andere Lagerungen des Patienten sind ebenfalls möglich. Es wird ein Linearschallkopf verwendet.

- Beginn mit der **B-Bild-Sonografie** zur Darstellung der A. carotis im Quer- und Längsschnitt (➤ Abb. 6.3).
- Messung der Intima-Media-Dicke (IMD), falls keine Plaques vorhanden sind, automatisierte Messungen sind mit modernen Geräten möglich.

Info

Normwerte IMD (nach ARIC-Studie, Wright et al 2021):

- Bis zum 40. LJ: < 0,6 mm
- 40.–60. LJ: < 0,8 mm
- Ab dem 60. LJ: < 1,0 mm
- Ab > 1,5 mm spricht man von einer Plaque (➤ Abb. 6.4)

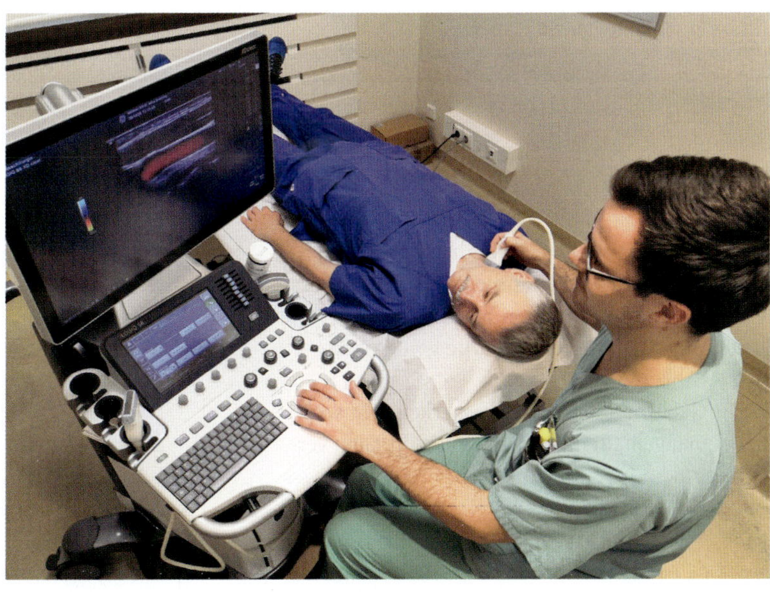

Abb. 6.2 Lagerung bei der FKDS der Karotiden. [T1316]

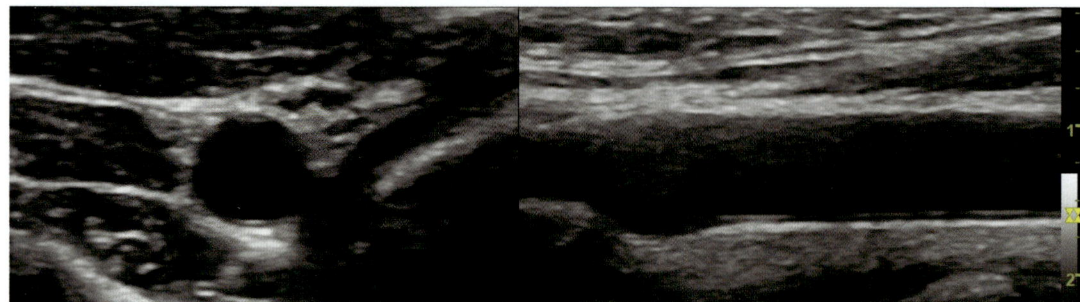

Abb. 6.3 B-Bild A. carotis communis (Quer und Längsschnitt). [T1316]

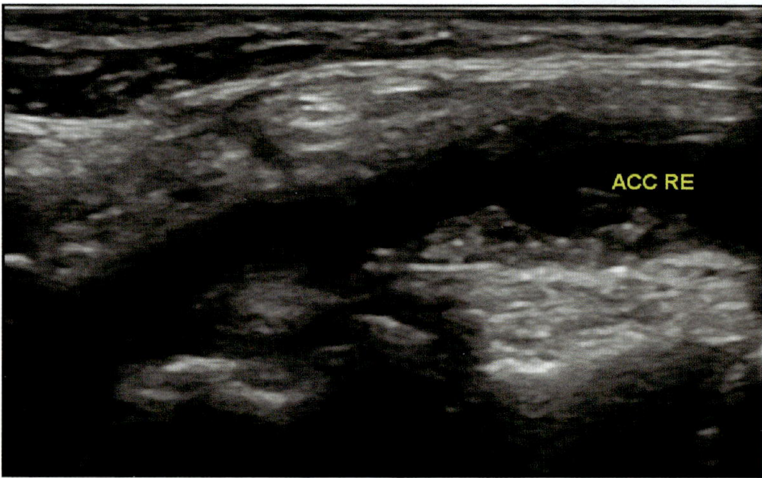

Abb. 6.4 Echoinhomogene Plaque mit Ulkusnische. [T1316]

6

Tab. 6.1 Befundung von Plaques

Echogenität	Echoverteilungsmuster	Oberflächenstruktur	Besonderheiten
Echoreich	Homogen	Regelmäßig	Schallschatten
Echoarm	Inhomogen	Unregelmäßig	Nischenbildung

- Beurteilung evtl. Plaquebildungen (➤ Tab. 6.1).
- Anschließend Hinzunahme des **Farbdopplers.**
- Die Gefäßlumina sollten bei richtiger Einstellung vollständig mit Farbe gefüllt sein (➤ Abb. 6.5).
- Die Gefäßwände sollten noch erkennbar sein.
- Bei mangelhaftem Farbsignal B-Bild-Gain verringern.
- Ableitung der einzelnen Dopplerfrequenzspektren von:
  - A. carotis communis, externa, interna (ACC, ACE, ACI), A. vertebralis und A. subclavia
  - Ableitung der ACI abgangsnah und distal (➤ Abb. 6.6), Stenosen der ACI sind häufig abgangsnah lokalisiert (➤ Abb. 6.8)
- Bei Ableitung der Dopplerfrequenzspektren auf korrekte **Winkelkorrektur** achten (➤ Abb. 6.7). Werte über 60° führen zu falsch hohen Flussgeschwindigkeiten.

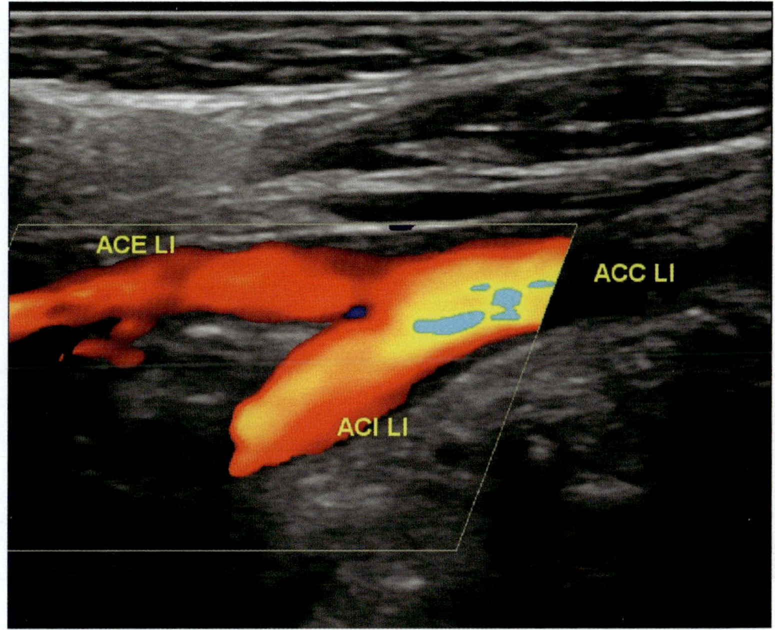

Abb. 6.5 Farbdoppler der linken Karotis-Bifurkation. Die A. carotis externa ist meist schon durch ihre Abgänge erkennbar. [T1316]

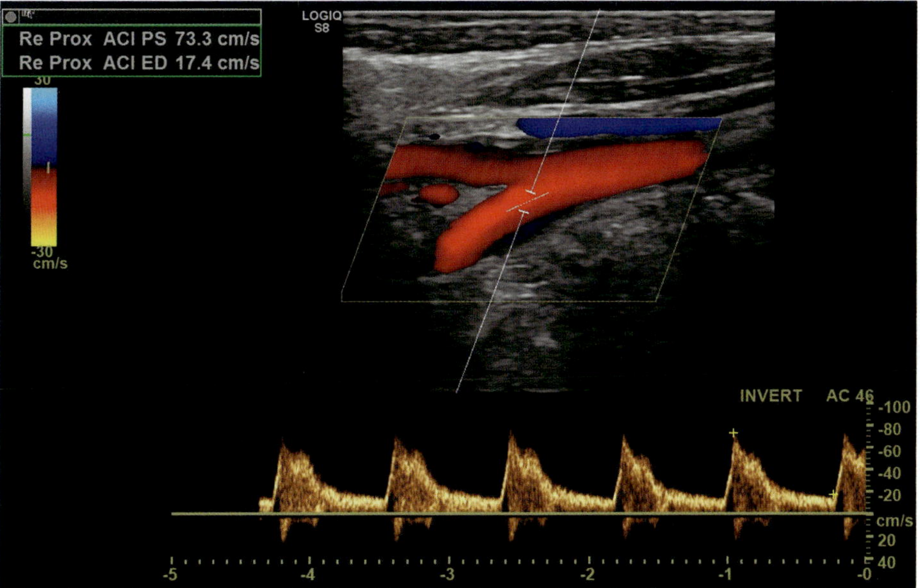

Abb. 6.6 Farbdoppler und PW-Doppler (Normalbefund am Abgang der ACI). [T1316]

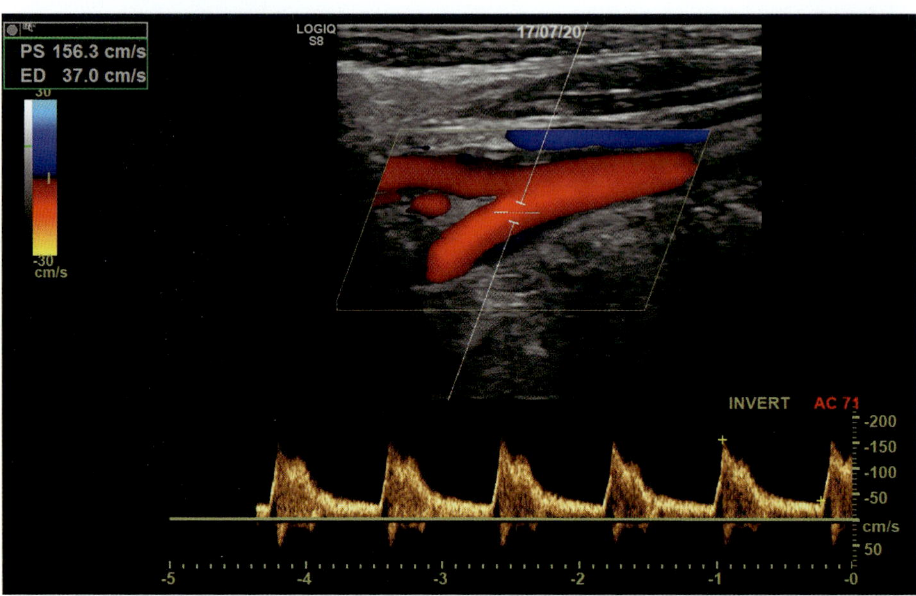

Abb. 6.7 Darstellung aus ➤ Abb. 6.6 mit fehlerhafter Winkelkorrektur. Bei einem Winkel von 71° kommt es zu einer falsch hohen V_{max}sys von ca. 156 cm/s. [T1316]

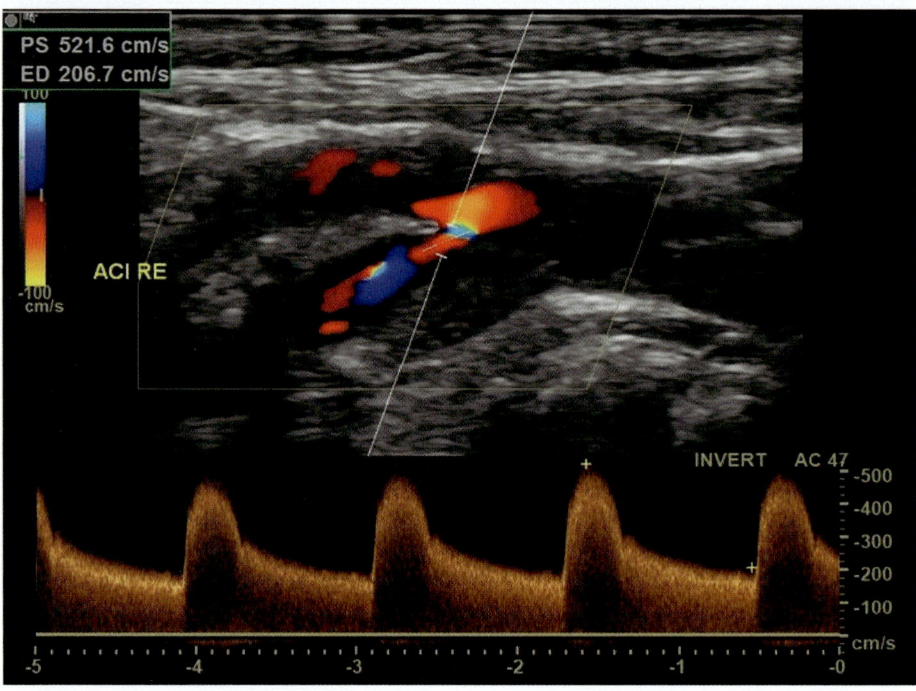

Abb. 6.8 FKDS einer hochgradigen Stenose der ACI (90 % nach NASCET). Die Winkelkorrektur sollte sich stets nach dem Hauptjet der Stenose richten. [T1316]

Ab einer systolischen Maximalgeschwindigkeit von 120 cm/s spricht man von einer geringgradigen Stenose. Der Stenosegrad wird nach doppler- bzw. duplexsonografischen Kriterien bestimmt. In Deutschland hat man sich auf die **Stenosegradeinteilung nach NASCET** geeinigt ➤ Tab. 6.2. Um Therapien zu indizieren, ist es wichtig, dass sich alle an diesen Definitionen orientieren.

Tab. 6.2 Stenosegrade der A. carotis interna nach DEGUM-Kriterien [F800-002]

Stenosegrad (NASCET-Definition) [%]		**10**	**20–40**	**50**	**60**	**70**	**80**	**90**	**Verschluss**
Stenosegrad alt (ECST-Definition) [%]		45	50–60	70	75	80	90	95	Verschluss
Haupt-kriterien	1. B-Bild	+++	+						
	2. Farb-Doppler-Bild	+	+++	+	+	+	+	+	+++
	3. Systolische Spitzengeschwindigkeit im Stenosemaximum ca. [cm/s]			200	250	300	350–400	100–500	
	4. Systolische Spitzengeschwindigkeit poststenotisch [cm/s]					>50	<50	<30	
	5. Kollateralen und Vorstufen (Periorbitalarterien/ACA)					(+)	++	+++	+++
Zusatz-kriterien	6. Diastolische Strömungsverlangsamung prästenotisch (ACC)					(+)	++	+++	+++
	7. Strömungsstörungen poststenotisch			+	+	++	+++	(+)	
	8. Enddiastolische Strömungsgeschwindigkeit im Stenosemaximum [cm/s]			bis 100	bis 100	über 100	über 100		
	9. Konfettizeichen				(+)	++	++		
	10. Stenoseindex ACI/ACC			≥2	≥2	≥4	≥4		

ACA: A. cerebri anterior, ACC: A. carotis communis, ACI: A. carotis interna; Stenosegrad nach NASCET [%]: Die Zahlenangaben betreffen jeweils einen 10 %-Bereich (±5 %).
Zu 2.: Nachweis der geringgradigen Stenose (lokal Alias-Effekt) in Abgrenzung zur nichtstenosierenden Plaque, Darstellung der Strömungsrichtung bei mittel- und hochgradigen Stenosen sowie Nachweis des Gefäßverschlusses.
Zu 3.: Kriterien gelten für Stenosen mit einer Länge von 1–2 cm und nur eingeschränkt bei Mehrgefäßprozessen.
Zu 4.: Messung weit distal, außerhalb der Zone mit Jetstrom und Strömungsstörungen.
Zu 5.: Evtl. ist nur eine der Kollateralverbindungen betroffen: Wenn nur extrakraniell untersucht wird, ist die Wertigkeit der Befunde geringer.
Zu 9.: Konfettizeichen ist nur erkennbar bei niedrig eingestellter Pulsrepetitionsfrequenz (PRF).

6.1.6 Therapie

Konservative Therapie

- Ernährung mit Vollwert-Mischkost
- Körperliche Aktivität
- Nikotinverzicht
- Patienten mit über 50-prozentiger asymptomatischer oder jedweder symptomatischer Karotisstenose sollten 100 mg Acetylsalicylsäure (ASS) pro Tag einnehmen, sofern das Blutungsrisiko akzeptabel ist.
- Zusätzlich sollte zur Langzeitprävention kardiovaskulärer Ereignisse ein Statin eingenommen werden. Hochpotente Statine (z. B. Atorvastatin oder Rosuvastatin) sind zu bevorzugen.
- Das LDL-Cholesterin soll dabei entsprechend der aktuellen Leitlinien risikoadaptiert abgesenkt werden.

6

Invasive Therapie

Indikation

Asymptomatische Stenosen

Bei Vorliegen einer 60- bis 99-prozentigen asymptomatischen Karotisstenose sollte eine OP (Karotisendarteriektomie, CEA) oder ein Stentimplantation (Carotis Artery Stent, CAS) erwogen werden.

Die periprozedurale Schlaganfallrate/Letalität soll fachneurologisch kontrolliert werden und maximal 2 % während des stationären Aufenthalts betragen.

Eine **CEA** kann in folgenden Situationen Vorteile gegenüber der CAS bringen:
- Ältere Patienten (> 70. LJ)
- Frühelektive CEA nach neurologischem/retinalem Indexereignis
- Langstreckige, stark verkalkte, elongierte oder ulzerierte Stenosen
- Erschwerter Zugang für CAS: Aortenbogen Typ III, Kalkläsionen im Aortenbogen

Eine **CAS** kann in folgenden Situationen Vorteile gegenüber der Operation bringen, wenn sie in einem erfahrenen Zentrum unter Einhaltung der Qualitätskriterien durchgeführt wird:
- Restenosen nach CEA
- Radiogene Stenosen
- Hochzervikale Stenosen
- Tandemstenosen mit höhergradiger intrakranieller Stenose
- Tandemstenosen mit höhergradiger intrathorakaler Stenose
- Kontralaterale Parese des N. laryngeus recurrens
- Z. n. Voroperationen (z. B. Neck Dissection)

Symptomatische Stenosen

Wenn eine Karotisstenose innerhalb der letzten sechs Monate zu einem ipsilateralen Hirninfarkt, einer ipsilateralen transitorisch-ischämischen Attacke oder einer ipsilateralen retinalen Ischämie geführt hat, wird sie als symptomatisch gewertet. Alle Patienten sollten diesbezüglich neurologisch untersucht werden. Wenn durch geeignete Schnittbilddiagnostik nachgewiesen wird, dass eine ipsilaterale klinisch stumme Ischämie frisch ist, kann die Stenose als symptomatisch angesehen und behandelt werden.
- Bei Patienten mit einer 50- bis 99-prozentigen Stenose nach retinaler Ischämie, TIA oder nicht behinderndem Schlaganfall sollte eine **CEA** durchgeführt werden.
- Bei symptomatischen Patienten mit einer 50- bis 99-prozentigen Karotisstenose und normalem OP-Risiko kann **CAS** erwogen werden.
- Männer mit kürzlich zurückliegenden, hemisphäralen Symptomen (retinale Ischämie, TIA, Hirninfarkt) profitierten am ehesten von einem Eingriff.
- Die periprozedurale Schlaganfallrate und Letalität sollte bei allen (früh-)elektiven CEA oder CAS bei maximal 4 % liegen.
- Eine CEA soll möglichst früh (innerhalb von drei bis 14 Tagen) nach dem Indexereignis durchgeführt werden.
- Patienten mit behinderndem Schlaganfall können ebenfalls mittels CEA oder CAS behandelt werden, wenn ein sekundärprophylaktischer Nutzen in Bezug auf eine neurologische Verschlechterung zu erwarten ist.
- Bei einer symptomatischen 50- bis 99-prozentigen Karotisstenose und geplanter koronarer Bypass-OP sollte eine sequenzielle oder simultane CEA der Karotisstenose durchgeführt werden.

Aufklärung

Offene Operation

Der Patient wird zunächst über die allgemeinen Risiken einer offenen Gefäßoperation aufgeklärt. Als spezielle Risiken kommen hinzu: intraoperativer Schlaganfall, Nervenverletzung (N. hypoglossus, N. vagus, N. accessorius), Schwellung/Hämatom mit Verlegung der Luftröhre und/oder Schluckbeschwerden, Heiserkeit bis hin zur Luftnot, ggf. mit der Notwendigkeit eines Luftröhrenschnitts, ausgiebige postoperative Blutdrucküberwachung, Hyperperfusionssyndrom, Einbringen von Fremdmaterial (bei Patch-Plastik, ggf. xenogen).

Intervention

Der Patient wird über die allgemeinen Risiken einer Intervention aufgeklärt inklusive Komplikationen am Gefäßzugang (z. B. Aneurysma spurium), Einbringen eines Stents, Verwenden eines Protektionssystems, Schlaganfall, Bradykardie bis hin zur Asystolie.

Lagerung, Abdeckung

Offene Operation

Für die offene Operation (CEA oder EEA) wird der Patient in **Beach-Chair-Position** mit Drehung des Kopfes zur kontralateralen Seite gelagert (➤ Abb. 6.9). Durch diese Lagerung wird die Karotis-Bifurkation „hervorluxiert" und ist einfacher darzustellen.

Die Abdeckung umfasst das gesamte OP-Gebiet. Das Ohrläppchen sollte sichtbar sein für den Fall einer kranialen Verlängerung des Zugangs. Ebenso sollte das Jugulum zu sehen sein. Dies ist für die zentrale Verlängerung des Zugangs erforderlich.

Intervention

Für eine Intervention kann es hilfreich sein, den Kopf des Patienten zur kontralateralen Seite zu drehen (geringere Angulation des C-Arms erforderlich, rechte bzw. linke vordere Schrägposition/RAO bzw. LAO der Röntgenanlage). Ansonsten liegt der Patient flach in Rückenlage auf dem Angiotisch.

Die Abdeckung erfolgt entsprechend dem gewählten Zugangsweg (A. femoralis communis oder seltener A. carotis communis).

Periprozedurale neurologische Überwachung

Die neurologische Überwachung kann auf zwei Wegen erfolgen.

Beim wachen Patienten kann die Neurologie **direkt kontrolliert** werden. Hierzu drückt der Patient z. B. ein Quietschspielzeug in regelmäßigen Abständen mit der **kontralateralen** Hand. Prinzipiell könnte die Kontrolle auch durch Fragen und Antworten erfolgen, durch das Sprechen kommt es allerdings zu Bewegungen im Halsbereich.

Alternativ kann eine neurologische Überwachung über die Messung **evozierter Potenziale** oder die **Infrarotspektroskopie** erfolgen. Meist werden hierbei SEP (sensorisch evozierte Potenziale) oder NIRS (Nahinfrarotspektroskopie) angewendet.

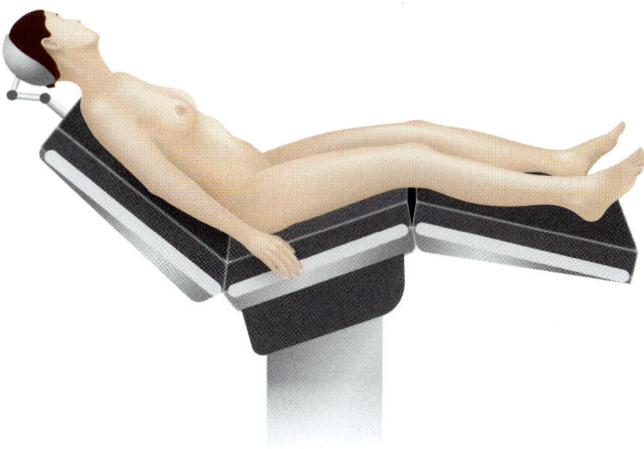

Abb. 6.9 Beach-Chair-Lagerung. [L275]

Techniken

Allgemein

- Der Eingriff erfolgt unter laufender Thrombozytenaggregationshemmung (z. B. 100 mg ASS/d p. o.).
- Intraoperatives Neuromonitoring: SEP/NIRS bei Vollnarkose oder Wachmonitoring bei Lokal-/Regionalanästhesie (Patient ansprechbar).
- Shunt-Einlage bei schlechter Kollateraldurchblutung oder V. a. Ischämie durch Ausklemmen (Neuromonitoring), ggf. standardmäßige Einlage.
- Abschlusskontrolle durch Duplexsonografie oder Angiografie
- Komplikationen: intraoperativer Apoplex, Verletzung des N. hypoglossus (Abweichen der Zunge zur operierten Seite), N. vagus (Heiserkeit, Schluckstörung), N. accessorius (Schulterschiefstand), Sehstörungen
- Wahl der OP-Technik abhängig von der Erfahrung des Operateurs; kein eindeutiger Unterschied zwischen CEA und EEA bezüglich Restenoserate oder neurologischem Defizit.

6

Material

- Patch: Dacron (z. B. Getinge Hemashield®), bovines Perikard (z. B. Lamed Vascu-Guard®)
- Naht: 6-0 monofile nichtresorbierbare Naht (z. B. Ethicon Prolene®), bei EEA resorbierbare Naht möglich (z. B. Ethicon PDS®)
- Shunt-Röhrchen (z. B. LeMaitre Flexcel Carotid Shunt®)
- Redon-Drainage: 12 Ch

Karotis-Thrombendarteriektomie (CEA)

- Längsverlaufende Hautinzision am Vorderrand des M. sternocleidomastoideus oder quere Hautinzision. Die Autoren bevorzugen die Längsinzision aufgrund der einfachen Möglichkeit, die Inzision im anatomischen Verlauf der Arterien zu verlängern.
- Vorderrand des M. sternocleidomastoideus und anschließend der V. jugularis interna darstellen.
- Mediale Seite der Vene präparieren.
- V. facialis (anatomische Landmarke: kreuzt meist in Höhe der Karotisgabel) und ggf. weitere Venen darstellen und ligieren.
- Karotisgabel darstellen („No-Touch-Technik“: keine große Manipulation der Strukturen zur Vermeidung eines emboligenen Ereignisses).

CAVE

Bradykardie bis hin zur Asystolie durch Manipulation des Glomus caroticum. Vorher Info an Anästhesie!

- A. carotis communis, interna und externa darstellen, ggf. auch 1. Ast der A. carotis externa (A. thyreoidea superior).
- Mindestens A. carotis communis (Tourniquet) anzügeln, ggf. weitere Arterien.
- N. hypoglossus (Ausschluss Verletzung) darstellen; in einigen Fällen wird der N. hypoglossus durch einen arteriellen Seitenast der A. carotis externa, die A. occipitalis, fixiert. Hier sind manchmal die Ligatur und die Durchtrennung der Arterie zur Mobilisation des Nervs erforderlich.
- Heparingabe (z. B. 100 IE/kg KG i. v.; bei den Autoren: 5 000 IE i. v.).
- Ausklemmen der Karotisbifurkation (Unterbrechen des Blutflusses).

Info

Als erstes Gefäß wird die A. carotis interna ausgeklemmt: Schutz vor Embolisation durch Setzen der Klemme im Bereich der Plaque oder durch Manipulation beim Setzen der weiteren Arterienklemmen.

- Längsarteriotomie über die Stenose hinaus, bis sich ein normalweites Lumen zu beiden Seiten darstellen lässt.
- Ggf. Shunt-Einlage.

CAVE

Shunt-Röhrchen können eine nicht vorhandene Sicherheit vermitteln, trotzdem schnell und sauber arbeiten, Kontrolle des Blutflusses im Shunt erforderlich.

- Thrombendarteriektomie; ggf. kommt es zu einer sauber auslaufenden Plaque, ggf. ist ein sauberes Absetzen der Plaque/Intima mit der Schere erforderlich.
- Nach Möglichkeit A. carotis externa (Kollateralarterien) erhalten, Rückfluss kontrollieren.
- Mit Knopfkanüle zur Simulation des arteriellen Blutstroms spülen, um eine Dissektion oder eine nichtfixierte Intimastufe darzustellen.

- Ggf. Stufennaht (Fixierung Intimastufe mit einer Einzelknopfnaht, meist 6-0 monofil, ➤ Abb. 6.10).
- Patch-Plastik (Patch mit fortlaufender Naht einnähen).
- Vor Beendigung der Naht ggf. Shunt entfernen und flushen:
  - Shunt-Röhrchen mit zwei Klemmen ausklemmen.
  - Shunt-Röhrchen zwischen den Klemmen durchtrennen.
  - Nacheinander proximalen und distalen Anteil des Shunt-Röhrchens entfernen.
  - A. carotis communis, externa und interna flushen und ausklemmen.
- Naht beenden und Blutfluss freigeben.

Info

Im Gegensatz zum Ausklemmen wird die A. carotis interna als letztes Gefäß freigegeben. Hierdurch werden etwaige Thromben zunächst in die A. carotis externa und deren Äste gelenkt. Nach drei bis vier Pulsationen kann die A. carotis interna freigegeben werden.

Vorgehen:
1. Kurzzeitiges retrogrades Flushen und Wiederausklemmen der A. carotis interna abgangsnah
2. Freigabe der A. carotis communis
3. Freigabe der A. carotis externa, ggf. A. thyreoidea superior
4. Abschließend Freigabe der A. carotis interna

Info

Flushen

Kurzzeitiges Öffnen der Gefäßklemme zum Ausspülen von dahinterliegenden Thromben. Trotz Heparingabe können aufgrund der Unterbrechung des Blutflusses Thromben entstehen.

Eversionsendarteriektomie (EEA)
- Darstellung der Karotisgabel (siehe CEA)
- Im Gegensatz zur CEA die A. carotis interna am Abgang abtrennen und mittels Eversionstechnik („Umkrempeln") desobliterieren. Vorteil: Es ist kein Patch/Fremdmaterial erforderlich. Nachteil: Die Arterie muss langstreckig dargestellt werden.

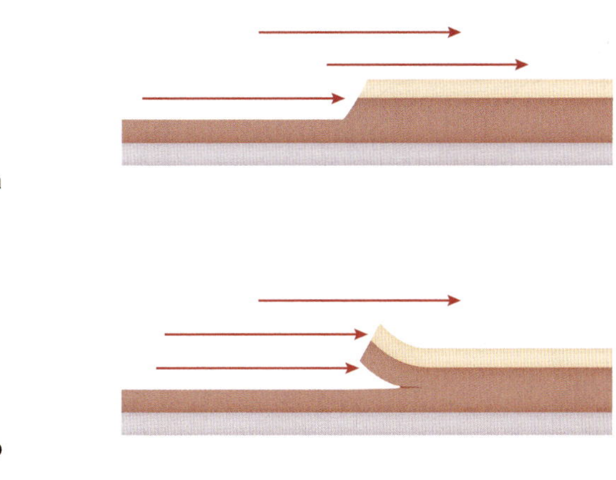

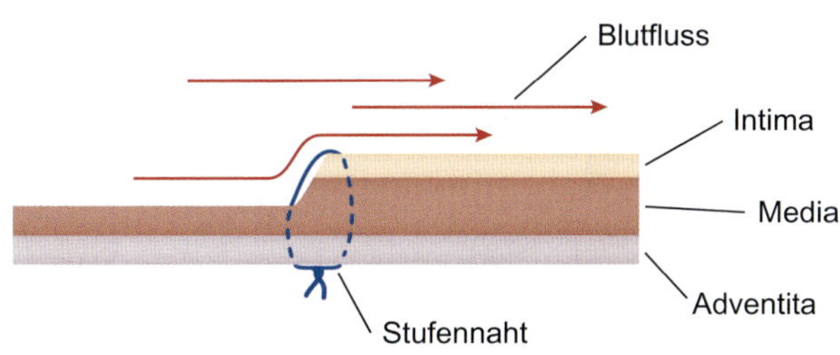

Abb. 6.10 Stufennaht nach CEA. a) Beim Herauslösen einer Plaque kann sich eine Stufe bilden. b) Trifft der Blutstrom auf so eine Stufe, kann es zu einer Dissektion kommen, bei der sich die Intima aufstellt und sich eine Stenose bzw. ein Verschluss bildet. [P1316, L275]

6

- Die A. carotis interna in der Bifurkation schräg abtrennen; durch Umstülpen der Adventitia-Media-Elastica-externa-Schicht und Herausziehen des Intima-Media-Elastica-interna-Zylinders wird die Plaque ausgeschält.
- Danach ggf. die A. carotis communis und die A. carotis externa thrombendarteriektomieren und die A. carotis interna reinserieren. Durch diese Technik ist es möglich, eine elongierte Arterie zu kürzen oder als Patch für erweiterte Inzisionen zu nutzen (➤ Abb. 6.11).

Interponat

Indikation

- Nicht rekonstruierbare Verletzung der Arterien
- Aneurysma
- Tumorresektion
- Nicht tragfähige Gefäßwand nach CEA/EEA

Material

- PTFE-Prothese, meistens 6 mm Querdurchmesser
- Vene (V. saphena magna), eher bei infizierten Prozessen

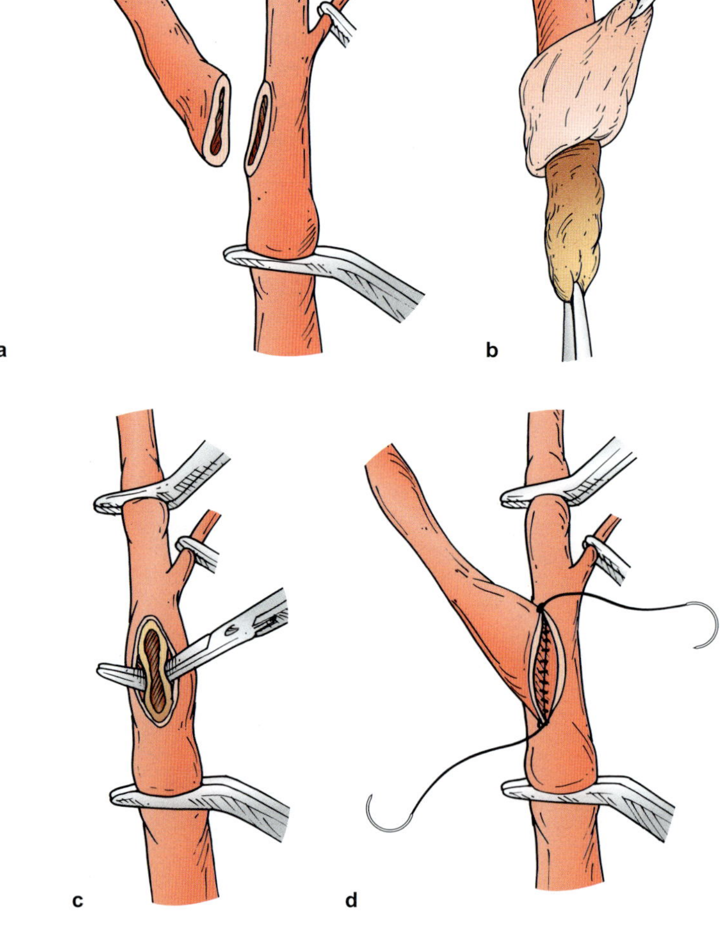

Abb. 6.11 Technik der Eversionsendarteriektomie (modifiziert nach Saratzis 2009). [H313]

Vorgehen

Nach Darstellung der Arterien (siehe CEA) und Heparin-Bolusgabe erfolgt das Ausklemmen der Arterien.

- Betroffene Arterie resezieren (z. B. Aneurysma) und gesunde Arterienabschnitte darstellen.
- Die Arterienenden durch End-zu-End-Anastomosen mit dem Interponat verbinden. Ein schräges Zurechtschneiden der beiden zu verbindenden Enden führt zu einer geringeren Stenoserate (Knoten der Naht liegen nicht auf gegenüberliegenden Seiten).
- Vor Beendigung der zweiten Anastomose flushen und ausspülen.

Transposition/Bypass

Bei nicht zu rekonstruierenden, bifurkationsnahen Prozessen ist eine Transposition der kranialen A. carotis interna auf die A. carotis externa möglich (Voraussetzung: gesunde Strombahn A. carotis communis – A. carotis externa).

Bei aortenbogennahen Prozessen kann eine Bypassanlage erforderlich sein. Hierbei können alle supraaortalen Arterien als Spenderarterie dienen, vorausgesetzt, die Perfusion dort ist für diesen Zweck ausreichend (➤ Kap. 7.5).

Intraoperative Ergebniskontrolle

- Sollte bei jedem Eingriff erfolgen
- Beurteilung des sanierten Bereichs/Abstroms intrakraniell
- Bei Verschluss der A. carotis externa ggf. direkte Revision in Betracht ziehen (Abwägen etwaiger Vor- und Nachteile, z. B. Kollateralfluss)
- Duplexsonografie
- Angiografie in zwei Ebenen
- Doppler-Flussmessung

Interventionelle Therapie

Mögliche Indikationen sind: Tandemläsionen (extra- und intrakranielle Stenosen und/oder Verschlüsse), Rezidivstenosen, Stenosen nach Bestrahlungen, lokale Voroperationen.

Vorbereitung

- Beurteilung Anatomie:
  - A. femoralis communis (transfemorale Punktion)
  - Zugang zum Zielgefäß (Aortenbogentyp I–III)
  - A. carotis interna (Kinking, Coiling, Plaquemorphologie etc. → Stentimplantation möglich?)
- Angioplastie mit primärer Implantation eines selbstexpandierenden Stents. Man kann auch Dual-Layer-Stents (DLS), die aus zwei unterschiedlich dichten Netzen bestehen, verwenden. Hierbei soll das feinmaschige Netz eine Embolisation aus der Plaque verhindern, das großlumige entspricht einem regulären Stent.

TIPP

Da die Lumina der A. carotis communis und interna unterschiedliche Querdurchmesser aufweisen, variiert die Länge eines selbstexpandierenden Stents durch die unterschiedliche Freisetzung im jeweiligen Gefäßsegment (schmaler = länger). Manche Hersteller bieten Stents mit unterschiedlichem Durchmesser an beiden Enden an.

- Protektionssysteme (Filter, Ballonokklusion mit Flussstillstand/-umkehr) können das Risiko einer periprozeduralen Komplikation mindern. Sie können aber auch, je nach System, beim Platzieren bereits Embolien (z. B. Filtersystem muss zuvor an der Stenose vorbeigebracht werden) oder durch die Okklusionsballons Gefäßwandschäden verursachen.
- Suffiziente doppelte Thrombozytenaggregationshemmung (z. B. ASS 100 mg + Clopidogrel 75 mg, mindestens drei Tage vor und einen Monat nach Intervention) erforderlich.

CAVE

Bei bestehender Indikation zur effektiven Antikoagulation (Marcumar oder DOAK) würde eine dreifache Blutverdünnung erfolgen. Offene Sanierung in Betracht ziehen!

Vorgehen

- Meist transfemoraler Zugang in Seldinger-Technik
- Bolusgabe Heparin 5 000 IE i. v.
- Sondieren der A. carotis communis
- Platzieren einer langen Schleuse (z. B. 6F 90 cm)
- Angiografie zur Darstellung der lokalen Anatomie präinterventionell, auch intrakranieller Abstrom in zwei Ebenen
- Sondieren der A. carotis interna
- Platzieren des Protektionssystems vor/nach Sondieren der A. carotis interna

- Kontrolle der Herzfrequenz: Bradykardie!
- Platzieren und Freisetzen des Stents, ggf. Nachdilatation

CAVE

- Bradykardieprophylaxe mit Atropingaben vor der Freisetzung und Dilatation des Stents (Kompression des Glomus caroticum!).
- Bei einem Puls < 60/min Diskussion protektiver Gabe von Atropin (z. B. 1 mg i. v.)

- Ergebniskontrolle durch Angiografie in zwei Ebenen
- Entfernen des Interventionsmaterials unter Durchleuchtung
- Ggf. Verschluss der Punktionsstelle mithilfe eines Verschluss-Systems (z. B. Terumo AngioSeal, Abbott Perclose)
- Druckverband

6.1.7 Postinvasives Management

Blutdrucküberwachung

Überwachung auf ICU/IMC für mindestens 24 Stunden. Bei normotonen Blutdruckwerten weitere engmaschige RR-Kontrolle (mindestens 5×/d) auf Peripherstation. Der systolische Blutdruck sollte unter 160 mmHg liegen. Keine Behandlung der Hypertonie durch vasodilatative Substanzen (➤ Abb. 6.12).

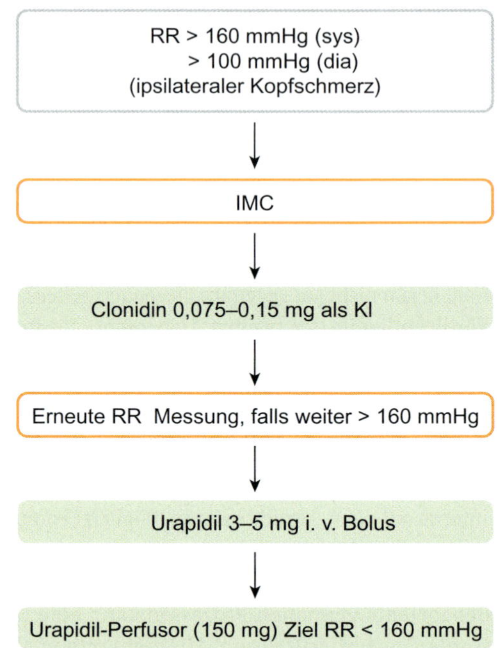

Abb. 6.12 Blutdruckbehandlung nach Karotissanierung (Vorschlag der Autoren). [P1316, L275]

Wundversorgung

Offene Operation

- Entfernung Redon-Drainage am 1. Tag post OP
- Nahtmaterialentfernung ab dem 5. Tag post OP

Intervention

- Druckverband je nach Verschluss der Punktionsstelle (bis zu 24 Stunden, durch Verschluss-Systeme kürzer)
- Duplexsonografie 24 Stunden postinterventionell zum Ausschluss einer Access-Problematik

Neurologische Kontrolle

Der postinvasive Status sollte durch einen Facharzt für Neurologie erhoben und dokumentiert werden.

Visite

Tägliche Beurteilung der Wunde, des Blutdrucks und der Neurologie durch Stationsarzt bei Visite:

- Kopfschmerzen, Sprache des Patienten beurteilen (z. B. verwaschen?)
- Frage nach Sehstörungen (z. B. Amaurosis fugax)
- Test der Motorik und Sensibilität im Seitenvergleich
- Funktionskontrolle der Hirnnerven:
  - N. facialis (VII): Stirn runzeln, Wangen aufblasen, Augen zukneifen, Zähne zeigen, Pfeifen
  - N. accesorius (XI): Kopf zur Seite drehen gegen Widerstand, Schultern heben gegen Widerstand
  - N. hypoglossus (XII): symmetrische Zunge herausstrecken oder Abweichen zu einer Seite? Zunge „zeigt“ zur gelähmten Seite hin, da dieser Muskelteil nicht innerviert wird

Nachstationäre Kontrolle

Befundkontrolle durch Duplexsonografie drei, sechs und zwölf Monaten nach invasiver Therapie. Bei unauffälligen Befunden anschließend jährliche Kontrollen.

Komplikationsmanagement

Blutung:
- Art bzw. Ort der Blutung (venös, arteriell, Wundbett, Gefäß-/Patch-Naht)?
- Konservativ: ggf. manuelle Kompression für mindestens 10 min; **Cave** Glomus caroticum!
- Operative Revision

Hämatom:
- Zumeist konservativ möglich
- Hämatomausräumung immer unter sterilen Kautelen (Infektgefahr!)

Nervenschäden:
- Konsil Neurologie/HNO, Beurteilung Schadensausmaß (Kompression durch Schwellung/Hämatom? Durchtrennung?)
- Therapie: konservativ, Physiotherapie/Logopädie, ggf. operative Revision, ggf. Tracheotomie

Hyperperfusionssyndrom (Störung der Autoregulation der Hirndurchblutung, Kopfschmerzen, Hypertonie, Prävalenz < 1 %):
- Notfall-CT/CCT
- Therapie: neurochirurgische Vorstellung, Blutdruckeinstellung (➤ Abb. 6.12)

LITERATUR

Deutsche Gesellschaft für Gefäßchirurgie und Gefäßmedizin – Gesellschaft für operative, endovaskuläre und präventive Gefäßmedizin e. V. (DGG) et al. S3-Leitlinie Diagnostik, Therapie und Nachsorge der extracraniellen Carotisstenose. AWMF-Reg.-Nr. 004/028. Aus: https://register.awmf.org/assets/guidelines/004-028l_extracranielle-Carotisstenose-Diagnostik-Therapie-Nachsorge_2020-02_03.pdf (letzter Zugriff: 07.03.2023)

Saratzis N et al. Eversion carotid endarterectomy illustrated: tips and tricks of the procedure. Surg Rounds. 2006; 29(8): 382–389.

Wright JD et al. The ARIC (Atherosclerosis Risk In Communities) Study: JACC Focus Seminar 3/8. J Am Coll Cardiol. 2021; 77 (23): 2.939–2.959.

6.2 Karotisdissektion

6.2.1 Definition

Die Karotisdissektion ist eine Einblutung in die äußeren Gefäßwandschichten durch eine Ruptur der Vasa vasorum. Nur selten liegen Dissektionen aufgrund eines intimalen Einrisses vor.

6.2.2 Ätiologie und Pathogenese

Mögliche Auslöser sind Bagatelltraumata oder chiropraktische Übungen, auch bei bestimmten genetischen Erkrankungen treten Karotisdissektionen gehäuft auf (z. B. Marfan-Syndrom oder Ehlers-Danlos-Syndrom). Oft bleibt die Ursache aber auch ungeklärt.

Ausgangspunkt der Dissektion ist der distal-extrakranielle Gefäßabschnitt mit proximaler Ausbreitungsrichtung. Durch den Gefäßwandschaden entsteht ein intramurales Hämatom. Bei subintimaler Dissektion kann das Hämatom zu einer Stenose des Restlumens und dadurch zu appositionellen Thromben führen. Hierdurch besteht die Gefahr von zerebralen Ischämien.

Bei Dissektionen nahe der Adventitia kann sich ein Aneurysma ausbilden.

6.2.3 Epidemiologie

Mehr als 20 % aller Schlaganfälle bei Menschen unter 50 Jahren werden durch eine Karotisdissektion hervorgerufen. Karotisdissektionen sind in bis zu 20 % der Fälle bilateral oder assoziiert mit einer Dissektion der A. vertebralis.

6.2.4 Symptomatik

Folgende Symptome treten bei Karotisdissektionen gehäuft auf:
- Einseitige Gesichts- und/oder Halsschmerzen
- Hirnnervenparesen aufgrund von Drucklasionen durch das Wandhämatom
- Horner-Syndrom und Tinnitus ipsilateral
- Zerebrale Ischämie Stunden nach dem Schmerzereignis

6.2.5 Diagnostik

Duplexsonografie

Der Ausgangspunkt der Dissektion selbst ist meist nicht direkt einsehbar, da er weit kranial liegt (ca. 3 cm distal des Bulbus). Folgende Befunde können bei guter Beschallbarkeit erhoben werden:

- Nachweis eines intramuralen Hämatoms (➤ Abb. 6.13)
- Abnormales Flussmuster durch Stenose des Restlumens
- Doppellumen oder Intima-Flap nur bei weniger als einem Drittel der Patienten

MRT/MRA

Die Magnetresonanztomografie (MRT) und -angiografie (MRA) sind der CT-Angiografie vorzuziehen. Das MRT stellt sehr gut das hyperintense, halbmondförmige, intramurale Hämatom dar.

6

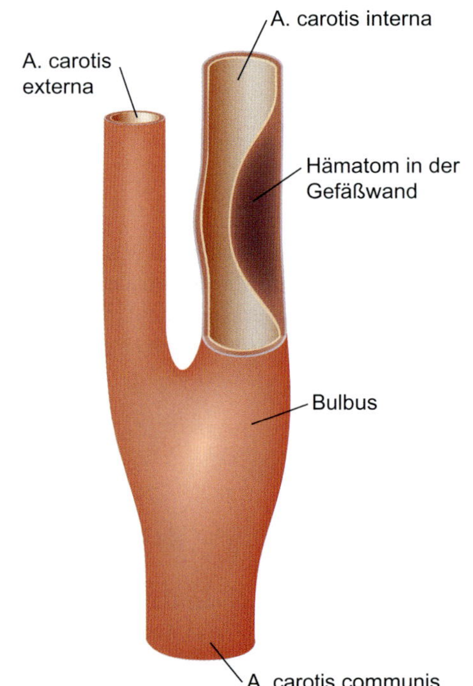

Abb. 6.13 Schemazeichnung einer Karotisdissektion mit Wandhämatom [M677, L275]

Das intramurale Hämatom weist eine typische Veränderung in seinem Signalverhalten über die Zeit auf und kann noch bis zu zwei Monate nach dem Akutereignis nachweisbar sein.

6.2.6 Therapie

Bei bereits eingetretenem ischämischem Schlaganfall sollte eine **systemische Thrombolyse** und/oder eine **mechanische Thrombektomie** in Erwägung gezogen werden.

Eine Therapie mit **ASS** 100 mg/d wird als Primär- und als Sekundärprophylaxe empfohlen.

Eine therapeutische Antikoagulation mit **Vitamin-K-Antagonisten** kann in Einzelfällen (z. B. bei flottierendem Thrombus) erforderlich sein.

Die meisten Dissektionen der A. carotis interna und A. vertebralis heilen spontan aus. Chirurgische oder endovaskuläre Eingriffe sollten daher Patienten vorbehalten sein, die trotz suffizienter Antikoagulation rezidivierende ischämische Symptome erleiden (➤ Kap. 6.1). Beim endovaskulären Eingriff muss das Interventionsmaterial sicher im wahren Lumen liegen. Je nach Stabilität der verbleibenden Arterienwand kann bei der offenen Sanierung ein Interponat erforderlich sein (➤ Kap. 6.3).

6.2.7 Prognose

Stenosen und Okklusionen bilden sich in mindestens 70 % der Fälle innerhalb der ersten zehn Tage weitgehend spontan zurück. Aneurysmatische Erweiterungen auf dem Boden einer Dissektion persistieren in den meisten Fällen, sofern die A. carotis betroffen ist.

LITERATUR

Biedermann B et. al. Dissektionen der Arteria carotis interna und vertebralis: Ursachen Symptome, Diagnostik und Therapie. Journal für Neurologie, Neurochirurgie und Psychiatrie. 2007; 8 (2): 7–18.

Ringelstein E, Dittrich R et al. S1-Leitlinie Spontane Dissektionen der extrakraniellen und intrakraniellen, hirnversorgenden Arterien. AWMF-Reg.-NR. 030/005. Aus: https://dnvp9c1uo2095.cloudfront.net/wp-content/uploads/2016/09/030005_LL_Spontane_Dissektionen_2016.pdf (letzter Zugriff: 07.03.2023)

6.3 Aneurysma der extrakraniellen A. carotis

6.3.1 Definition

Auf Höhe des Bulbus bezeichnet man eine Erweiterung des Querdurchmessers von ≥ 150 % im Vergleich zur restlichen A. carotis communis als Aneurysma. Auf Höhe der A. carotis interna spricht man von einem Aneurysma, wenn der Querdurchmesser ≥ 50 % vom Querdurchmesser des vor- und nachgeschalteten Gefäßabschnitts abweicht. Die A. carotis interna ist in fast 50 % der Fälle betroffen.

6.3.2 Ätiologie

Von den meist arteriosklerotisch bedingten, „wahren" Aneurysmen werden sogenannte Pseudoaneurysmen unterschieden, die z. B. nach einer traumatischen Dissektion oder nach einer Operation entstehen. ➤ Tab. 6.3 gibt einen Überblick über die verschiedenen extrakraniellen Karotisaneurysmatypen.

6.3.3 Epidemiologie

Aneurysmen der extrakraniellen A. carotis machen etwa 1 % aller arteriellen Aneurysmen aus. Männer sind häufiger betroffen als Frauen. Aufgrund möglicher thrombembolischer Schlaganfälle, Kompressionssymptome sowie der Gefahr einer Ruptur sind Aneurysmen der extrakraniellen A. carotis häufig therapiebedürftig.

6.3.4 Symptomatik

Nicht selten handelt es sich um einen Zufallsbefund. Folgende Symptome können jedoch hinweisend sein:

- Pulsatile Halsschwellung
- Kompressionssymptome der umgebenden Strukturen wie N. hypoglossus oder N. facialis etc.
- Schluckstörungen
- TIA-Symptomatik mit z. B. ipsilateraler Amaurosis fugax oder kontralateraler Hemiparese

6.3.5 Diagnostik

FKDS

Neben der Aneurysmamorphologie und der Thrombuslast können auch Aussagen über hämodynamisch relevante Strombahnhindernisse getroffen werden (➤ Abb. 6.14).

CT-Angiografie (CTA)

Sie eignet sich insbesondere zur präoperativen Therapieplanung (➤ Abb. 6.15).

MRT/MRA

Neben dem Nachweis mikroembolischer Infarkte aus dem teilthrombosierten Aneurysmalumen kann bei schlechter Beschallbarkeit auch eine MRA als strahlungsfreie Alternative zur CTA durchgeführt werden.

Tab. 6.3 Übersicht der verschiedenen extrakraniellen Karotisaneurysmatypen in A. carotis interna (ACI), Bifurkation und A. carotis communis (ACC) [F703-004]

Aneurysma-Typ	Lokalisation	Konfiguration	Mögliche Ursachen
Typ I	Mittlere-distale ACI	Kurz, sakkulär	Z. n. (traumatischer) Dissektion
Typ II	Gesamte ACI	Lang, fusiform	Arteriosklerose
Typ III	Proximale ACI und angrenzende Bifurkation	Häufig fusiform	• Arteriosklerose • Pseudoaneurysmen bei Z. n. CEA und Patchplastik
Typ IV	ACI und Bifurkation bis ACC	Variabel	Pseudoaneurysmen bei Z. n. CEA und Patch-Plastik
Typ V	ACC	Häufig sakkulär	Diverse

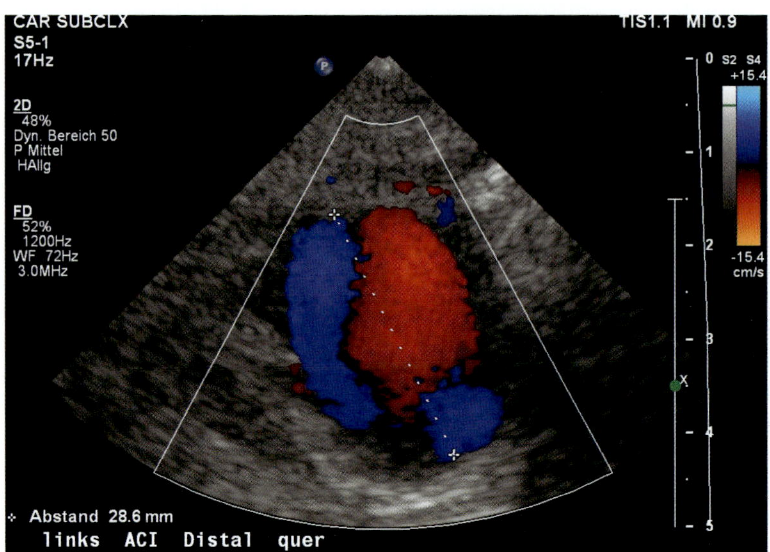

Abb. 6.14 Farbduplexsonografie der linken A. carotis: Aneurysma der A. carotis interna (Durchmesser ca. 28 mm). [T1316]

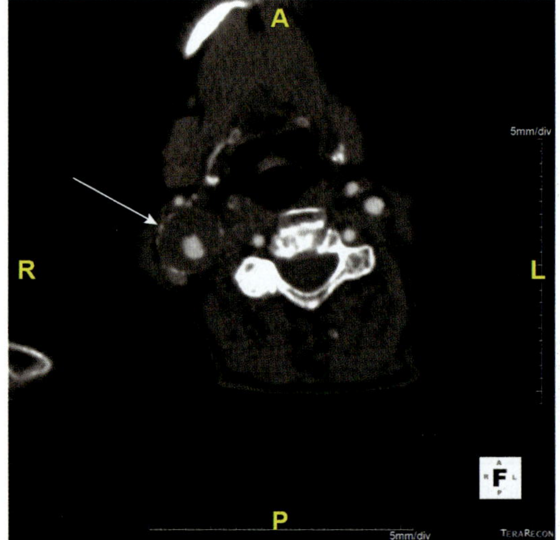

Abb. 6.15 Aneurysma der A. carotis, CT-Angiografie. [T1316]

6.3.6 Therapie

Konservative Therapie

Symptomfreie Patienten sollten engmaschig klinisch und sonografisch verlaufskontrolliert werden.

Eine eindeutige Empfehlung zur Antikoagulation oder Thrombozytenaggregationshemmung gibt es nicht. Eine Therapie mit ASS sollte jedoch mindestens erfolgen.

Operative Therapie

TIPP

Für jedes symptomatische Karotisaneurysma besteht eine absolute Operationsindikation.

Therapie der Wahl ist die offene Rekonstruktion. Die operative Therapie orientiert sich an den beteiligten Arterien – A. carotis communis/interna/externa – und am aneurysmatischen Prozess. Erhalten bleiben lediglich die für den jeweiligen Patienten normkalibrigen Arterienanteile. Auch Transpositionen sind möglich (➤ Abb. 6.16). Die Rekonstruktion hängt von der vorliegenden Anatomie und den erhaltungsfähigen Arterien ab.

Distale oder kurzstreckige Aneurysmen der A. carotis interna (Typ I) oder A. carotis communis (Typ V) können häufig komplett reseziert und bei ausreichender Gefäßlänge mit anschließender End-zu-End-Anastomose rekonstruiert werden. Ist eine spannungsfreie Anastomose nicht möglich, wird ein Interponat (Vene oder Kunststoffprothese) eingesetzt.

Langstreckige Aneurysmen vom Typ II, die die gesamte A. carotis interna betreffen, bedürfen eines Interponats. Bei gut ausgebildeter A. carotis externa ist auch eine Transposition möglich (A. carotis interna – A. carotis externa: End-zu-Seit-Anastomose).

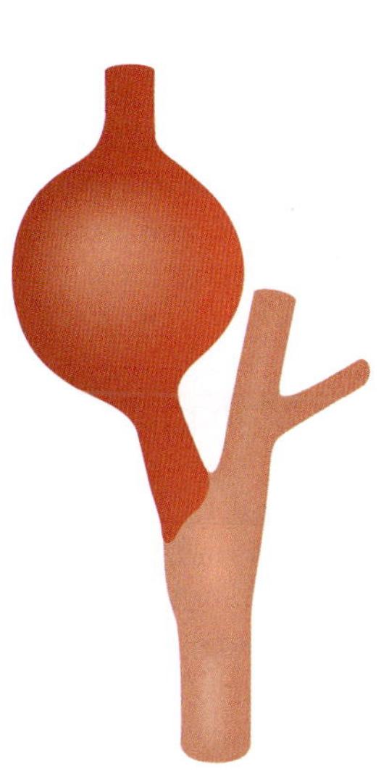

Distales Aneurysma der A. carotis interna

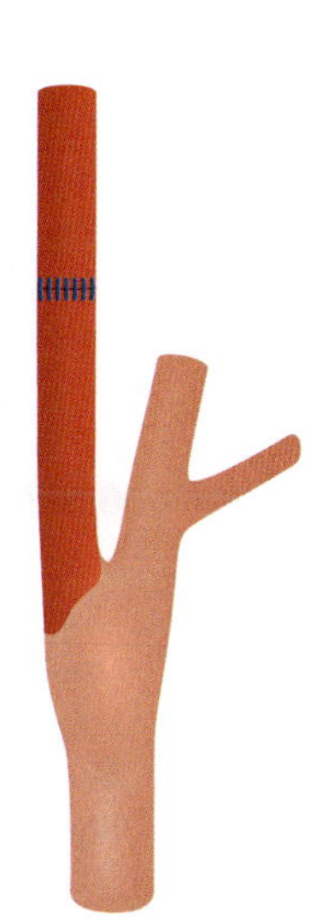

Resektion des Aneurysmas mit direkter End-zu-End-Anastomose

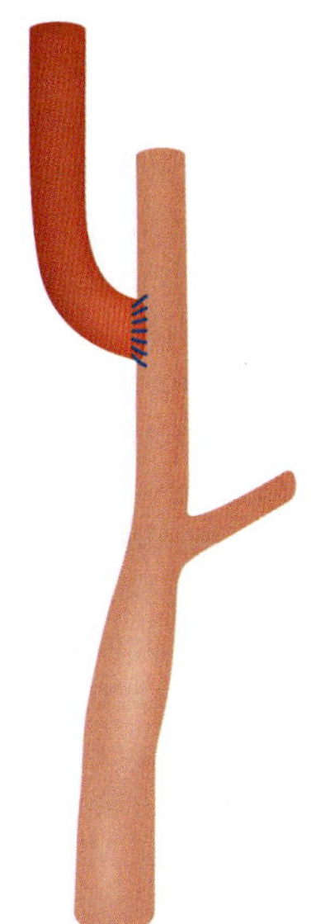

Transposition A. carotis interna → A. carotis externa

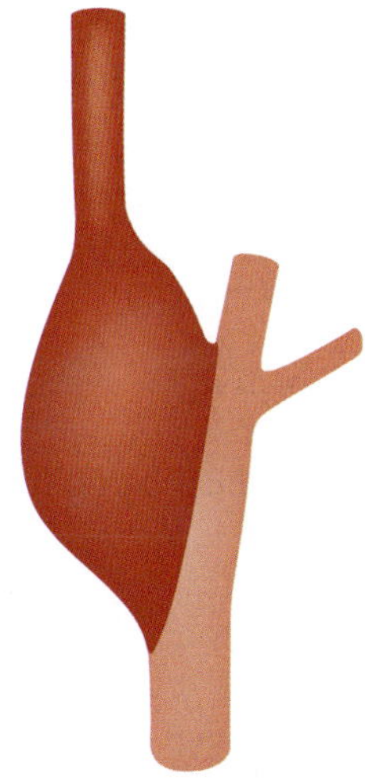

Aneuruysma der A. carotis interna mit Beteiligung der Karotis-Bifurkation

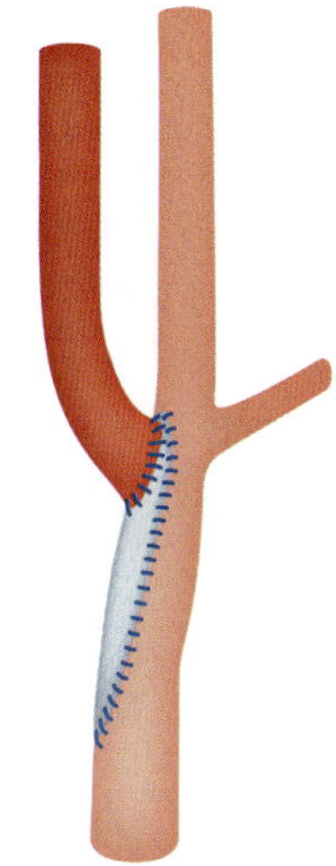

Patchplastik mit Reinsertion der A. carotis interna

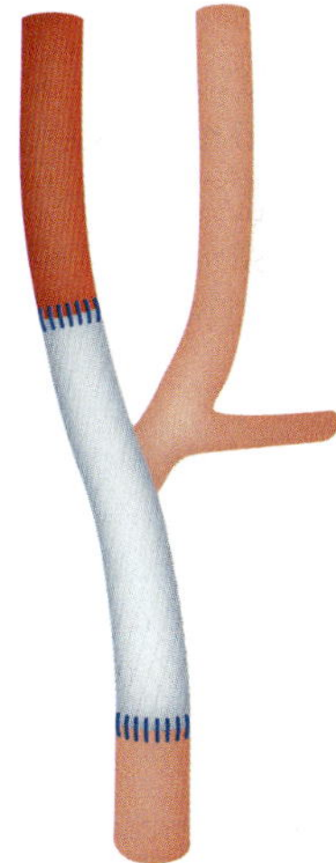

Interponat (A. carotis communis – A. carotis interna) + ggf. Reinsertion A. carotis externa als Neo-Bifurkation

Abb. 6.16 Optionen der Sanierung eines Karotisaneurysmas. [P1316, L275]

Aneurysmen, die die Bifurkation betreffen (Typ III und Typ IV), werden aufgrund ihrer Ausdehnung mittels Interponat behandelt. Hier ist auch eine Rekonstruktion der Bifurkation durch Reinsertion der A. carotis externa möglich.

Prinzipiell ist auch eine Aneurysmaraffung oder Patch-Plastik möglich. Jedoch muss sichergestellt werden, dass keine aneurysmatische Gefäßwand in der Rekonstruktion verbleibt.

Vorbereitung, Lagerung, Monitoring und Nachsorge entsprechen im Wesentlichen der Karotis-Sanierung (➤ Kap. 6.1.6). Bei der präoperativen Planung muss das zu verwendende Material berücksichtig werden. Wenn Vene als Interponat verwendet werden soll, muss dies bei der Vorbereitung (Ultraschall, ➤ Kap. 9.2), Lagerung sowie Abdeckung (intraoperativer Zugriff, steriles Abwaschen und Abdecken) bedacht werden.

- Präparation der Karotisbifurkation nach dem „No-touch-Prinzip“: Durch vorsichtige Präparation der zu- und abführenden Arterien und möglichst geringe Manipulation des Aneurysmas soll das Risiko einer Embolisation vermieden werden.
- Anzügeln der Arterien.
- Bolusgabe von Heparin i. v. (z. B. Heparin 5 000 IE i. v.).
- Ausklemmen der Arterien von kranial nach zentral.
- Ggf. Shunt-Röhrchen verwenden.

TIPP

Veneninterponat oder zurechtgeschnittenes Prothesenstück auf das Shunt-Röhrchen auffädeln, sodass proximales und distales Shunt-Ende freiliegen (➤ Abb. 6.17). Diese nun in der A. carotis interna und A. carotis communis platzieren und den Blutstrom wieder freigeben.

- Entsprechend der vorliegenden Anatomie rekonstruieren
- Ggf. Entfernen des Shuntröhrchen
- Flushen
- Freigabe des Blutstroms

Interventionelle Therapie

Prinzipiell ist eine endovaskuläre Sanierung auf unterschiedlichen Wegen möglich. Einerseits können gecoverte Stents (Stentgraft) verwendet werden. Andererseits ist die Coil-Embolisation eines Aneurysmas möglich, hierbei können zumeist exzentrische Aneurysmen behandelt werden. Entsprechend der Intervention bei Karotisstenosen (CAS) erfolgt die Intervention unter dualer Thrombozytenaggregationshemmung (ASS und Clopidogrel) und intrainterventioneller Heparingabe (z. B. 5 000 IE i. v.).

6.3.7 Postinvasives Management

Dies entspricht der Behandlung nach Karotisstenose (➤ Kap. 6.1.7). Grundlegend sind, sowohl nach offener Rekonstruktion als auch nach endovaskulärer Versorgung, das Monitoring und die Behandlung der Blutdruckwerte.

6.3.8 Nachsorge

Die Nachsorge entspricht ebenfalls jener nach Sanierung der Karotisstenose (➤ Kap. 6.1.7). Sowohl nach offener Rekonstruktion als auch nach endovaskulärer Versorgung sind regelmäßige duplexsonografische Kontrollen indiziert.

LITERATUR

Köhler C et al. Aneurysmen der extrakraniellen Arteria carotis. Gefäßchirurgie. 2020; 25:72–77.

6.4 Subclavian-Steal-Syndrom

6.4.1 Definition

Durch eine proximal des Abgangs der A. vertebralis gelegene Stenose bzw. einen Verschluss der A. subclavia mit Flussumkehr in der ipsilateralen A. vertebralis kommt es zu einer Minderdurchblutung des Gehirns, insbesondere bei körperlicher Aktivität.

6.4.2 Ätiologie

Die Stenosen werden überwiegend durch arteriosklerotisch bedingte Ablagerungen hervorgerufen.

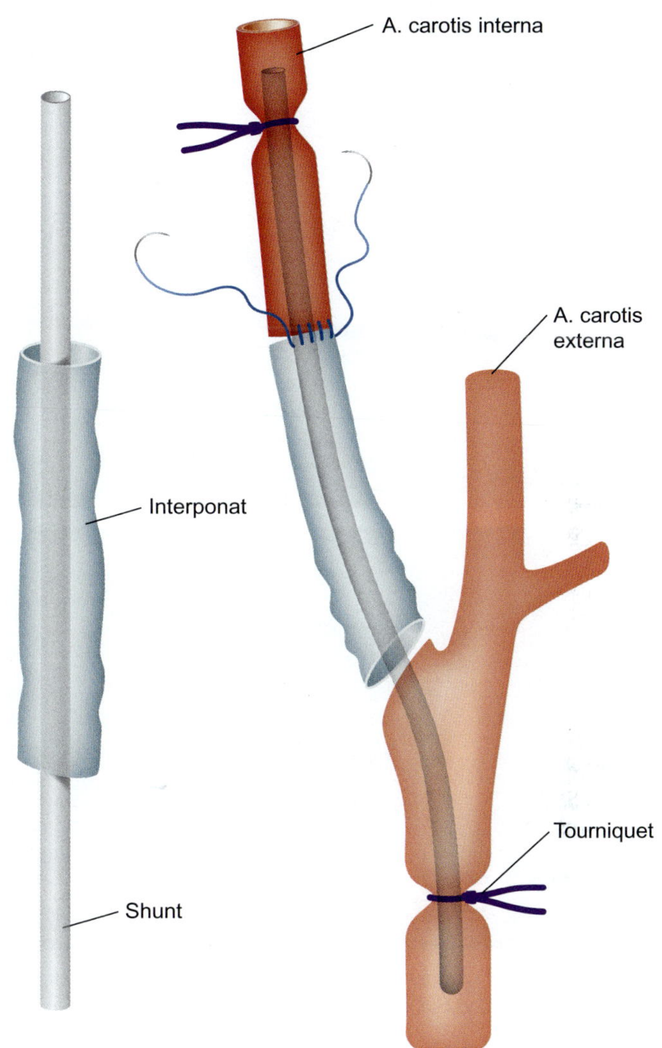

Abb. 6.17 Shunt mit aufgefädeltem Interponat. [P1316, L275]

Selten kann auch eine Vaskulitis oder ein Thoracic-Outlet-Syndrom (➤ Kap. 12.5.2) die Ursache sein.

6.4.3 Epidemiologie

Die in der Literatur erfasste Inzidenz von Stenosen der A. subclavia variiert zwischen 3 % und 4 %. Von den betroffenen Patienten mit festgestelltem retrogradem Fluss in der A. vertebralis und hämodynamisch signifikanter Stenose der A. subclavia zeigt jedoch nur ein kleiner Teil neurologische Symptome.

6.4.4 Symptomatik

Die Betroffenen klagen über provozierbaren Schwindel, Drop Attacks (plötzliches Sturzereignis bei ungetrübter Bewusstseinslage) oder Synkopen unter Betätigung der betroffenen Extremität.

TIPP

Liegen keine Symptome vor, spricht man von einem **Subclavian-Steal-Phänomen.** Dieses ist nicht behandlungsbedürftig.

6

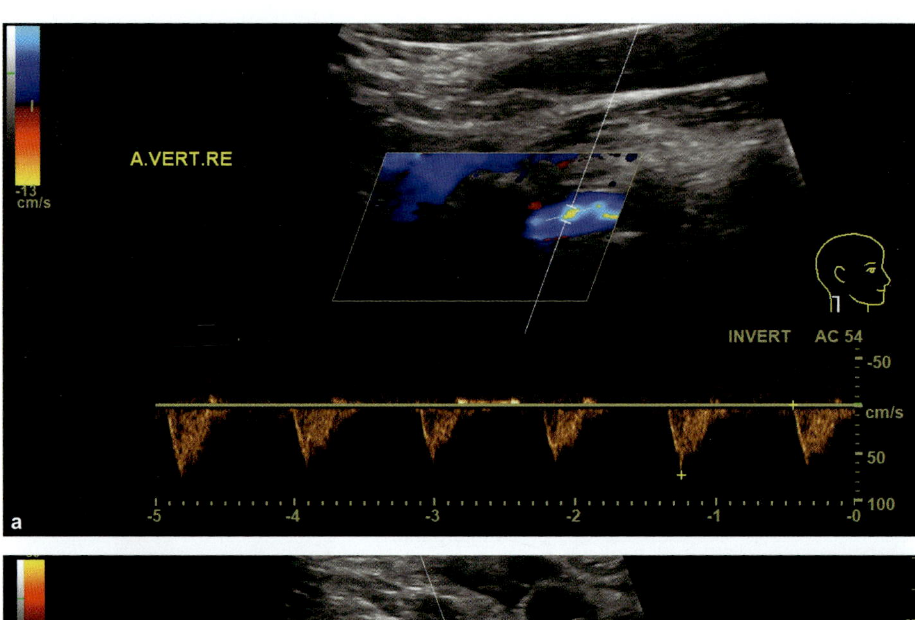

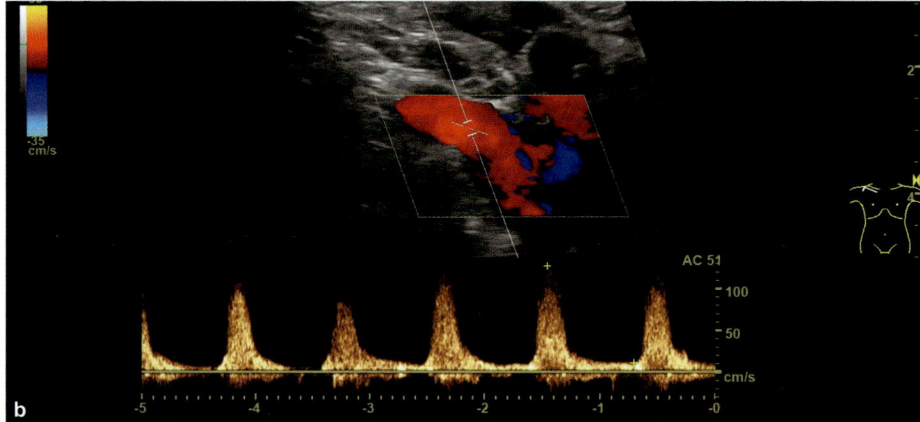

Abb. 6.18 Duplexsonografisches Bild bei Subclavian-Steal-Syndrom rechts. a) Retrograd perfundierte rechte A. vertebralis, b) poststenotisch monophasisches Flussprofil der ipsilateralen A. subclavia. [T1316]

6.4.5 Diagnostik

Klinische Untersuchung

- Meist fehlender Radialis- und Ulnarispuls auf der betroffenen Seite
- Signifikant niedriger Blutdruck auf der stenosierten Seite (meist > 20 mmHg)

FKDS

Die retrograde Strömung der ipsilateralen A. vertebralis ist im V2-Segment besonders gut darstellbar. Die Schallschatten der Transversalfortsätze der Wirbelkörper dienen als Leitstruktur zur Verfolgung des V2-Segments.

Gelegentlich kann die proximal des Abgangs der A. vertebralis gelegene Stenose der A. subclavia duplexsonografisch erfasst werden. Meist ist jedoch nur ein poststenotisch turbulentes, monophasisches Flussprofil im Bereich der distalen A. subclavia ableitbar (➤ Abb. 6.18).

Bei Faustschluss des betroffenen Arms nimmt die Diastole des Dopplerfrequenzspektrums aufgrund des erhöhten Widerstands ab. Bei Öffnen der Faust nimmt dieser aufgrund der reaktiven Hyperämie wieder zu.

CTA/MRA

Sie dient zur Planung einer Intervention bei duplexsonografisch nicht sicher einsehbarem Strombahnhindernis.

6.4.6 Therapie

Bei **asymptomatischen Stenosen** erfolgt eine **konservative Therapie** mit Risikofaktormanagement und Einnahme eines Thrombozytenfunktionshemmers. Eine invasive Therapie ist nur nötig bei KHK mit der Notwendigkeit zur Anlage eines ipsilateralen Mammaria-Bypasses oder bei Notwendigkeit der Anlage eines ispilateralen Dialyse-Shunts.

Bei **symptomatischen Stenosen** ist die Therapie der Wahl **Angiografie und PTA.** Hiernach sollte je nach Befund und Verwendung eines Stents eine dreimonatige duale Plättchenaggregationshemmung mit ASS und Clopidogrel erfolgen. Alternativ ist eine **Bypass-Anlage** zwischen A. carotis communis und A. subclavia möglich.

Interventionelle Therapie

- Vorbereitung: CT zur Planung, Stentauswahl (z. B. gecoverter Stent)
- Aufklärung: Aortendissektion, Dissektion A. vertebralis
- Zugang: transbrachial (erste Wahl der Autoren) und/oder transfemoral
- Kathetergestützte Passage der Stenose oder des Verschlusses
- Bei transbrachialem Zugang: Druckverband und Armschiene

Operative Therapie

Es wird ein **Bypass zwischen A. carotis communis und A. subclavia** angelegt. Bei entsprechender Anatomie (abgangsnaher Verschlussprozess der A. subclavia, anatomische Nähe der A. subclavia und A. carotis communis, gesunde A. carotis communis) ist eine Transposition der A. subclavia auf die A. carotis communis möglich.

- Aufklärung: Nervenverletzung (Plexus brachialis, N. phrenicus), Bypassverschluss, Schlaganfall (Vertebralis- und Carotis-Stromgebiet), Pneumothorax
- Material: PTFE-Prothese, ggf. ringverstärkt, 6–8 mm Durchmesser
- Lagerung: rekliniert, leicht zur Gegenseite gewandter Kopf

Bypass

- Hautschnitt in der Fossa supraclavicularis parallel zur Clavicula bis zum Hinterrand des M. sternocleidomastoideus
- Platysma eröffnen
- Darstellung des Hinterrands des M. sternocleidomastoideus
- Ausreichende Darstellung der A. carotis communis und zu beiden Seiten anzügeln
- Darstellen der A. subclavia (einfachster Zugang: zwischen Plexus brachialis und M. scalenus anterior) und anzügeln

CAVE
Bei Verletzung des Plexus brachialis sind Sensibilität und Motorik der oberen Extremität betroffen!

- Evtl. M. scalenus anterior teilweise durchtrennen, um einen gleichmäßigen Verlauf der Bypassprothese zu ermöglich

CAVE
Der N. phrenicus verläuft vor dem M. scalenus anterior, bei Nervenverletzung kommt es zum Zwerchfellhochstand!

- Heparin 5 000 IE i. v. als Bolus
- A. subclavia ausklemmen und eröffnen
- End-zu-Seit-Anastomose mit 5–0-Naht herstellen in fortlaufender Technik
- Prothese flushen (Zu- und Rückstrom aus der A. subclavia)
- Prothese straffen und zurechtschneiden für die End-zu-Seit-Anastomose mit 5–0-Naht in fortlaufender Technik zwischen Prothese und A. carotis communis
- Vor Beendigung der Naht aus der Arterie (Zu- und Rückstrom) und aus der Prothese (A. subclavia) flushen

6

- Mit heparinisierter Kochsalzlösung ausspülen
- Fertigstellung und Freigabe der Anastomose:
  1. A. carotis communis proximal
  2. A. subclavia distal (Abstrom in den Arm)
  3. A. subclavia proximal (Abstrom in Vertebralis-Stromgebiet)
  4. A. carotis communis distal (Abstrom in Karotis-Stromgebiet)
- Subfasziale Redondrainage (Zug zumeist 1. postoperativer Tag)
- Fortlaufende Platysmanaht
- Ggf. subkutane Einzelknopfnähte
- Hautverschluss (z. B. Rückstichnähte oder Klammernaht)

Dokumentation: Pulsstatus peripher (A. brachialis, A. radialis und A. ulnaris)

Transposition

Hierbei wird kein Fremdmaterial (Prothese) verwendet, sondern nur eine Anastomose angelegt.

Die Präparation entspricht dem Vorgehen bei der Bypassanlage.

- A. subclavia bis abgangsnah darstellen
- A. subclavia abgangsnah absetzen, aber distal des Verschlussprozesses
- Abgangsstumpf der A. subclavia verschließen mittels nichtresorbierbarer Naht in fortlaufender Technik
- Abgesetzte A. subclavia per End-zu-Seit-Anastomose mit 5–0-Naht an die A. carotis communis anschließen

6

6.4.7 Postinvasives Management

Visite

- Tgl. Dokumentation von Pulsstatus und Blutdruck beider Arme
- Tgl. neurologischer Status
- Neurologisches Konsil postinvasiv
- Duplexsonografie A. subclavia, A. vertebralis und A. carotis communis

Wunde

- OP: regelmäßiger Verbandswechsel, Fadenzug am 10. postoperativen Tag
- Intervention: Duplexsonografie der Punktionsstelle

Medikation

- ASS 100 mg ausreichend
- Ggf. duale Thrombozytenaggregationshemmung bei interventioneller Therapie

6.4.8 Nachsorge

- Seitenvergleichende Blutdruckmessung
- Seitenvergleichender Pulsstatus
- Duplexsonografie A. subclavia, A. vertebralis, A. carotis communis

LITERATUR

Luana Antunes M. Endovascular Treatment in the Subclavian Steal Syndrome: Series of 29 Patients. Arq Bras Neurocir. 2021; 40(2): e120–e124.

KAPITEL

7 Erkrankungen der Aorta

7.1 Bauchaortenaneurysma

7.1.1 Definition

Es handelt sich um eine Wandschwäche der abdominellen Aorta, sodass sich das Gefäß durch den Druck des Blutflusses in diesem Bereich ausbeult oder balloniert. Beim AAA (abdominales Aortenaneurysma) liegt dann eine Erweiterung des Transversal- und/oder des anterioposterioren Durchmessers auf ≥ 3 cm vor.

Die topografische Nähe des Bauchaortenaneurysmas zu den Nierenarterien führt zu folgender Einteilung (➤ Abb. 7.1):

- **Suprarenal:** beginnt oberhalb der Nierenarterienabgänge
- **Juxtarenal:** beginnt direkt unterhalb der Nierenarterienabgänge, schließt diese jedoch nicht ein
- **Infrarenal:** beginnt unterhalb der Nierenarterien, zwischen Nierenarterien und Beginn des Aneurysmas ist eine normale Aorta vorhanden, 95 % der AAA

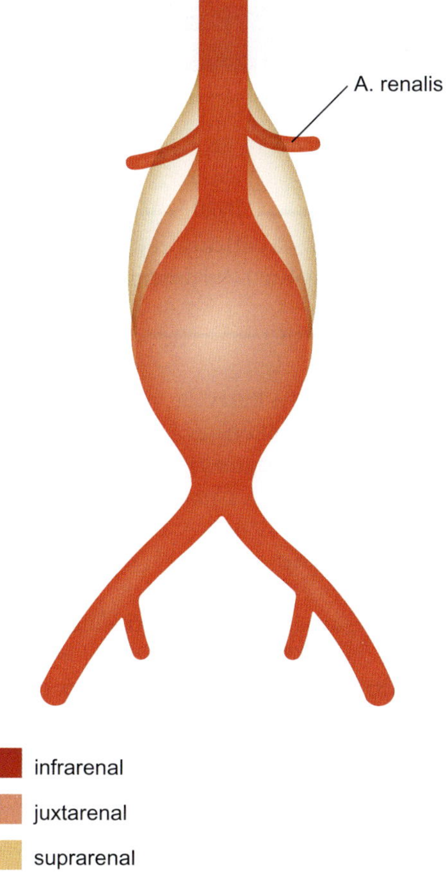

Abb. 7.1 Einteilung der abdominellen Aortenaneurysmen. [P1316, L275]

7.1.2 Risikofaktoren

Folgende Faktoren erhöhen das Risiko für ein AAA:

- Arteriosklerose
- Männliches Geschlecht
- Alter
- Dauer der Raucherhistorie
- Familiäre Belastung
- Arterielle Hypertonie
- Hypercholesterinämie

7.1.3 Epidemiologie

Die jährliche Inzidenz des infrarenalen AAA bei 50-jährigen Männern bzw. Frauen liegt bei 4,7 % bzw. 3 %. Bei 80-jährigen Männern steigt sie auf 12 %.

In den 2014 publizierten Ergebnissen eines Screening-Programms der Region Uppsala in Schweden wurde die Prävalenz eines AAA mit 1,5 % bei den 65-jährigen und 2,4 % bei den 70-jährigen Männern angegeben (Svensjö et al. 2014).

7.1.4 Symptomatik

Über 70 % sind asymptomatisch und damit häufig auch Zufallsbefunde.

Fakultative Symptome:

- Neu aufgetretene, starke abdominelle Schmerzen oder Rückenschmerzen
- Pulsierender Abdominaltumor
- Periphere Embolien

Rupturrisiko

➤ Tab. 7.1 zeigt das jährliche Rupturrisiko eines AAA in Abhängigkeit vom Durchmesser.

Tab. 7.1 Rupturrisiko eines AAA

Durchmesser	Rupturrisiko
< 5,0 cm	1 %
> 6,0 cm	> 10 %
> 7,0 cm	32 %

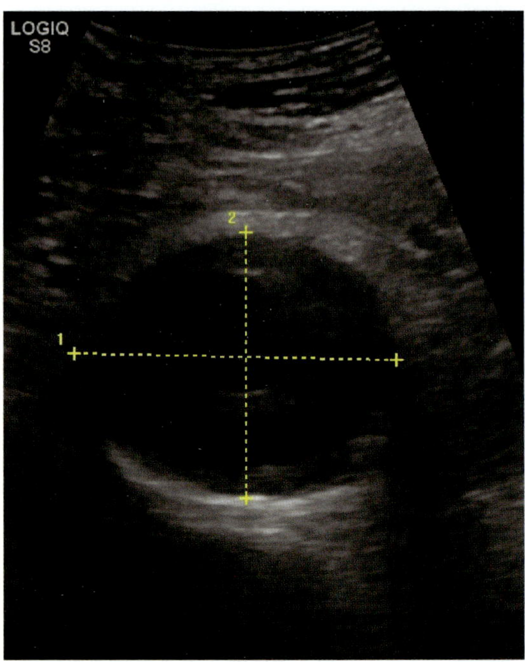

Abb. 7.2 Sonografische Bestimmung des Aortendurchmessers: Messung im B-Mode nach der Leading-Edge-Methode. [T1316]

7.1.5 Diagnostik

Sonografie

Sonografie und farbkodierte Duplexsonografie eignen sich hervorragend zum Screening eines Bauchaortenaneurysmas.

Männliche Versicherte haben in Deutschland ab dem Alter von 65 Jahren einmalig Anspruch auf ein Screening auf Bauchaortenaneurysmen (Gemeinsamer Bundesausschuss 2023).

Bei folgenden Personengruppen ist ein Screening ebenfalls empfehlenswert:

- Bei Frauen > 65 Jahren mit Raucheranamnese
- Familienangehörige 1. Grades eines Patienten mit AAA

Durchführung

Für die Untersuchung sollte ein Konvexschallkopf (4–5,5 MHz) verwendet werden. Beim Messen muss auf eine orthogonale Querschnittsdarstellung geachtet werden.

Der Durchmesser wird nach der **Leading-Edge-Methode** bestimmt (➤ Abb. 7.2). Dabei wird von der äußeren proximalen Aortenwandreflexion bis zur inneren distalen Wandreflexion gemessen. Die anschließende Darstellung im Längsschnitt gibt Aufschluss über die Aneurysmaform. Hierbei ist auf das Vorliegen eines sacciformen Aneurysmas zu achten. Sacciforme Aneurysmen weisen auch bei geringem Durchmesser eine hohe Rupturrate auf.

Falls möglich, sollten auch die Nierenarterien und die Beckenarterien dargestellt werden. Bei Nachweis eines Bauchaortenaneurysmas sollte einmalig auch ein Aneurysma der A. poplitea beidseitig ausgeschlossen werden.

Info

Früherkennung ist entscheidend, denn bei einer Ruptur liegt die Krankenhausmortalität bei bis zu 70 %!

➤ Tab. 7.2 zeigt die Intervalle, innerhalb derer eine sonografische Kontrolle eines AAA erfolgen sollte, im Bezug zur Aneurysmagröße.

CT-Angiografie

Eine CT-Angiografie mit 1 mm Schichtdicke gilt als Goldstandard zur Therapieentscheidung (➤ Abb. 7.3). Bei Erstdiagnose sollte die Aorta in ihrer gesamten Länge dargestellt werden, um auch eine Aussage über die thorakale Aorta und den thorakoabdominellen Übergang treffen zu können. Folgende Fragen müssen geklärt werden:

- Genauer Durchmesser (achsenkorrigiert)
- Abstände zu den Nierenarterien und der Bifurkation

Tab. 7.2 Sonografische Kontrollintervalle beim AAA

Größe des AAA	Kontrollintervall
3–3,9 cm	Alle 2 Jahre
Männer: 4–4,9 cm Frauen: 4–4,5 cm Frauen: > 4,5 cm	Alle 12 Monate Alle 6 Monate Alle 3 Monate
Männer: > 5 cm	Alle 6 Monate

7.1.6 Therapie

Konservative Therapie

Um die aortalen Komplikationen bei Patienten mit kleinen AAA zu reduzieren, kann der Einsatz von ACE-Hemmern und Statinen in Betracht gezogen werden. Blutdruckspitzen sollten vermieden werden. Auch ist eine hohe körperliche Belastung zu vermeiden (Erhöhung des intraabdominellen Drucks durch z. B. schweres Heben, Kraftsport). Um das Wachstum zu verlangsamen, sollte das Rauchen beendet werden.

Indikationen zur definitiven Therapie

- Ruptur (frei oder gedeckt)
- Symptomatisches Aneurysma (Schmerzen, thrombembolische Komplikationen)
- Asymptomatisches Aneurysma ab einem Durchmesser von 5 cm bei Frauen bzw. 5,5 cm bei Männern
- Zunahme des Durchmessers von 1 cm/J.

Operative Therapie (Open Repair)

Vorbereitung

- Beurteilung der kardialen Belastungsfähigkeit
- Beurteilung Anatomie: Ausmaß der Sanierung, V. renalis, Ausklemmareale festlegen, Viszeralarterien, auch A. mesenterica inferior, A. iliaca interna, zusätzliche Rekonstruktionen erforderlich?
- Anamnese (Voroperationen abdominell? Z. n. Peritonitis?)

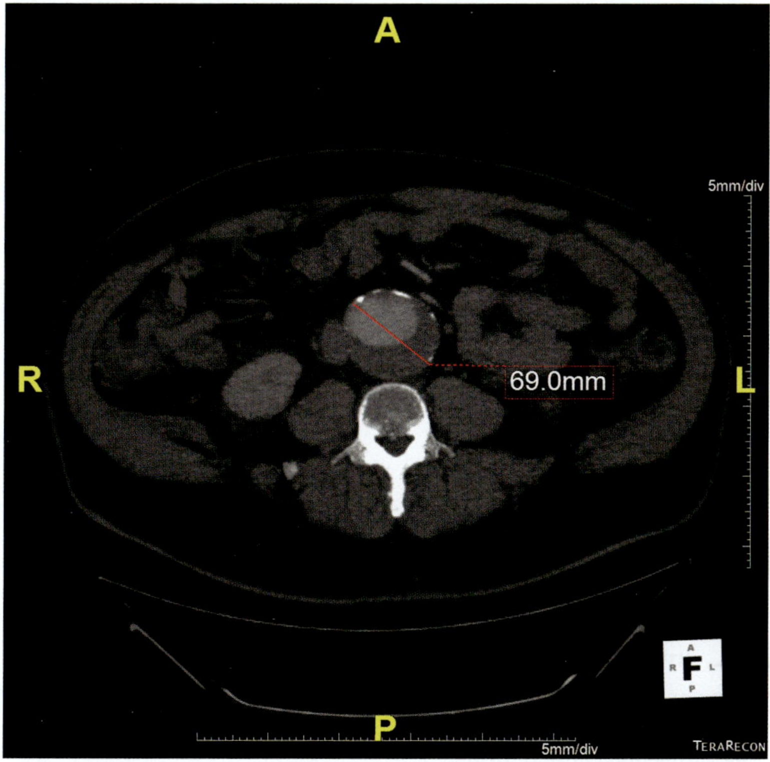

Abb. 7.3 CT-Angiografie der abdominellen Aorta mit Nachweis eines AAA (Durchmesser 6,9 cm). [T1316]

Aufklärung

Der Patient wird über die allgemeinen Risiken einer Gefäßoperation aufgeklärt, zusätzlich über die eingriffsspezifischen Risiken: Kreislaufbeeinflussung durch Ausklemmen sowie Freigabe der Aorta, Verletzen von Nachbarorganen (z. B. Darm), Zeugungsunfähigkeit (retrograde Ejakulation), Inkontinenz, Querschnittslähmung, Beinischämie (Kompartmentsyndrom), Nahtaneurysma, Durchblutungsstörungen der Nieren bis hin zur Dialysepflichtigkeit, Durchblutungsstörungen des Darms bis hin zur Darmischämie mit Darmresektion und künstlichem Darmausgang, Narbenhernie, Platzbauch, Verwachsungen, Folgeeingriffe.

Lagerung und Abdeckung

Rückenlagerung auf einer Wärmedecke, Vier-Tuch-Abdeckung mit Schamtuch (Mamillen bis Symphyse und Mitte der Oberschenkel, seitlich tief hinunter).

Material

- Prothese aus Dacron® (Polyesterendlosfäden aus Polyethylenterephthalat): Rohr- und Bifurkationsprothese („Y-Prothese")
- Anastomosen-Nahtmaterial aus synthetischem Polypropylen (z. B. Ethicon Prolene® nichtresorbierbare Naht): 3–0 Aorta, 4–0 A. iliaca communis/externa und interna, 5–0 A. femoralis communis
- Für Lumbalumstechung mit Einzelknopfnaht: z. B. Ethicon Vicryl® 3–0

Vorgehen

CAVE

Liegt eine gedeckte Ruptur vor, sollte die Relaxierung des Patienten erst nach Abschluss der OP-Vorbereitung (steriles Abwaschen und Abdecken, Operateur bereit zur Laparotomie) erfolgen.

Info

Die permissive Hypotonie (RR_{syst} 80 mmHg) basiert auf Untersuchungen zum hämorrhagischen Schock. Die Vermeidung normo- bzw. hypertoner Blutdruckwerte soll den retroperitonealen Blutverlust begrenzen (Reduktion von Thrombusdislokation bzw. Rezidivblutungen). Zudem sollen durch die eingeschränkte Infusionsmenge die negativen Aspekte der Hämodilution (Koagulopathie, Hypothermie) reduziert werden.

- Medianlaparotomie mit Linksumschneidung des Nabels
- Inspektion der Bauchhöhle, ggf. Adhäsiolyse
- Ggf. Retraktor einbringen
- Magensonde platzieren/korrigieren
- Querkolon nach kranial und Dünndarm nach rechts verlagern (wenn möglich, intraabdominell belassen) und mit feuchtem Bauchtuch bedecken
- Retroperitonealen Überzug über dem Aneurysma darstellen
- Duodenum und Treitz-Band präparieren, infrarenalen Aortenhals darstellen
- Nierenarterien darstellen

TIPP

Liegt ein CT vor, sollte die Lage der V. renalis links und deren Kreuzung der Aorta eruiert werden. Die linke V. renalis kreuzt die Aorta meist ventral auf Höhe der Nierenarterien und kann als Landmarke für das Aufsuchen der Nierenarterien dienen.

CAVE

Bei Verlagerung der V. renalis links (kranial oder kaudal) kann die V. suprarenalis bzw. V. testicularis/ovarica verletzt werden und Blutungen verursachen.

- Aortenbifurkation und Beckenarterien darstellen
- Rohrprothese (Ausklemmen distale Aorta, eher A. iliaca communis bds.)
- Bifurkationsprothese, je nach geplanter Anastomosenhöhe:
  - Iliakalbifurkation darstellen (A. iliaca communis und interna)
  - A. iliaca externa darstellen
  - A. femoralis communis darstellen, zusätzlicher Hautschnitt in der Leiste erforderlich

CAVE

Harnleiter kreuzen die A. iliaca communis beidseits, ggf. präoperativ Harnleiterschienen einlegen lassen.

- Bolusgabe von Heparin 5 000 IE i. v. (ACT-Messung, ACT > 200 s)
- Aneurysma ausklemmen, zunächst distal, dann proximal (Emoblieschutz)
- Bei Beteiligung der Nierenarterien: Aorta suprarenal ausklemmen, kalte Spülflüssigkeit in die Nierenarterien injizieren und Arterien ausklemmen
- Längsarteriotomie im Verlauf des Aneurysmas, bis sich ein normalweites Lumen zeigt
- Infrarenale Aorta buchförmig aufschneiden, sodass eine semizirkuläre Hinterwand erhalten bleibt
- Blutende Lumbalarterien umstechen
- Zurechtgeschnittene Dacron-Prothese in Parachute-Technik einnähen

Info

Früher wurde der Hauptteil einer Bifurkationsprothese kurz gehalten. Aufgrund von Anastomosenaneurysmen und der etwaigen endovaskulären Sanierung wird nun ein längerer Hals belassen (mind. 3 cm).

- Vollenden der Naht; **vor** dem Knüpfen die Prothese knapp distal der Anastomose ausklemmen und die aortale Gefäßklemme kurz öffnen → Aorta und Prothese entfalten sich unter dem arteriellen Druck nochmals; dann Anastomosennaht knüpfen
- Erfolgte ein suprarenales Ausklemmen, wird nun die Klemme infrarenal auf die Prothese umgesetzt, um die arterielle antegrade Perfusion der Nieren wiederherzustellen
- Prothese bzw. Prothesenschenkel straffen und zurechtschneiden
- Anastomose in fortlaufender Technik, flushen, ausspülen, Naht beenden
- Eine Beckenarterie oder einen Prothesenschenkel freigeben

CAVE

Bei Kreislaufinstabilität oder deutlichem Blutdruckabfall: Aorta erneut ausklemmen und warten, bis sich der Kreislauf stabilisiert.

- Kreislaufstabilität abwarten, dann Gegenseite freigeben
- Ausgiebig mit warmer Lösung spülen (aktiviert Gerinnung, wärmt den Patienten)
- Darmdurchblutung beurteilen: Ischämie? Ggf. Reinsertion A. mesenterica inferior
- Aneurysmawand verschließen, um direkten Kontakt zwischen Prothese und Darm und eine hieraus entstehende Prothesen-Darmfistel zu verhindern („Sacknaht")
- Retroperitoneum verschließen
- Darm korrekt rückverlagern
- Bauchdecke durch fortlaufende durchgreifende Fasziennaht verschließen
- Subkutannähte bei Bedarf, alternativ Redon-Drainage
- Klammernaht auf Hautniveau
- Steriler Pflasterverband
- Extubation noch im OP-Saal anstreben
- Pulsstatus dokumentieren (auch Fußpulse) und mit dem präoperativen Befund vergleichen

TIPP

Bei gedeckt rupturiertem Aortenaneurysma und Kreislaufinstabilität oder Asystolie kann eine transfemorale Blockade ein Überleben des Patienten bis zur Sanierung ermöglichen:
- Punktion der A. femoralis communis
- Schleuse in Seldinger-Technik einführen
- Ballonkatheter einführen und blocken:
  - Modelierballon (z. B. Medtronic Reliant®, 12-F-Schleuse und Führungsdraht erforderlich)
  - Spezieller Blockadeballon (PrytimeMedical ER-REBOA®, 7-F-Schleuse erforderlich)
- Katheter sichern, schnellstmöglich in OP-Saal

Wundversorgung

- Klammernaht ab 14. postoperativen Tag entfernen
- Ggf. Redon-Drainage am 1. postoperativen Tag ziehen

Nachsorge stationär

- Magensonde bis Kostaufbau belassen (schluckweise trinken bei offener Magensonde)
- Vorsichtige Stuhlregulation
- Mobilisation, jedoch körperliche Schonung für vier bis sechs Wochen (Laparotomie!)

EVAR (endovaskuläre Aneurysmareparatur)

Vorbereitung

Im CT werden präoperativ relevante Strukturen ggf. im Verhältnis zu intraoperativ sichtbaren Anatomiestrukturen (z. B. Knochen oder Arteriosklerose) markiert (➤ Abb. 7.4). Dies kann z. B. die Information beinhalten, welche Nierenarterie tiefer liegt und auf welchen Lendenwirbelkörper sich diese projiziert (z. B. „A. renalis links tiefer, auf Höhe der Unterkante LWK 1"). Außerdem können Angulationen (RAO/LAO, kranial/kaudal) für die Darstellung der Nierenarterien und A. iliaca interna beidseits gemessen werden und auf den C-Arm der Röntgenanlage übertragen werden. Durch dieses Vorgehen können sowohl Strahlung (Durchleuchtung des Patienten) und Kon-

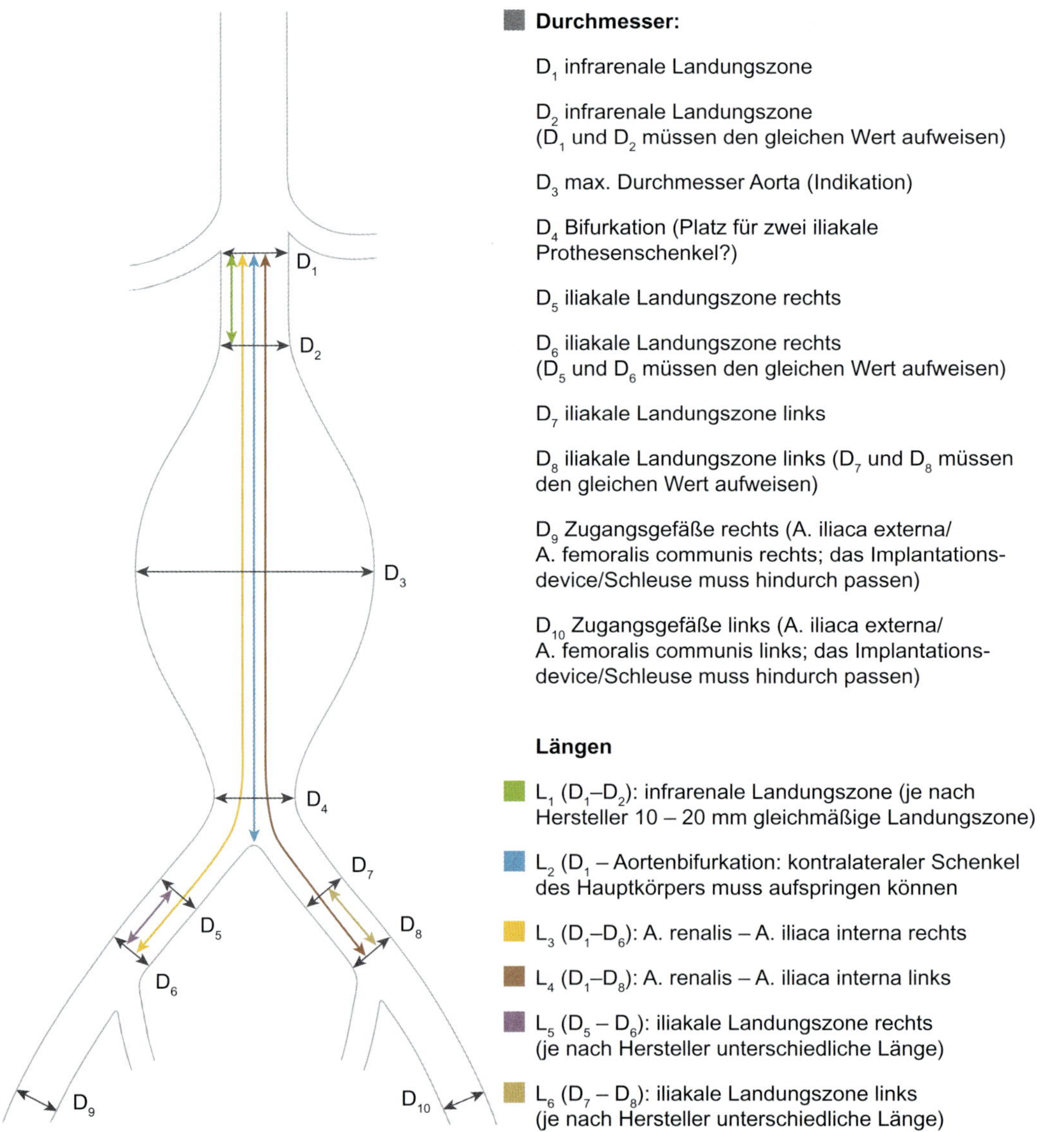

Abb. 7.4 Messprotokoll einer EVAR bei infrarenalen Aortenaneurysma. [P1316, L275]

trastmittel (weniger DSA durch primär korrekte Positionierung des Pigtail-Katheters) deutlich reduziert werden.

Möchte man einem Endoleak Typ 2 via A. mesenterica inferior oder Lumbalarterien vorbeugen, ist es möglich, in gleicher oder vorheriger Sitzung eine selektive Coil-Embolisation dieser Arterien vorzunehmen. Um die entsprechenden Arterien auszuwählen, orientiert man sich am Durchmesser der Arterien. Man vermutet, dass ein Durchmesser der A. mesenterica inferior von ≥ 3 mm und mindestens drei offene Lumbalarterien ein erhöhtes Risiko zur Ausbildung eines Endoleaks Typ 2 darstellen (Kondov 2022).

Aufklärung

Der Patient wird über die allgemeinen Risiken einer Intervention und über eingriffsspezifische Risiken aufgeklärt: Reaktion auf das Fremdmaterial, technische Komplikationen (z. B. Nichtfertigstellung der Intervention), Dissektion, Verlegen arterieller Äste (z. B. Nierenarterien, Dialysepflichtigkeit), Darmischämie durch Verlegung der A. mesenterica inferior, periphere Ischämie bei Stentverschluss, Querschnittslähmung bei langstreckiger Stentimplantation und Verschluss der Lumbalarterien, Endoleak, Kontrastmittelgabe.

Lagerung, Abdeckung

- Rückenlagerung
- Abdeckung wie bei offener Operation; Alternative: Lochtuchabdeckung A. femoralis communis beidseits, ggf. Zugang transbrachial/-axillär

Material

- Bei perkutanem Vorgehen: Verschluss-Systeme (z. B. Abbott Perclose®)
- Stentgraft (bi- oder trimodulares System, z. B. Cook Zenith Alpha®, GORE Excluder®, Medtronic Endurant IIs®), bei manchen Systemen sind die großlumigen Schleusen integriert, alternativ müssen entsprechende Schleusen während der Prozedur eingeführt werden (benötigte Schleusengröße beachten)
- Drähte: Sondierungsdrähte (z. B. Terumo Radifocus Wire®), steife Implantationsdrähte (z. B. Cook Lunderquist®, Boston Scientific Back-Up Meier®)
- Schleusen: 10 cm 9F-Schleuse (z. B. Terumo Radifocus® Introducer II), ggf. Schleusen für Stentgraft (F-Größe anpassen!)
- Katheter: Pigtail-Katheter, Sondierungshilfe (z. B. Cordis Berenstein II®), Messkatheter
- Ballonkatheter: Modellierungsballonkatheter (z. B. Medtronic Reliant®)

Vorgehen

- Ultraschallgesteuerte Punktion der A. femoralis communis einer Seite
- Vorlegen von zwei Verschluss-Systemen (Abbott Perclose®: 1. und 2. System müssen unterscheidbar sein) oder Ausmessen der Distanz Arterien/Hautniveau (Teleflex Manta®)
- Einführen einer 9F-Schleuse in Seldinger-Technik
- Gleiches Vorgehen auf der Gegenseite

TIPP

Alternativer Zugang

- Freilegen der A. femoralis communis über einen quer oder längs verlaufenden Hautschnitt
- Anzügeln der Arterien zu beiden Seiten (➤ Kap. 9.2.6)
- Auch bei verkalkten Zugangsarterien möglich
- In gleicher Sitzung lokale Sanierung möglich

- Bolusgabe von Heparin 5 000 IE i. v. (ggf. vor Punktion der zweiten Seite)
- Festlegen, über welche Seite der Hauptkörper eingebracht werden soll
- Über diese Seite nun hydrophilen Führungsdraht in den Aortenbogen oder die thorakale Aorta vorschieben
- Über einen Katheter (z. B. Pigtail-Katheter) hydrophilen Führungsdraht gegen steifen Draht austauschen

TIPP

Durch den Verlauf des steifen Drahtes kann die Ventillippe der Schleuse eingedrückt werden und es kommt zu einer permanenten Blutung. Durch Änderung des Drahtverlaufs, z. B. durch ein eingerolltes Bauchtuch, kann die Blutung beendet werden.

- Pigtail-Katheter über die Gegenseite und mithilfe eines Führungsdrahtes auf Höhe der Nierenarterien platzieren (Landmarke der Vorbereitung)

- Zur Kontrolle Prothesenhauptkörper extrakorporal durchleuchten, ob der Stentgraft richtig geladen wurde und die Marker zu sehen sind
- Bei elongierten Beckenarterien ggf. Durchzugsdraht nutzen

Info

Ein Durchzugsdraht ist ein transfemoral eingeführter und transaxillär/-brachial ausgeleiteter Draht (oder umgekehrt). Hierzu wird der Draht mittels Fangschlinge intraaortal gefangen und ausgeleitet. Strafft man den Draht durch Zug an beiden Enden, können Elongationen gestreckt werden und einfacher überwunden werden.

- Hauptkörper einführen
- C-Bogen ausrichten (RAO/LAO, kraniokaudal)
- Angiografie in Atemstillstand

CAVE

Kommando zum Weiteratmen nicht vergessen!

- Relevante Strukturen markieren (Nierenarterien, Aortenbifurkation, ggf. A. iliaca interna beidseits), Pigtail-Katheter in das Aneurysma zurückziehen
- Hauptkörper ausrichten und freisetzen, bis sich das kontralaterale Bein ausrichtet
- Kontralaterales Bein sondieren
- Korrekte Drahtlage kontrollieren (➤ Abb. 7.5):
  - Pigtail-Manöver: konfigurierten Katheter im Stentgraft in der aortalen Sealing-Zone um die eigene Achse drehen
  - Ballonkatheter: pilzförmiges Aussehen durch jeweils hälftige Lage in Hauptkörper bzw. Bein
  - Pigtail-Katheter an Flow-Divider/Prothesenbifurkation einhaken; **Cave:** Durch zu festen Zug kann hierbei der Katheter aus der Prothese gezogen werden!
- Steifen Draht einbringen
- C-Bogen ausrichten
- Angiografie (retrograd via Schleuse), A. iliaca interna markieren, ggf. ausmessen
- Kontralaterale iliakale Verlängerung einbringen und freisetzen
- Prothesenhauptkörper vollständig freisetzen
- Angiografie der nicht versorgten Beckenarterie (retrograd via Schleuse); **Cave:** Schleuse ist zwi-

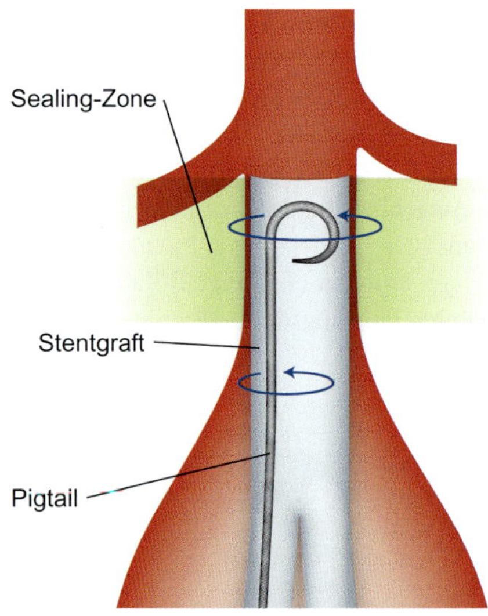

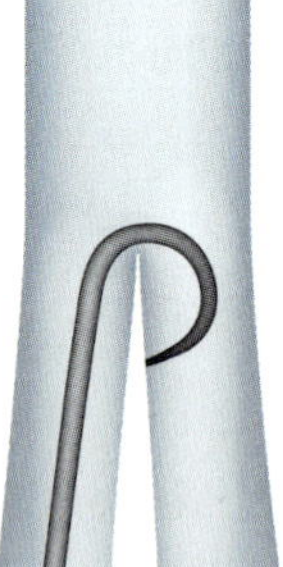

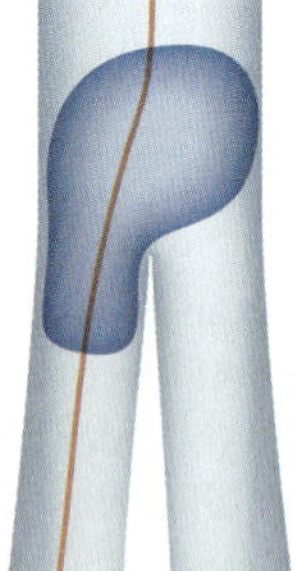

Abb. 7.5 Kontrolle der korrekten Drahtlage durch Pigtail-Manöver, Einhaken des Pigtail-Katheters am Flow-Divider oder pilzförmiges Aussehen des Ballonkatheters. [P1316, L275]

schen 12 F und 20 F, „Vorladen" der Schleuse mit Kontrastmittel und Injektion von Kochsalzlösung zum Einbringen des Kontrastmittels aus der Schleuse in die Arterien!
- A. iliaca interna markieren, ggf. ausmessen
- Iliakale Prothesenverlängerung einführen und freisetzen
- Steife Drähte auf einer Seite durch einen Führungsdraht und auf anderer Seite durch Pigtail-Katheter austauschen, um mögliches Aufrichten und somit eine Veränderung der Anatomie durch die steifen Drähte zu verhindern
- Abschlussangiografie in Atemstillstand

TIPP

Die Durchleuchtung wird auch nach der arteriellen Phase aufrechterhalten. Ein Endoleak Typ II zeigt sich erst in späteren Phasen. Das Endoleak Typ I zeigt sich durch die schnelle Füllung des Aneurysmas (fast) zeitgleich mit dem Kontrastmittel im Stentgraft.

- Weiteratmen lassen
- Beurteilung der Angiografie
- Über Pigtail-Katheter weiteren Führungsdraht platzieren
- Durchleuchtung entfernen
- Punktionsstellen nacheinander entsprechend dem gewählten System verschließen oder Arterien ausklemmen und Arteriotomie durch Einzelknopfnähte oder fortlaufende Naht verschließen
- Duplexsonografie:
  - Pulsationen peripher der Punktionsstelle
  - Aneurysma spurium
  - Stenose
- Steriler Pflasterverband, Druckverband

TIPP

Vorgehen bei gedeckter Ruptur

- Perkutaner Zugang in Lokalanästhesie
- Via Schleuse Pigtail-Katheter suprarenal platzieren, kontralateral Hauptkörper (ggf. Schleuse) einführen
- Angiografie, Pigtail-Katheter zurückziehen und Hauptkörper ausrichten und freisetzen
- Je nach Kreislaufsituation:
  - Trägersystem des Hauptkörpers entfernen und ipsilateral Verlängerung einführen und freisetzen oder
  - Ballonkatheter einführen und infrarenal blockieren
- Gegenseite sondieren
- Endovaskuläre Sanierung vollenden

Komplikationen

Es können direkt postoperativ Komplikationen auftreten und auch im Verlauf nach einigen Jahren. Durch die erforderliche Verlegung von Arterien (z. B. A. mesenterica inferior) besteht das Risiko einer Darmischämie. Die akzidentielle Verlegung der Nierenarterien kann zu einer dialysepflichtigen Niereninsuffizienz führen.

Bei perkutaner Implantation können lokale Komplikationen, wie z. B. ein Aneurysma spurium auftreten.

Die langfristig erforderlichen Kontrollen zielen auf das Auftreten von wandständigen Thromben, Endoleaks und Stentdislokation. Die vollständige Thrombosierung eines Stentgrafts wird durch die Symptome einer nachgeschalteten Ischämie klinisch apparent.

Komplexe EVAR

Bei fehlender infrarenaler Landungszone muss die Fixierung und Abdichtung weiter kranial erfolgen. Da in diesem Bereich wichtige Arterien liegen, müssen diese auf jeden Fall erhalten bleiben. Hierzu gibt es mehrere Möglichkeiten der endovaskulären Sanierung (➤ Abb. 7.6):
- Stentgraft mit Fenstern (Fenestration, F-EVAR) für die Arterien
- Stentgraft mit Seitenarmen (Branch, B-EVAR) für die Arterien, diese können innerhalb (Inner Branch) oder außerhalb (Outer Branch) des Stentgrafts liegen
- Chimney-/Snorkel-EVAR

Diese Art der Sanierung macht ein endovaskuläres Vorgehen komplexer und ist mit mehr Risiken verbunden. Auf der einen Seite ist ein endovaskuläres Vorgehen möglich, auf der anderen Seite werden gesunde Arterien in die Sanierung mit eingeschlossen. Mögliche zusätzliche **Komplikationen** sind:
- Endoleaks
- Verschluss der Arterien bzw. Thrombose der gecoverten Stents mit nachgeschalteten Ischämien der entsprechenden Organe (z. B. A. mesenterica superior → Darmischämie)
- Dissektion der Zielarterie
- Querschnittslähmung (je nach Länge des aortalen Stentgrafts)

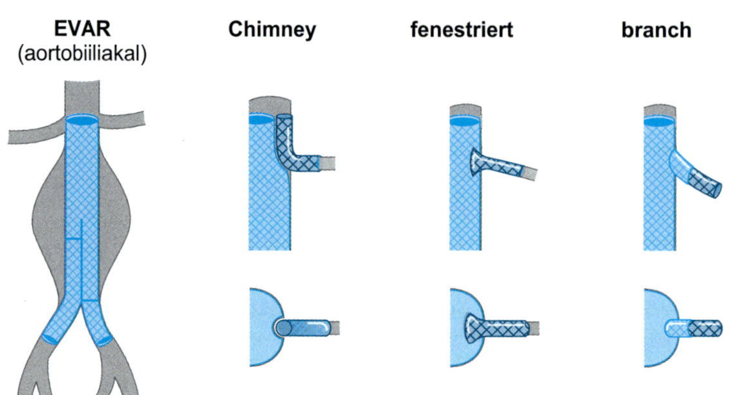

Abb. 7.6 Komplexe Stentgrafts. [L141]

Visite

- Anamnese:
  - Nieren: Flankenschmerz, Harn (Menge, Häufigkeit, blutig?)
  - Stuhlgang
  - A. iliaca interna: Claudicatio glutealis
  - Bei F- bzw. B-EVAR: Auskultation Abdomen
- Pulsstatus
- Motorik, Sensibilität
- Duplexsonografie zum Ausschluss Aneurysma spurium/Dissektion bei perkutaner EVAR
- Klammernahtentfernung ab 10. postoperativen Tag

Postoperative Kontrolle

Die postoperative Kontrolle beinhaltet die Überprüfung von:

- Perfusion der beteiligten Arterien (z. B. A. renalis, A. iliaca interna)
- Thrombosierung des Raums zwischen Aneurysmawand und Stentgraft
- Fehlen von Endoleaks (➤ Tab. 7.3, ➤ Abb. 7.7)
- Schrumpfung des Aneurysmasacks
- Regelrechte Stentposition

Tab. 7.3 Endoleak-Typen nach EVAR (licensed under CC BY4.0) [H032-005]

Typ	Beschreibung
I	Aortenprothese dichtet nach Implantation nicht ab
Ia	Proximale Insuffizienz
Ib	Distale Insuffizienz
Ic	Insuffizienz über ein iliakales Verschluss-System (Vascular Plug bei kontralateralem aortomonoiliakalem Stentgraft)
II	Der Aneurysmasack wird über einen Seitenast retrograd gefüllt (A. mesenterica inferior oder Lumbalarterien)
IIa	Ein-Gefäß-Endoleak
IIb	Zwei- oder Mehr-Gefäß-Endoleak
III	Endoleak aufgrund eines Prothesendefekts
IIIa	Leckage über Verbindungsstellen (z. B. bei Stentdislokation)
IIIb	Brüche oder Löcher der Prothese
IV	Poröse Endoprothese mit schon initialem Endoleak durch die Prothesenwand
V	Endotension (Wachstum des Aneurysmasacks ohne sichtbares Endoleak)

Nachsorge

Exemplarisches Vorgehen

- CT-Angiografie (CTA) innerhalb von drei Monaten, wenn intraoperative Abschlussangiografie unauffällig war
- Bei unauffälliger CTA Duplex-/Kontrastmittelsonografie (CEUS) nach zwölf Monaten
- Anschließend jährliche Kontrollen (Duplexsonografie/CEUS), alle drei bis fünf Jahre CT-Angiografie oder bei unklarem Ultraschallbefund oder Aneurysmasackwachstum
- Ideal: Schrumpfen des Aneurysmasacks

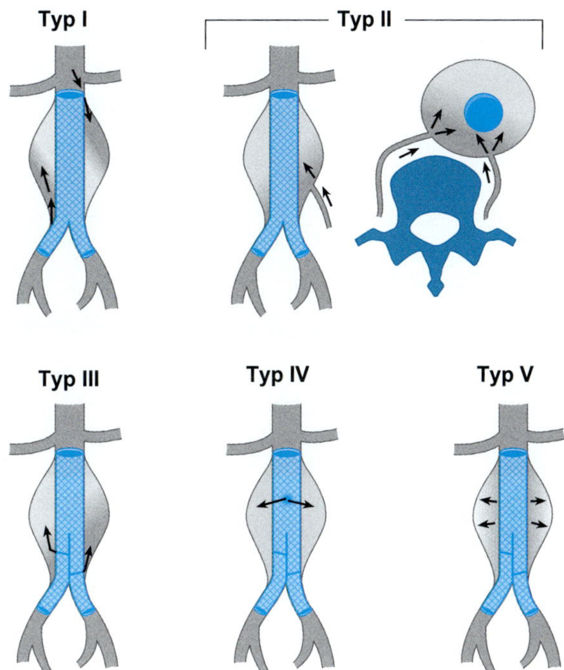

Abb. 7.7 Endoleak-Typen nach EVAR. [L141]

- Persistierendes Endoleak Typ II bei stabiler Aneurysmagröße ist zunächst akzeptabel
- Wachstum des Aneurysmas und Endoleaks Typ I oder III müssen zeitnah behandelt werden

Kontrastmittelsonografie (CEUS)

Für die CEUS sind eine spezielle Gerätesoftware sowie ein versierter Untersucher notwendig. Grundlage ist das Einbringen gasgefüllter Mikrobläschen in die Blutbahn. In Deutschland wird für diese Indikation ausschließlich SonoVue® der Firma Bracco verwendet (enthält Sulphurhexafluorid).

Die Mikrobläschen verbleiben ausschließlich in der Blutbahn und werden letztlich ausgeatmet. Treffen Ultraschallwellen auf die Bläschen, oszillieren diese und heben dadurch die Kontrastierung des Blutflusses an. Somit können auch kleinste Blutflüsse (Endoleak) in einem Aneurysmasack in Echtzeit konstatiert werden.

Vorteil dieser Untersuchung ist der Gebrauch von nichtnephrotoxischem Kontrastmittel und der Verzicht auf eine Strahlenbelastung durch eine Computertomografie.

Vor Durchführung wird der Patient schriftlich über das Vorgehen und die möglichen **Komplikationen** aufgeklärt. Komplikationen sind sehr selten (u. a. allergische/anaphylaktische Reaktion in 1 von 10 000 Fällen). Trotzdem sollte die Untersuchung nur in einem Setting durchgeführt werden, in dem die Komplikationen unmittelbar behandelt werden können.

Absolute Kontraindikationen für CEUS sind eine Überempfindlichkeit gegen den Wirkstoff oder seine Bestandteile, ein bekannter Rechts-links-Shunt, eine schwere pulmonal-arterielle Hypertonie oder ein unkontrollierter systemischer Blutdruck sowie ein akutes Atemnotsyndrom (ARDS).

Bei Myokardinfarkt oder Angina pectoris innerhalb der letzten sieben Tage, nach kürzlich erfolgter Koronarintervention, schwerer Herzinsuffizienz oder Herzrhythmusstörungen sollte SonoVue® nur mit Vorsicht angewendet werden.

Vorgehen

Die Injektion erfolgt über einen peripheren Zugang mit Dreiwegehahn. Für die Untersuchung wird ein Sektorschallkopf verwendet. Das Aneurysma und die Prothese werden im B-Mode dargestellt und eine

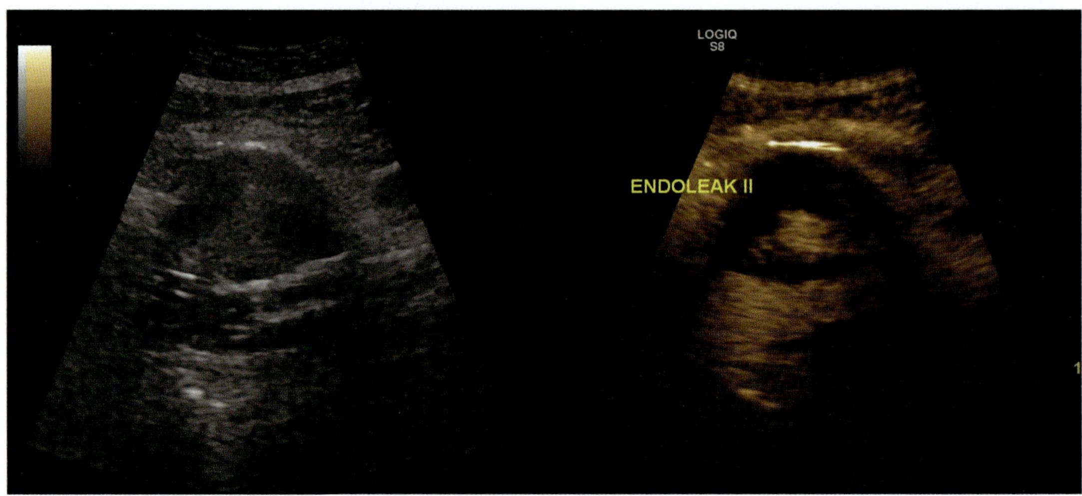

Abb. 7.8 CEUS mit gleichzeitiger Aufnahme im B-Mode. Links: B-Bild ohne Endoleak-Nachweis. Recht: kontrastmittelgestütztes Bild mit Nachweis eines Endoleaks Typ IIa. [T1316]

farbkodierte Duplexsonografie durchgeführt zur Bestimmung des Durchmessers, Dokumentation der Flussprofile im Stentgraft und ggf. bereits zur Detektion von Endoleaks im Aneurysmasack (➤ Abb. 7.8).

Zu Beginn wird 1 ml SonoVue® injiziert, zusätzlich werden bolusartig 10 ml 0,9%iger Kochsalzlösung verabreicht. Der Timer läuft ab der Injektion mit.

7

TIPP

Da es sich um eine dynamische Untersuchung handelt, macht es Sinn, die Untersuchung teilweise auch mittels Videoaufzeichnung zu dokumentieren.

Das Kontrastmittel flutet nach ca. 20 Sekunden an, nun ist für zwei bis drei Minuten eine gute sonografische Untersuchung möglich:

- Beginn im Transversalschnitt und Darstellung des aortoiliakalen Stents und des Aneurysmasacks.
- Schnell anflutendes Kontrastmittel im Aneurysmasack spricht für ein Endoleak Typ I oder III.
- Endoleaks Typ II (am häufigsten) erscheinen deutlich später durch den retrograden Fluss aus der A. mesenterica inferior oder aus Lumbalarterien.
- Lokalisation des Endoleaks im Transversalschnitt (ventral oder dorsal des Stentgrafts).
- Dopplersonografisch kann hier nicht selten Zu- und Abstrom eines Endoleaks bestimmt werden, was im Verlauf therapierelevant werden kann.
- Nach ca. 5 Minuten vollständige Eliminierung des Kontrastmittels aus dem Körper.

LITERATUR

Deutsche Gesellschaft für Gefäßchirurgie und Gefäßmedizin – Gesellschaft für operative, endovaskuläre und präventive Gefäßmedizin e.V. (DGG) et al. S3-Leitlinie zu Screening, Diagnostik, Therapie und Nachsorge des Bauchaortenaneurysmas. AWMF-Reg.-Nr. 004/014. Aus: https://register.awmf.org/assets/guidelines/004-014l__S3_Bauchaorten-aneurysma_2018-08.pdf (letzter Zugriff: 07.03.2023).

Gemeinsamer Bundesausschuss. Richtlinie des Gemeinsamen Bundesausschusses über die Gesundheitsuntersuchungen zur Früherkennung von Krankheiten (Gesundheitsuntersuchungs-Richtlinie). Aus: www.g-ba.de/downloads/62-492-2383/GU-RL_2020-11-20_iK-2021-02-12.pdf. (letzter Zugriff: 24.4.2023).

Kondov S. Inferior mesenteric artery diameter and number of patent lumbar arteries as factors associated with significant type 2 endoleak after infrarenal endovascular aneurysm repair. Interact Cardiovasc Thorac Surg. 2022; 35(1): ivac016.

Oderich GS et al. Reporting standards for endovascular aortic repair of aneurysms. J Vasc Surg. 2021; 73: 4S–52S.

Pfister K et al. Kontrastmittelsonographie nach EVAR Technische Voraussetzung, Durchführung und Beurteilung aus praktischer Sicht. Gefäßchirurgie. 2013; 18: 722–727.

Rylski B et al. Fenestrated and branched aortic grafts – patency, perioperative mortality, and spinal ischemia. Dtsch Arztebl Int. 2015; 112: 816–822.

Svensjö S et al. Screening for abdominal aortic aneurysm in 65-year-old men remains cost-effective with contemporary epidemiology and management. Eur J Vasc Endovasc Surg. 2014; 47(4): 357–365.

7.2 Thorakales Aortenaneurysma

7.2.1 Definition

Ein deszendierendes thorakales Aortenaneurysma ist am Abschnitt der Aorta zwischen dem Abgang der A. subclavia links und dem Diaphragma lokalisiert. Der normale Gefäßdurchmesser beträgt hier geschlechtsabhängig 2,4–2,9 cm. Von einem Aortenaneurysma spricht man, wenn der Durchmesser 50 % über dem normalen Durchmesser liegt.

Thorakoabdominelle Aortenaneurysmen können Abschnitte oder die gesamte Aorta betreffen und werden nach der Crawford-Klassifikation (modifiziert nach Safi) eingeteilt. Bei elektiver endovaskulärer Versorgung sollte die Behandlung mehrzeitig erfolgen, um z. B. eine Kollateralbildung zum Schutz vor einer spinalen Ischämie zu ermöglichen. Hier kommen Kombinationen der endovaskulären Therapie der thorakalen Aorta, der abdominellen Aorta und zur Verbindung der beiden komplexe EVAR-Prozeduren mit Anbindung der Viszeralarterien zum Einsatz (➤ Abb. 7.6, ➤ Kap. 7.1.6).

7.2.2 Epidemiologie

Das Aortenaneurysma der deszendierenden Aorta hat in Deutschland eine Inzidenz von 6–10,4/100 000 Einwohnern/Jahr. Die Rupturrate wurde in einer schwedischen Kohorte mit 5/100 000 Einwohnern/Jahr bei einem mittleren Alter von 70 Jahren (Männer) bzw. 72 Jahren (Frauen) benannt. Da beim nichtrupturierten thorakalen Aortenaneurysma oft keine Symptome auftreten, ist die Diagnose häufig ein Zufallsbefund im Rahmen einer radiologischen Diagnostik aufgrund einer anderen Indikation.

7.2.3 Diagnostik

CTA

Die CT-Aortografie ist der Gold-Standard für Diagnose und Therapieplanung. Die Untersuchung wird in Dünnschichtmethode (Schichten ≤ 1 mm) und EKG-getriggert (weniger Bewegungsartefakte) durchgeführt. Hierdurch ist eine dreidimensionale Darstellung und Messung (Durchmesser, Therapieplanung) möglich.

7.2.4 Therapie

Konservative Therapie

Bei einem asymptomatischen Aneurysma mit einem Durchmesser < 6 cm erfolgt eine konservative Therapie mit Blutdruckeinstellung und regelmäßigen Kontrollen. Die Rupturrate korreliert mit dem Durchmesser und liegt bei einem Durchmesser von 6 cm bei 10 % pro Jahr. Die Dreijahresüberlebensrate bei einem Durchmesser > 6 cm beträgt ca. 20 %.
Indikationen zur definitiven Therapie:

- Durchmesser > 6 cm
- Symptomatik
- Ruptur

Ein endovaskuläres Vorgehen ist im Vergleich zur offenen Operation mit einer geringeren Mortalität, geringeren neurologischen Komplikationen und einem kürzeren Krankenhausaufenthalt verbunden.

Offen-operative Therapie

Die offen-operative Therapie erfolgt bei geeigneten Patienten, die für ein endovaskuläres Verfahren nicht infrage kommen und sollte in entsprechenden Zentren durchgeführt werden. Bei Patienten mit genetisch bedingten Pathologien (z. B. Marfan-Syndrom) sollte die offene Operation bevorzugt werden. Ein endovaskuläres Vorgehen kann im Notfall oder bei Rezidiveingriffen erwogen werden.

TEVAR (thorakale endovaskuläre Aneurysmareparatur)

Ähnlich dem Vorgehen beim abdominellen Aortenaneurysma werden über einen transfemoralen Zugang Stentgrafts eingeführt und unter Bildwandlerkontrolle platziert. Da die Stentgrafts für die deszendierende thorakale Aorta eine Rohrstruktur besitzen, ist lediglich eine großlumige Schleuse erforderlich. Der zweite Zugang wird nur für die Durchführung einer DSA benötigt.

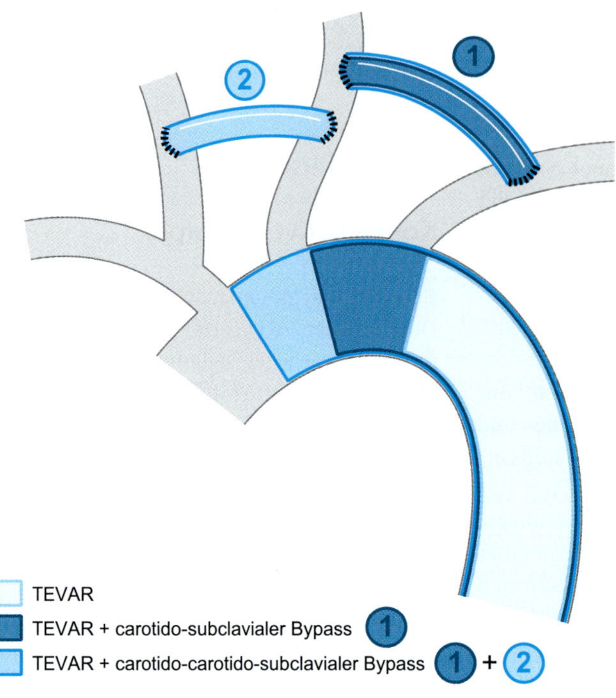

Abb. 7.9 Schaffung einer Landungszone im Aortenbogen vor TEVAR. [L141]

Da die thorakale Aorta einen größeren Durchmesser als die abdominelle Aorta besitzt, wird zumeist ein 7 F Pigtail-Katheter genutzt. Somit reicht eine 7 F Schleuse transfemoral oder -brachial als zweiter Zugang aus. Der Durchmesser der thorakalen Aorta verjüngt sich im Verlauf. Deswegen bieten manche Hersteller Stentgrafts mit unterschiedlichen Durchmessern am proximalen und distalen Ende an (Tapered Stentgraft).

Um eine ausreichende Landungszone zu erhalten, kann es erforderlich sein, diese operativ (➤ Abb. 7.9) oder endovaskulär zu schaffen. Im Notfall kann der Abgang der linken A. subclavia mit dem Stentgraft überdeckt werden. Oder es erfolgt eine direkte Versorgung durch ein Debranching mittels Bypass (A. carotis communis – A. subclavia, elektiv bereits vor TEVAR), eine Versorgung in Chimney-Technik oder eine in situ Fenestrierung (z. B. Ankura + FuThrough®). Bei fehlender Ischämiesymptomatik des Arms kann hiervon auch zunächst Abstand genommen werden.

Vorbereitung

Anatomie und Besonderheiten merken:
- Truncus bicaroticus
- Abgang A. vertebralis links aus dem Aortenbogen
- Höhe des Truncus coeliacus
- Zugangsgefäße beachten (A. femoralis communis, A. iliaca communis und externa, Schleusengröße 16–26 F möglich)

Vorgehen

- Ultraschallgesteuerte Punktion der A. femoralis communis, über welche der Stentgraft implantiert werden soll
- Zwei Verschluss-Systeme vorlegen (Abbott Perclose®: 1. und 2. System müssen unterscheidbar sein) oder Distanz Arterie – Hautniveau (Teleflex Manta®) ausmessen
- 9F-Schleuse in Seldinger-Technik einführen

TIPP

Alternativ kann die A. femoralis communis freigelegt werden (➤ Kap. 7.1.6).

- Auf der Gegenseite wird ein kleiner Zugang benötigt, abhängig von der Wahl des Pigtail-Katheters (5 F oder 7 F). Bei großen Lumen der thorakalen Aorta kann ein 7 F Pigtail-Katheter hilfreich sein.
- Bolusgabe Heparin 5 000 IE i. v. (ggf. vor Punktion der zweiten Seite)
- Hydrophilen Führungsdraht in den Aortenbogen vorschieben
- Über einen Katheter (z. B. Pigtail-Katheter) den hydrophilen Führungsdraht gegen einen steifen Draht austauschen
- Pigtail-Katheter über die Gegenseite und einen Führungsdraht im Aortenbogen platzieren
- Bei elongierten Beckenarterien evtl. Durchzugsdraht nötig
- Ausrichten des C-Bogens (meist 45–80° LAO)
- Angiografie in Atemstillstand

CAVE

Kommando zum Weiteratmen nicht vergessen!

- Relevante Strukturen markieren: Truncus brachiocephalicus, A. carotis communis links, A. subclavia links; Pigtail-Katheter zurückziehen

TIPP

Um ein Zurückweichen des teilweise freigesetzten Stentgrafts (proximales Stentgraftende an der Spitze des Delivery-Systems verschlossen, „tip-capture-mechanism") zu vermeiden, kann vor dem Freisetzen eine Hypotonie (RR_{syst} 80 mmHg) oder ein Rapid Pacing angestrebt werden. Bei Prothesen, die direkt aufspringen, muss dies nicht erforderlich sein.

- Hauptkörper ausrichten und freisetzen
- Ggf. Verlängerung einführen und freisetzen

TIPP

Liegen keine verjüngenden Stentgrafts vor, kann dieser Effekt durch mehrere Stentgrafts unterschiedlichen Durchmessers erzielt werden. Hierbei wird zunächst die Prothese mit dem geringsten Durchmesser implantiert und aus dieser heraus, mit ausreichender Überlappungszone, der Stentgraft mit dem größeren Durchmesser.

- Erneut Pigtail-Katheter platzieren, dieser sollte vor dem proximalen Stentgraftende liegen, um ein evtl. vorhandenes Endoleak Typ I darzustellen
- Abschluss-Angiografie in Atemstillstand
- Weiteratmen lassen
- Beurteilung der Angiografie
- Interventionsmaterial entfernen
- Punktionsstellen nacheinander verschließen, entsprechend dem gewählten Verschluss-System, oder Ausklemmen der Arterien und Verschluss der Arteriotomie durch Einzelknopfnähte oder fortlaufende Naht
- Duplexsonografie:
  - Pulsationen peripher der Punktionsstelle
  - Aneurysma spurium
  - Stenose
- Steriler Pflasterverband, Druckverband

Komplikationen

Die **spinale Ischämie** ist eine für den Patienten einschneidende Komplikation, die sich in einer Paraparese bzw. Paraplegie äußern kann. Diese tritt wahrscheinlich in 2–6 % der Fälle auf und entsteht durch den Verschluss der Spinalarterien durch Verlegen der Abgänge. Das Risiko für eine spinale Ischämie steigt mit der Länge des implantierten Aortenstentgrafts (mehrzeitige Sanierung erwägen). Die intraoperative Überwachung kann mittels SSEP (somatosensorisch evozierte Potenziale) und MEP (motorisch evozierte Potenziale) erfolgen. Eine Hypotonie sollte zur ausreichenden Perfusion der Kollateralen vermieden werden (MAD > 80 mmHg).

Sonstige Komplikationen entsprechen im Wesentlichen denen der abdominellen EVAR (➤ Kap. 7.1.6, ➤ Tab. 7.3, ➤ Abb. 7.7).

Nachsorge

Die Nachsorge erfolgt mittels postoperativem CT während oder kurz nach dem stationären Aufenthalt. Anschließend sollte bei symptomlosem Verlauf jährlich ein CT durchgeführt werden.

LITERATUR

Riambau V et al. Management of Descending Thoracic Aorta Diseases: Clinical Practice Guidelines of the European Society for Vascular Surgery (ESVS). Eur J Vasc Endovasc Surg. 2017; 53: 4–52.

7

7.3 Inflammatorisches Aortenaneurysma

7.3.1 Definition

Das inflammatorische Aneurysma ist zu 90 % abdominell lokalisiert. Pathognomonisch lässt sich eine zirkuläre Wandverdickung konstatieren. Eine retroperitoneale Fibrose mit eventueller Adhäsion benachbarter Organe kann ebenfalls vorliegen. Sind die Ureteren beteiligt, liegt häufig ein beidseitiger Harnaufstau vor.

7.3.2 Ursache

- Idiopathisch
- Als Folge einer ausgeprägten Arteriosklerose
- IgG4-assoziierte Autoimmunerkrankungen
- Folge einer strahlentherapeutischen Behandlung

7.3.3 Epidemiologie

Es kommt bei 15 % aller abdominellen Aortenaneurysmen vor, wobei insbesondere Männer > 60 Jahre betroffen sind.

TIPP

Im Gegensatz zum inflammatorischen Aneurysma betrifft die retroperitoneale Fibrose (Morbus Ormond), als eigenständiges Krankheitsbild, meist Männer < 40 Jahre und häufig liegt hierbei auch kein Aneurysma vor.

7.3.4 Symptomatik

CAVE

Eine spezifische Symptomatik kann fehlen, sodass erst im Rahmen von Routinekontrollen das inflammatorische Aneurysma auffällt.

Folgende Symptome können vorliegen:
- Fieber oder subfebrile Temperaturen
- Ungewollter Gewichtsverlust
- Abgeschlagenheit
- Rücken und Flankenschmerzen

7.3.5 Diagnostik

Labordiagnostik

- U. a. Erhöhung des CRP-Werts und der BSG
- Unauffälliges Procalcitonin
- Differenzialdiagnostisch Erhöhung von IgG4

Hinweis auf Beteiligung der Nieren und Harnleiter:
- Verschlechterung der GFR
- Leukozyturie, Hämaturie

B-Bild-Sonografie

- Die echoarme Außenschicht der Bauchaorta ist meist gut von der eigentlichen Aortenwand abgrenzbar (➤ Abb. 7.10).
- Bei zugrundeliegender Arteriosklerose ist die verkalkte Aortenwand sehr gut darstellbar.
- Harnaufstau bei Befall der Ureteren.

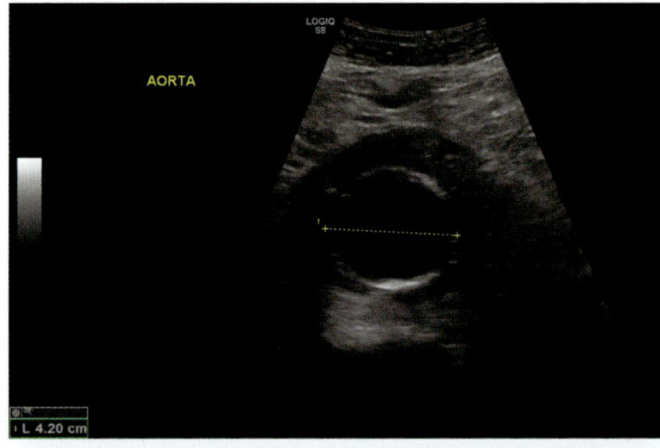

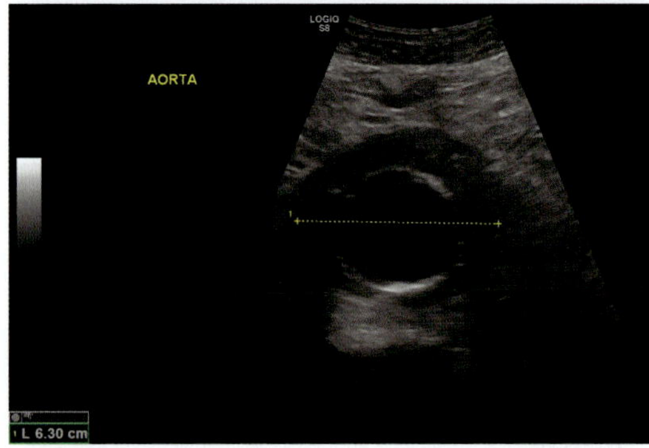

Abb. 7.10 B-Mode Darstellung bei inflammatorischem Bauchaortenaneurysma: Messung des Durchmessers ohne (oben, 4,2 cm) und mit der echoarmen Außenschicht (unten, 6,3 cm). [T1316]

7

CTA

Meist kann hier eine deutliche Kontrastmittelaufnahme in die Gefäßwand gezeigt werden (CT-Schichtdicke 1 mm).

MRA

Black-Blood-Sequenzen bilden primär die eigentlichen Gefäßwände ab und nicht den Blutfluss. Diese Sequenzen eignen sich gut, um entzündliche Gefäßwandveränderungen zu detektieren.

PET-CT

Bei unklaren Befunden kann hier durch Anreicherung von 18-Flourodesoxyglukose eine bildliche Darstellung der entzündlichen Aortenwand erzielt werden.

7.3.6 Therapie

Konservative Therapie

Glukokortikoide p. o. stellen die Therapie der Wahl dar. Man kann mit 1 mg/kg KG starten und sollte die Dosis über ca. vier Wochen beibehalten. Hiernach empfiehlt sich eine vorsichtige Dosisreduktion auf ca. 5 mg/d. Eine Kombination mit **Cyclophosphamid** ist ebenfalls möglich. Bei Beteiligung der Harnleiter muss eine urologische Vorstellung erfolgen, ggf. ist eine Anlage von Harnleiterschienen notwendig.

Operation und endovaskuläre Sanierung (EVAR)

- Vergleichbare Indikationen wie beim AAA (Größe/Symptomatik)
- Begleitend immer Immunsuppression
- Prinzipiell bevorzugt: EVAR (➤ Kap. 7.1.6)
- Bei offener OP mit Implantation einer Rohrprothese an den Anastomosen nicht selten inflammatorisch bedingte Entwicklung eines Nahtaneurysmas

7.3.7 Nachsorge

Ähnlich wie beim AAA wird eine sonografische Kontrolle empfohlen. Je nach Größe und Therapie kommen auch hier alle anderen Verfahren (CT, CEUS) infrage.

LITERATUR

Diller M et al. IgG4-assoziierte Erkrankungen. Z Rheumatol. 2016; 75: 575–579.

Töpel I et al. Entzündliche Erkrankungen der Aorta. Gefäßchirurgie. 2014; 19(2): 169–180.

Warnatz K et al. Morbus Ormond und inflammatorisches Bauchaortenaneurysma – eine Vaskulitis? Z Rheumatol. 2003; 62: 118–119.

7.4 Mykotisches Bauchaortenaneurysma

7.4.1 Definition und Ursache

Hierunter werden alle Aneurysmen der Bauchaorta zusammengefasst, die im Zusammenhang mit einer bakteriellen Aortitis entstanden sind. Lokalisiert ist es am häufigsten juxtarenal. Die bakterielle Infektion führt zu einer ischämischen Destruktion der Aortenwand mit rascher Ausbildung eines Aneurysmas. Der Name leitet sich von der häufig pilzartigen Morphologie ab. In der Mehrzahl der Fälle finden sich als auslösende Erreger *Staphylococcus aureus, Streptococcus pneumoniae, Bacteroides fragilis*, Salmonellen, *Pseudomonas aeruginosa* und *Escherichia coli*.

7.4.2 Epidemiologie

Das mykotische Bauchaortenaneurysma macht etwa 2 % der Aortenaneurysmen aus.

7.4.3 Symptomatik

- Fieber
- Abdominelle Schmerzen
- Neu aufgetretene Rückenschmerzen

7.4.4 Diagnostik

Die Seltenheit der Erkrankung erschwert eine rasche Diagnosestellung. Eine Befundkonstellation mit Fieber, abdominellen Beschwerden, erhöhten laborchemischen Entzündungswerten und Nachweis eines Aortenaneurysmas erfordert umgehend eine weitergehende Diagnostik

Labordiagnostik

- Leukozytose mit Linksverschiebung
- CRP und Procalcitonin erhöht
- Erregernachweis in seriell abgenommenen Blutkulturen

B-Bild-Sonografie

Es zeigt sich eine diffuse Verdickung der Bauchaortenwand, im Gegensatz zur zirkulären Verdickung bei einer Vaskulitis.

CTA

- Schichtdicke 1 mm
- Deutliche Verdickung der Aortenwand
- Ggf. auch Lufteinschlüsse als Zeichen einer Abszedierung

PET-CT

- Bildliche Darstellung der entzündlichen Aortenwand durch Anreicherung von 18-Flourodesoxyglukose
- Insbesondere zum Nachweis infizierter Gefäßprothesen geeignet

7.4.5 Therapie

Es erfolgt immer eine kalkulierte und anschließend antibiogrammgerechte Antibiotikatherapie über ca. vier Wochen. Die lokale Sanierung kann unterschiedlich angegangen werden.

Eine Möglichkeit ist die Resektion des infizierten Aortenabschnitts, Blindverschluss der Aorta proximal und distal und die Implantation eines **axillobifemoralen Bypasses** (➤ Kap. 9.2.6). Um die Ischämiezeit gering zu halten, sollte möglichst der axillofemorale Bypass zuerst implantiert werden. Es besteht das Risiko einer Aortenstumpfinsuffizienz/-ruptur.

Eine weitere Möglichkeit ist die lokale **Rekonstruktion mit autologer Vene** (V. femoralis superficialis): Bei Beteiligung der Aortenbifurkation und nicht ausreichendem Venenmaterial ist eine aortomonoiliakale Sanierung möglich mit anschließender Anlage eines Cross-over-Bypasses. Auch ausreichend große **bovine Patche** (z. B. 10 × 15 cm) können hierfür verwendet werden. Durch eine Naht oder ein Klammernahtgerät (Linear-Stapler) wird eine Rohr- oder Bifurkationskonfiguration erstellt.

Oder es wird eine mit **Antibiotikum (Rifampicin) getränkte (silber beschichtete) Kunststoffprothese** implantiert.

Eine weitere Alternative ist die Implantation eines **Homograft** (Leichenaorta), zumeist werden kryokonservierte Leichenarterien (DMSO) verwendet:

- Keine Immunsuppression erforderlich
- Thrombozytenaggregationshemmung ausreichend (z. B. ASS 1 × 100 mg/d)
- Risiko der Degeneration
- Nicht immer verfügbar

Im Notfall (Ruptur) ist eine endovaskuläre Sanierung (EVAR) möglich.

7.4.6 Nachsorge

Regelmäßige Kontrollen mittels Duplexsonografie und CT-Aortografie, je nach Rekonstruktion.

LITERATUR

Deutsche Gesellschaft für Gefäßchirurgie und Gefäßmedizin – Gesellschaft für operative, endovaskuläre und präventive Gefäßmedizin e. V. (DGG) et al. S3-Leitlinie zu Screening, Diagnostik, Therapie und Nachsorge des Bauchaortenaneurysmas. AWMF-Reg.-Nr. 004/014. Aus: https://register.awmf.org/assets/guidelines/004-014l__S3_Bauchaortenaneurysma_2018-08.pdf (letzter Zugriff: 07.03.2023).

7.5 Penetrierendes Aortenulkus (PAU)

7.5.1 Definition

Unter einem penetrierenden Aortenulkus versteht man einen Defekt der Intima der Aorta. Der Defekt penetriert mehrere Schichten der Aortenwand und kann diese auch vollständig perforieren. Eine bestehende Schädigung der Aortenwand, z. B. durch eine Arteriosklerose, kann hier ursächlich sein.

7.5.2 Epidemiologie

Am häufigsten sind ältere Männer betroffen, weitere Risikofaktoren sind arterielle Hypertonie, Nikotinabusus, KHK sowie andere Risikofaktoren für Arteriosklerose.

7.5.3 Symptomatik

Ein großer Anteil wird als symptomloser Zufallsbefund im Rahmen einer CT diagnostiziert. Kommt es zu Symptomen, sind es meist starke, stechende, thorakale oder abdominelle Schmerzen, die in den Rücken oder zwischen die Schulterblätter ausstrahlen können.

7.5.4 Diagnostik

Duplexsonografie

Bei guter Beschallbarkeit können PAU der abdominellen Aorta diagnostiziert werden. Sind diese noch klein, können sie jedoch leicht übersehen werden.

CTA

Die CTA ist das Mittel der Wahl zur Detektion und Therapieplanung thorakaler und abdomineller PAU.

7.5.5 Therapie

Konservative Therapie

Kleine, asymptomatische PAU können konservativ behandelt werden. Eine konsequente Blutdruckeinstellung und regelmäßige engmaschige Kontrollen sollten hierbei angestrebt werden.

Invasive Therapie

Diese entspricht der Therapie des Aortenaneurysmas der thorakalen (➤ Kap. 7.2.4) und abdominellen Aorta (➤ Kap. 7.1.6).

7.6 Aortendissektion (Stanford Typ B)

7.6.1 Definition

Allgemein wird eine Aortendissektion definiert als ein Reißen der medialen Aortaschicht mit Einblutung entlang der aortalen Wand und konsekutiver Trennung der Wandschichten mit Ausbildung eines echten und eines falschen Lumens.

Neben der DeBakey-Einteilung hat sich insbesondere die Klassifikation nach **Stanford** durchgesetzt (➤ Abb. 7.11). Stanford-A-Dissektionen betreffen die aszendierende Aorta. Bei einer Dissektion vom Typ B kommt es zu einem Einriss in der Intima distal des Abgangs der linken A. subclavia.

Eine andere Einteilung der Aortendissektionen orientiert sich am zeitlichen Verlauf (➤ Tab. 7.4).

7.6.2 Ätiologie

Am häufigsten liegt der Dissektion eine Arteriosklerose zugrunde. Ein penetrierendes Ulkus (plaquebedingt) kann insbesondere im Bereich der Aorta descendens zur Ausbildung eines intramuralen Hä-

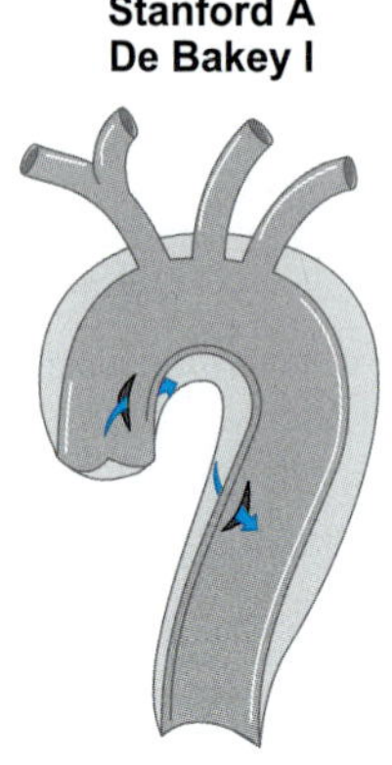

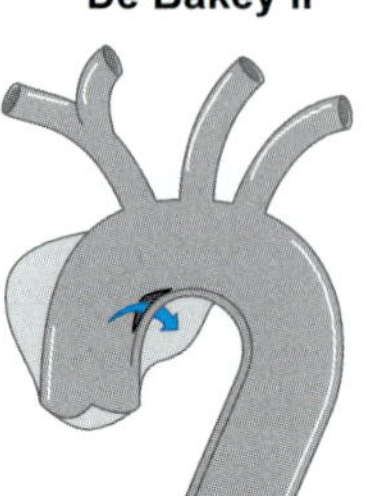

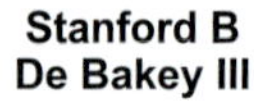

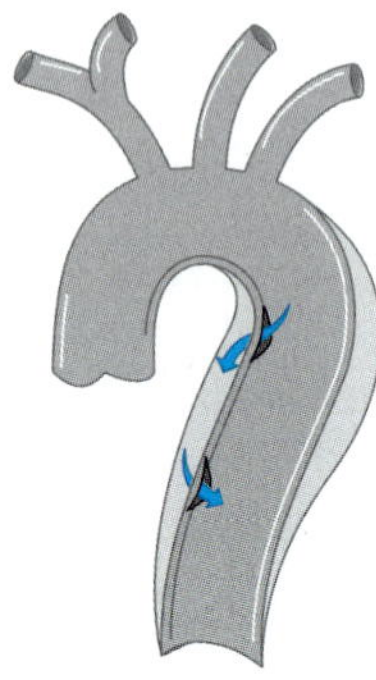

Abb. 7.11 Klassifikation der Aortendissektionen. [L106]

Tab. 7.4 Einteilung der Aortendissektionen anhand des zeitlichen Verlaufs

Einteilung	Zeit seit Einsetzen der Symptome
Akut	< 2 Wochen
Subakut	2–6 Wochen
Chronisch	> 6 Wochen

matoms (IMH) im Bereich der Media und auch zu einer Dissektion führen. Vaskulitiden oder angeborene Bindegewebserkrankungen wie das Marfan-Syndrom können ebenfalls eine Aortendissektion verursachen. Eine iatrogene Dissektion kann z. B. durch Kathetereingriffe hervorgerufen werden.

7.6.3 Epidemiologie

Aortendissektionen vom Typ Stanford B machen ca. 20 % aller Aortendissektionen aus. Die meisten Patienten sind über 50 Jahre alt. Bei Dissektionen auf dem Boden einer Bindegewebserkrankung liegt der Altersgipfel bei ca. 30 Jahren. Männer sind etwa dreimal häufiger betroffen als Frauen.

7.6.4 Symptomatik

Die Betroffenen berichten von starken Schmerzen zwischen den Schulterblättern, Rückenschmerzen, aber auch abdominellen Schmerzen.

7.6.5 Komplikationen

- Aortenruptur
- Organ- und Extremitäten-Malperfusion durch Kompression des wahren Lumens (Druck im falschen Lumen ist höher als der im wahren Lumen, ➤ Abb. 7.14)
- Spinale Ischämie
- Retrograde Typ-A-Dissektion
- Eine rasche Vergrößerung des Aortendurchmessers bis hin zur Ausbildung eines behandlungsbedürftigen Aneurysma dissecans
- Ein nicht beherrschbarer Schmerz

7.6.6 Diagnostik

Anamnese

- Aortale Eigenanamnese und Familienanamnese
- Schmerzanamnese
- Kardiovaskuläre Risikofaktoren
- Frage nach vorausgegangenen Kathetereingriffen

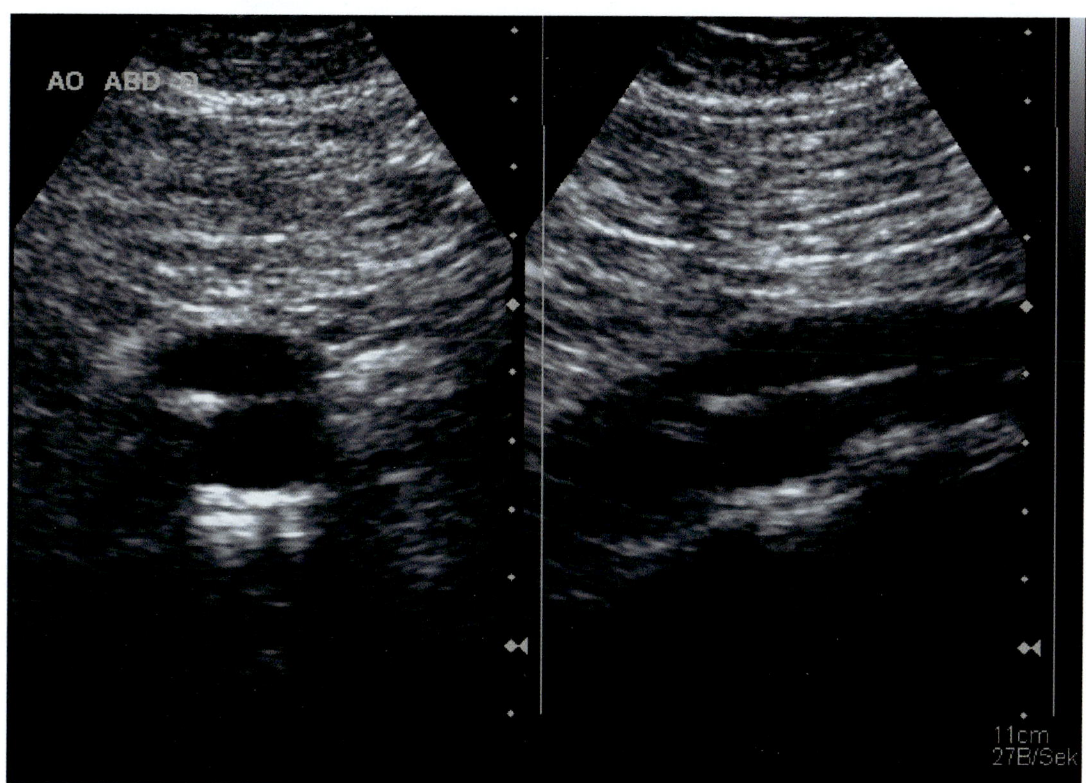

Abb. 7.12 B-Bild-Darstellung im Quer- (links) und Längsschnitt (rechts) bei älterer Dissektion der Bauchaorta. In der Mitte des Gefäßes sieht man die echoreiche Dissektionsmembran. [T1316]

Klinische Untersuchung

Umfassende klinische Untersuchung mit insbesondere der Frage nach einem neu aufgetretenen Pulsdefizit an den Extremitäten.

Laboruntersuchung

D-Dimer-Tests weisen eine hohe Sensitivität von 94 % auf, ihre Spezifität liegt allerdings bei 40–100 %. Bei „negativem" D-Dimer-Test ist eine Aortendissektion unwahrscheinlich, jedoch nicht ausgeschlossen.

FKDS

In der B-Bildsonografie kann ggf. eine Dissektionsmembran konstatiert werden. Bei älteren Dissektionen ist diese meist sehr echoreich (➤ Abb. 7.12).

Unter Hinzunahme des Farbdopplers und der Ableitung der Dopplerfrequenzspektren ist eine Aussage über die Perfusion der beiden Lumina möglich (➤ Abb. 7.13).

CT-Aortografie

Die CT-Aortografie ist die Standarduntersuchung zur Beurteilung einer Dissektion. Hierbei können das Ausmaß der Dissektion, die Arterienabgänge (z. B. A. subclavia links), ein Entry und ggf. Re-Entry sowie die Perfusionsverhältnisse im Allgemeinen beurteilt werden. Zusätzlich können die Zugangsgefäße (z. B. A. iliaca communis und externa) für eine etwaige endovaskuläre Therapie ausgemessen werden (➤ Abb. 7.14).

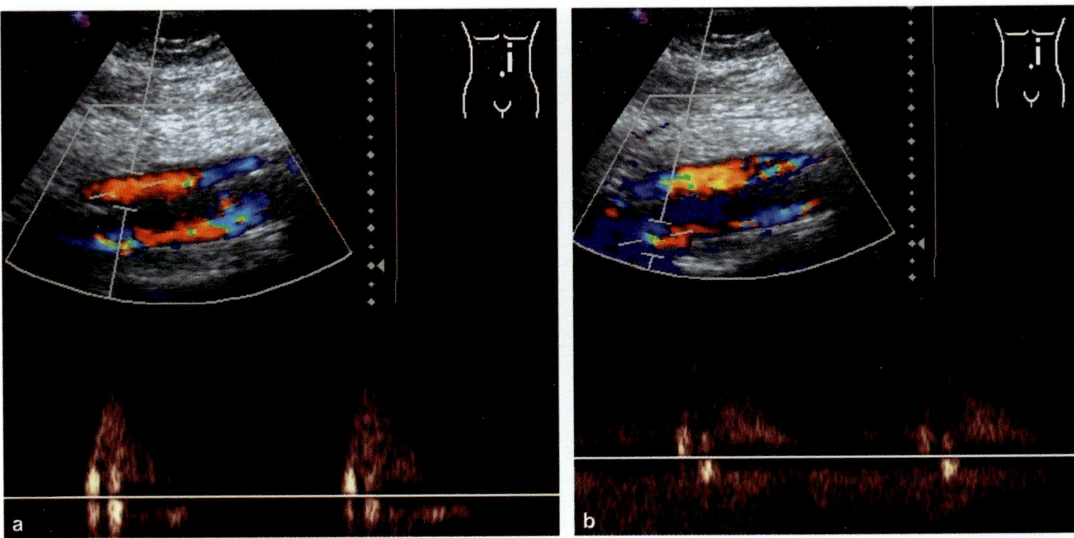

Abb. 7.13 Farbkodierte Duplexsonografie bei Dissektion der Bauchaorta, pulse-waved dopplersonografische Ableitung beider Lumina. [T1316]

7.6.7 Therapie

Die Therapie erfolgt grundsätzlich stadienangepasst.
Akute komplizierte Typ-B-Dissektion:

- TEVAR
- Offene Sanierung
- Endovaskuläre Fenestration

Akute unkomplizierte Typ-B-Dissektion:

- Best Medical Treatment (BMT)
- TEVAR, wenn:
  - Primäres Entry > 10 mm
  - Primäres Entry an der inneren Kurvatur
  - Gesamtdurchmesser > 40 mm
  - Durchmesser des falschen Lumens > 25 mm

Subakute Typ-B-Dissektion:

- BMT
- TEVAR

Chronische Typ-B-Dissektion:

- BMT
- TEVAR, wenn:
  - Absoluter Durchmesser > 55 mm
  - Schnelles Wachstum von mehr als 10 mm/J.
  - Rezidivierende Brust-/Rückenschmerzen (fehlende andere Genese)
  - Malperfusion

Konservative Therapie

Sie ist die Therapie der Wahl bei unkomplizierter, akuter Typ-B-Aortendissektion und sollte überwacht auf einer Intensiv- oder Intermediate-Care-Station erfolgen.

Die konservative Behandlung besteht zunächst in einer ausreichenden Schmerztherapie. Des Weiteren sollte in der akuten Phase der systolische Blutdruck auf 100–120 mmHg gesenkt werden (wenn es vom Patienten toleriert wird). Anschließend sollte dauerhaft ein Blutdruck von 130/80 mmHg angestrebt werden. β-Blocker, Kalziumkanalantagonisten und/oder Renin-Angiotensin-Inhibitoren sind hierfür zu bevorzugen. Elektive CT-Kontrollen sollten nach sieben Tagen, nach sechs Wochen und nach zwölf Monaten erfolgen, anschließend jährlich. Bei Beschwerden erfolgt eine CT-Kontrolle selbstverständlich außerhalb dieses Rhythmus.

Invasive Therapie

Bei Anzeichen für einen komplizierten Verlauf oder bei einem hohen Risiko für aortale Komplikationen ist eine invasive Therapie in Form einer **endovaskulären Sanierung** indiziert.

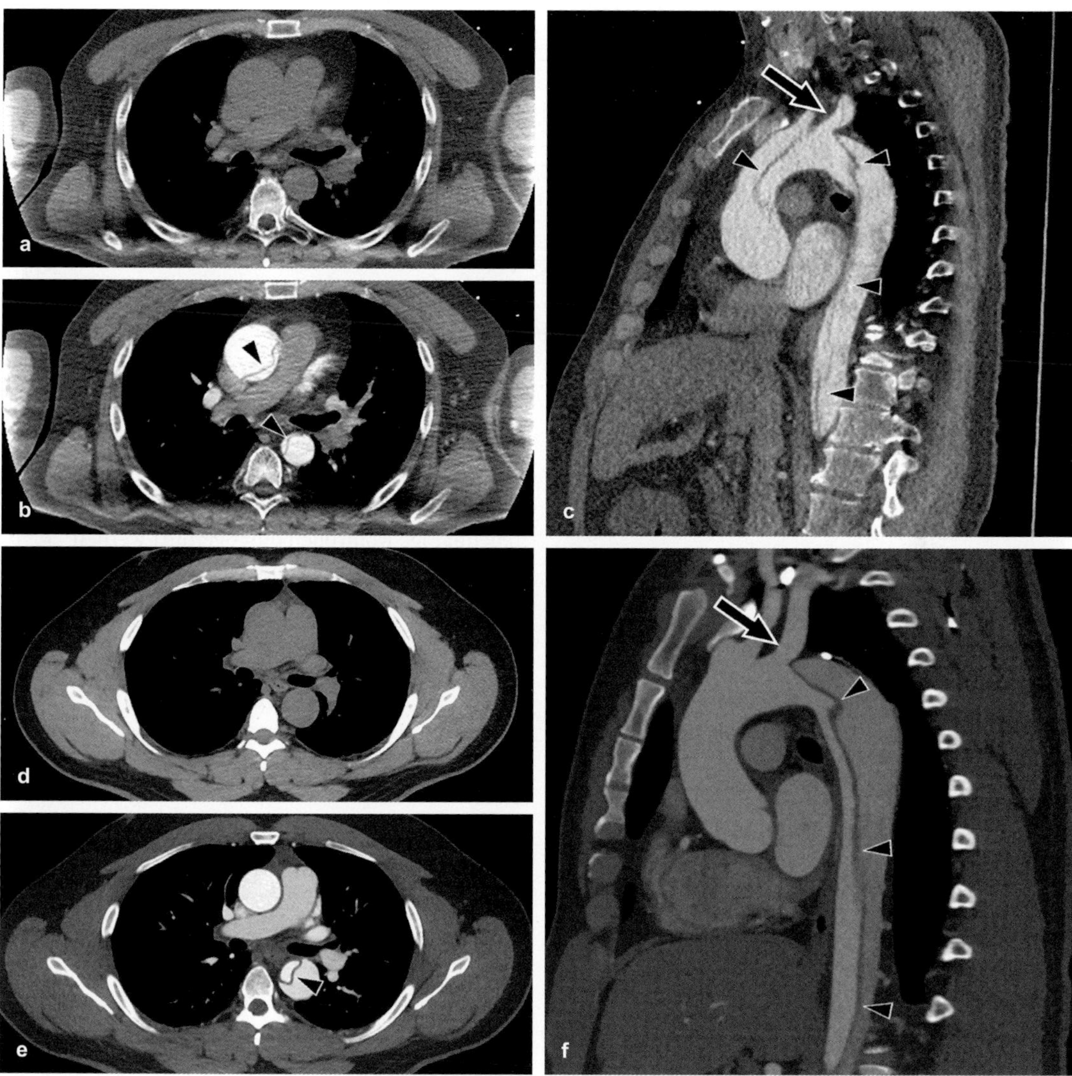

Abb. 7.14 CT-Aortografie. a–c) Dissektion Stanford Typ A; d–f) Stanford-Typ-B-Dissektion der thorakalen Aorta, aufgrund des höheren Drucks im falschen Lumen ist das wahre Lumen deutlich kleiner. [G1238]

Zeichen für einen komplizierten Verlauf:

- Zunahme des periaortalen Hämatoms
- Zunahme des hämorrhagischen Pleuraergusses in zwei aufeinanderfolgenden CT-Untersuchungen bei abwartender medikamentöser Therapie
- Malperfusion mit Abnahme der Perfusion in den aortalen Ästen (spinal, iliakal, Viszeralarterien, Nierenarterien) mit folgender Klinik: Paraparese, Paraplegie, Ischämie der unteren Extremitäten, Abdominalschmerz, Übelkeit, Diarrhö, Anstieg des Serumkreatinins

Hohes Risiko für aortale Komplikationen:

- Nur partielle Thrombose des falschen Lumens
- Kritischer Durchmesser des falschen Lumens
- Großer Einriss an der Eintrittsstelle
- Expansion des Durchmessers trotz optimierter konservativer Therapie

Prinzip

Das Entry wird durch einen Stentgraft abgedichtet, ggf. erfolgt ein Remodeling des wahren Lumens durch weitere Stentgrafts.

Aufklärung

Der Patient wird über die allgemeinen und speziellen Risiken einer Intervention aufgeklärt, z. B.: Fortschreiten der Dissektion, Entstehen einer Typ-A-Dissektion, Einriss der Dissektionsmembran, Malperfusion (Organe, Extremitäten), operative Schaffung einer Landungszone (z. B. Bypassanlage).

Durchführung

- Zugangsarterien beachten; je nach Hersteller Schleusengröße 16–24F
- Proximale Landungszone erforderlich, ggf. Schaffung einer Landungszone durch:
  - Bypässe zwischen A. subclavia, A. carotis communis links und Truncus brachiocephalicus (➤ Abb. 7.9)
  - Offenen Aortenbogenersatz mit Frozen Elephant Trunk (Herzchirurgie)
  - Aortenbogenprothese mit Fenstern oder Seitenarmen für die supraaortalen Arterien
- Sicherer transfemoraler Zugang im wahren Lumen, bei Dissektion bis in die Femoralarterien, ggf. offene Darstellung des wahren Lumens
- Ggf. transbrachialer Zugang (wenn möglich von links), um
  - einen Pigtail-Katheter platzieren zu können
  - die A. subclavia links zu markieren
- TEE (transösophageale Echokardiografie) zur Kontrolle der Drahtlage im wahren Lumen
- Freisetzen des Stentgrafts in der gewünschten Landungszone
- Abschluss-Angiografien:
  - Falsches Lumen der Dissektion weiterhin perfundiert?
  - Weitere Entries?
  - Perfusion der Viszeralarterien?

Nachsorge

Bei vielen Patienten zeigen sich, sowohl nach konservativer als auch invasiver Behandlung, Komplikationen oder ein Progress der Dissektion, daher sollten regelmäßige Kontrollen durchgeführt werden.

Primär erfolgt die Kontrolle durch CT- oder ggf. MR-Untersuchungen (MR-Kompatibilität der verwendeten Stentgrafts beachten), das erste Mal direkt postoperativ. Die weiteren Kontrollen – für konservatives und invasives Vorgehen – sollten nach drei, sechs und zwölf Monaten stattfinden. Anschließend ist eine mindestens jährliche Kontrolle sinnvoll. Bei stabilen Verhältnissen kann nach einigen Jahren das Intervall auch verlängert werden. Bei Veränderungen sollte das Intervall wieder verkürzt werden (nächste Kontrolle dann wieder nach z. B. drei Monaten).

LITERATUR

Böckler D et al. Gemeinsam klug entscheiden bei Patienten mit Aortendissektion Typ Stanford B. Gefäßchirurgie. 2021; 26: 188–198.

Burbelko M et al. Chronische Aortendissektion Typ B – was tun? Radiologie. 2022; 62: 556–562.

7

KAPITEL

8 Erkrankungen der Viszeralarterien

8.1 Nierenarterienstenose (NAST)

8.1.1 Definition und Ätiologie

Bei einer klinisch relevanten NAST liegt meist eine Lumeneinengung der A. renalis um > 70 % vor.

Die arteriosklerotische NAST ist die häufigste Manifestation (> 90 %), sie ist ostial bzw. im proximalen Drittel der Arterie lokalisiert. Bei distal betonter NAST liegt in manchen Fällen eine fibromuskuläre Dysplasie (FMD) vor.

8.1.2 Epidemiologie

Etwa 5 % der Patienten mit einer arteriellen Hypertonie haben ursächlich eine (bzw. eine beidseitige) hämodynamisch relevante NAST.

Arteriosklerotisch bedingte NAST betreffen eher ältere Patienten (> 65 Jahre) mit den klassischen kardiovaskulären Risikofaktoren.

FMD-assoziierte NAST treten vor allem bei prämenopausalen Frauen im Alter von 15–50 Jahren auf.

8.1.3 Symptomatik

Hinweis auf eine NAST kann z. B. eine plötzlich auftretende, schwere arterielle Hypertonie (> 150/90 mmHg) vor dem 30. oder nach dem 50. Lebensjahr sein.

Eine hämodynamisch relevante, arteriosklerotische NAST kann sich durch eine Verschlechterung der Einstellung einer primären arteriellen Hypertonie mit Aufhebung der Nachtabsenkung in der 24-h-RR-Messung äußern.

Eine zunehmende Nierenfunktionsverschlechterung kann ebenfalls Ausdruck einer relevanten NAST sein.

8.1.4 Diagnostik

FKDS

Mithilfe der farbkodierten Duplexsonografie können direkte und indirekte Kriterien für eine hämodynamisch relevante NAST erfasst werden. Direkte Kriterien beziehen sich auf die A. renalis, indirekte auf die intrarenalen Arterien.

Zur Bestimmung der indirekten Kriterien werden die intrarenalen Dopplerfrequenzspektren bestimmt und der Resistance Index (RI) berechnet (im Bereich der Segmentalarterien, ➤ Abb. 8.1). Dafür müssen zunächst die maximale systolische und enddiastolische Flussgeschwindigkeit bei Ableitung des Dopplerfrequenzspektrums markiert werden. Durch die entsprechende Gerätesoftware wird der RI automatisch bestimmt. Der RI-Mittelwert aus vier Ableitungen (hilusnah, oberer und unterer Pol sowie im mittleren Drittel) wird mit dem der Gegenseite verglichen. Folgende Punkte weisen auf eine hochgradige NAST hin.

Direkte Kriterien:

- Intrastenotische systolische Maximalgeschwindigkeit ($V_{max\ sys}$) von 200 cm/s
- Intrastenotische diastolische Maximalgeschwindigkeit von über 80 cm/s
- $V_{max\ sys}$ intrastenotisch/$V_{max\ sys}$ Aorta > 3,5 (Renal Aortic Ratio)

Indirekte Kriterien:

- Werte < 0,5 (ipsilaterale NAST wahrscheinlich)
- Seitendifferenz > 0,05

Durchführung

Begonnen wird mit einem Transversalschnitt der Bauchaorta auf Höhe der A. mesenterica superior. Kaudal hiervon zweigt die rechte Nierenarterie zunächst meist nach rechts ventrolateral (etwa 10–11 Uhr) von der Aorta ab. Die linke Nierenarterie geht meist lateral (etwa 3–5 Uhr) ab (➤ Abb. 8.2).

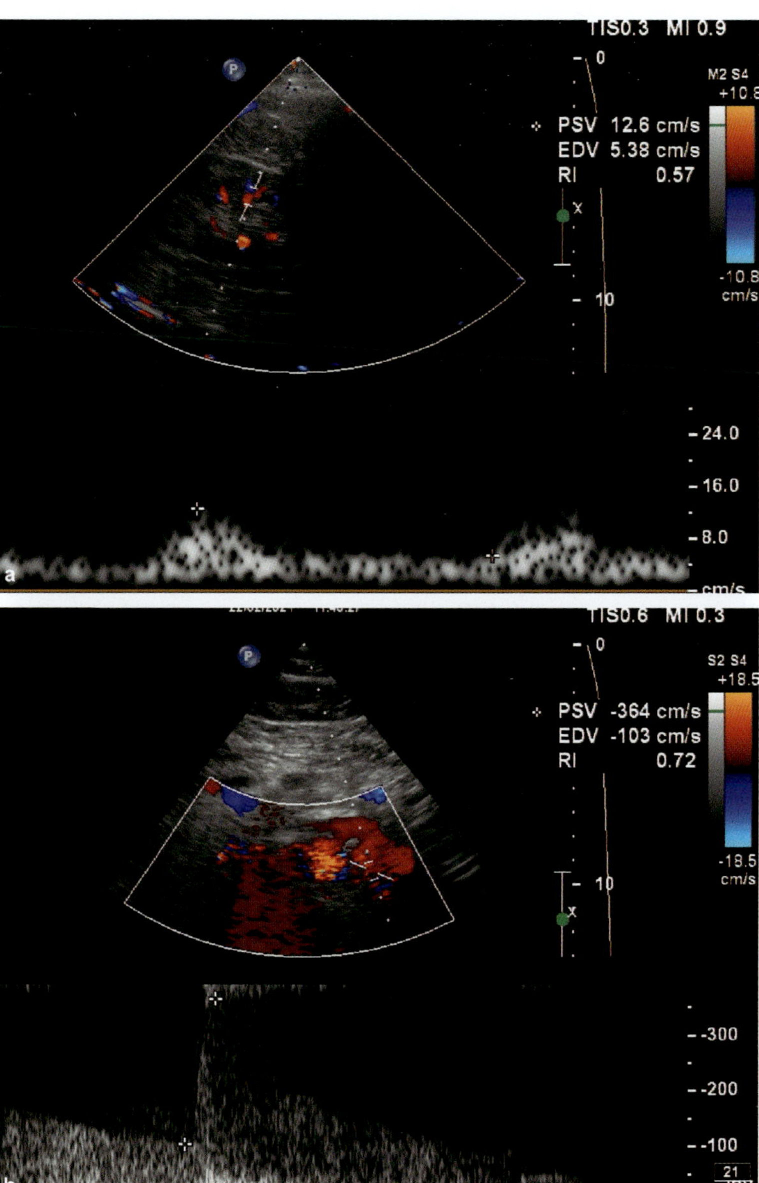

Abb. 8.1 Duplexsonografische Darstellung der Nierenarterien im Transversalschnitt. [T1316]

CTA/MRA

Diese Verfahren können bei nicht eindeutigem Ultraschallbefund eingesetzt werden. Der Stenosegrad wird hier rein morphologisch beurteilt und dadurch häufig überschätzt. Bei der Auswahl der Bildgebung sollte die Nierenfunktion beachtet werden.

Angiografie

Hierbei kann gezielt die Nierenarterie dargestellt werden. Bei erniedrigter Nierenfunktion ist der Einsatz von CO_2 als Kontrastmittel möglich. Ein Nachteil der Methode ist ihre Invasivität.

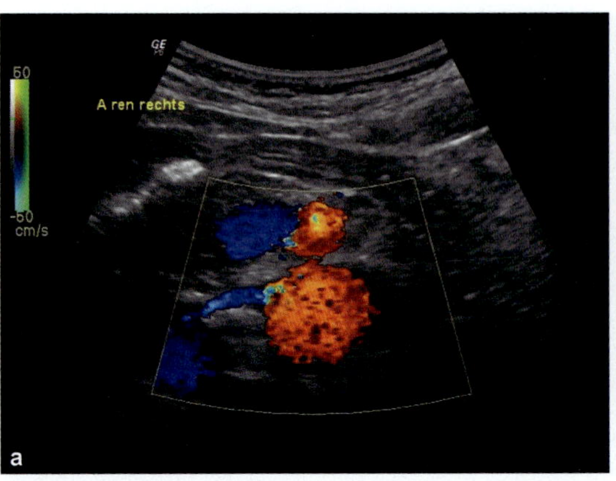

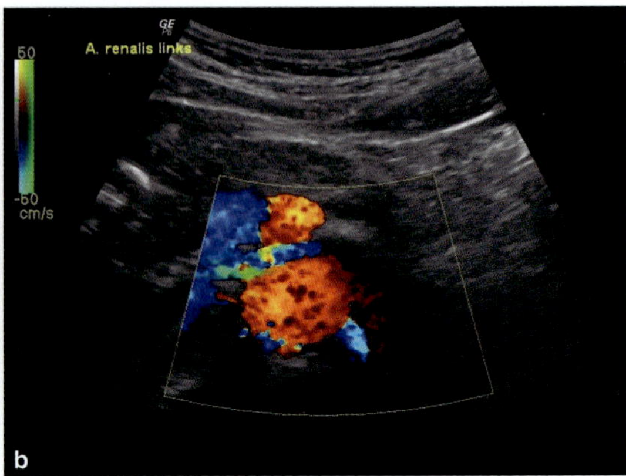

Abb. 8.2 Farbkodierte Duplexsonografie bei Nierenarterienstenose. Stark erniedrigte RI-Werte bei hochgradiger Stenose der A. renalis links. [T1316]

8.1.5 Therapie

Therapieziele sind der Erhalt der Nierenfunktion und die Einstellung der arteriellen Hypertonie. Diesbezüglich ist die medikamentöse Therapie der interventionellen nicht unterlegen.

- Indikationen für eine endovaskuläre Therapie einer NAST von > 70 %:
  - Progrediente Niereninsuffizienz
  - Therapierefraktäre arterielle Hypertonie
  - Rezidivierende hypertensive Krisen mit Lungenödem
- Arteriosklerotisch bedingte NAST: meist stentgestützte PTA (perkutane transluminale Angioplastie)
- FMD-assoziierte NAST: Ballon-PTA (➤ Abb. 8.3, ➤ Abb. 8.4)

8

Endovaskuläre Therapie

Für die Wahl des Zugangs ist es sinnvoll, den Abgangswinkel der Zielarterie zu beurteilen. Meist zweigt die A. renalis in einem fast rechten Winkel von der Aorta ab. Die Autoren verwenden in fast allen Fällen einen transfemoralen Zugang. Jedoch kann in einigen Fällen ein transbrachialer Zugang hilfreich sein. Zumindest sollte diese Option des Zugangs bestehen.

- Lagerung: Rückenlagerung
- Komplikationen/Aufklärung: Dissektion, Verschluss der Arterie, Verlust der Nierenfunktion auf der therapierten Seite, Restenose
- Material: speziell für die Nierenarterie zugelassene Stents (z. B. Medtronic Hippocampus Renal RX) oder gecoverte Stents; Katheter: Renal Double Curved
- Primäre Stent-Implantation, außer bei fibromuskulärer Dysplasie!

Operative Therapie

Bei Simultaneingriffen an der Aorta, frustraner endovaskulärer Therapie oder komplexen Gefäßsituationen (mehrere Arterien zur Versorgung einer Niere, langstreckige Prozesse) kann die offene Sanierung eine Option sein. Jedoch tritt sie durch das erforderliche Trauma und die vielfältigen Möglichkeiten der endovaskulären Sondierung und Therapie zunehmend in den Hintergrund.

Die offene Therapie kann in einem Bypass zur Umgehung des Verschlussprozesses, einer lokalen TEA oder einer Reinsertion der Nierenarterie bestehen.

Bypass

Der Bypass kann direkt aortorenal angelegt werden oder einen nichtaortalen Ursprung haben. Mögliche Spenderarterien sind z. B.:

- A. splenica (splenorenaler Bypass)
- Truncus coeliacus
- A. iliaca externa/communis (iliakorenaler Bypass)

Beim nichtaortalen Bypassursprung fallen das Ausklemmen der Aorta und die damit verbundene Kreis-

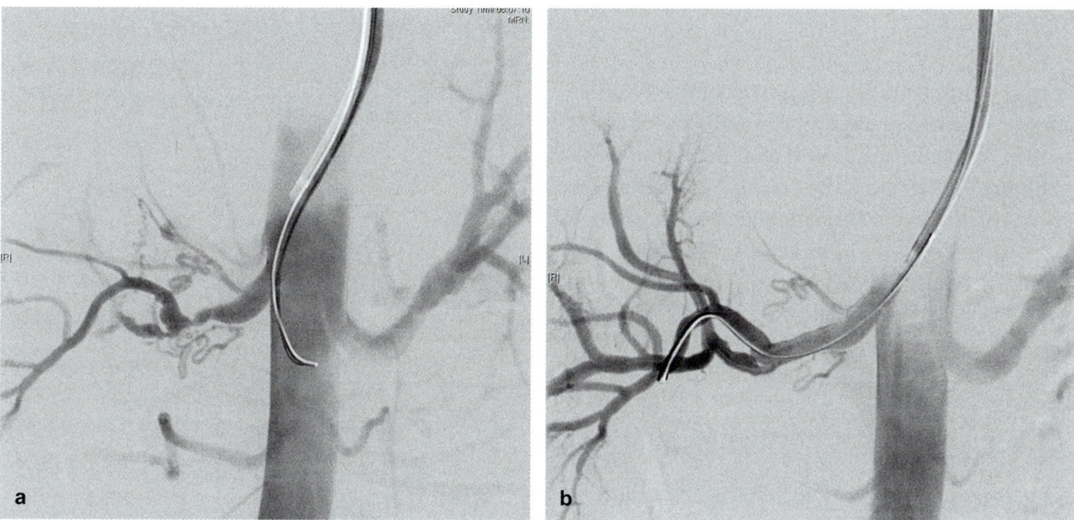

Abb. 8.3 Angiografie bei FMD-assoziierter NAST rechts. a) Filiforme Stenose im hilusnahen Bereich der rechten A. renalis, b) gutes Ergebnis nach PTA. [T1316]

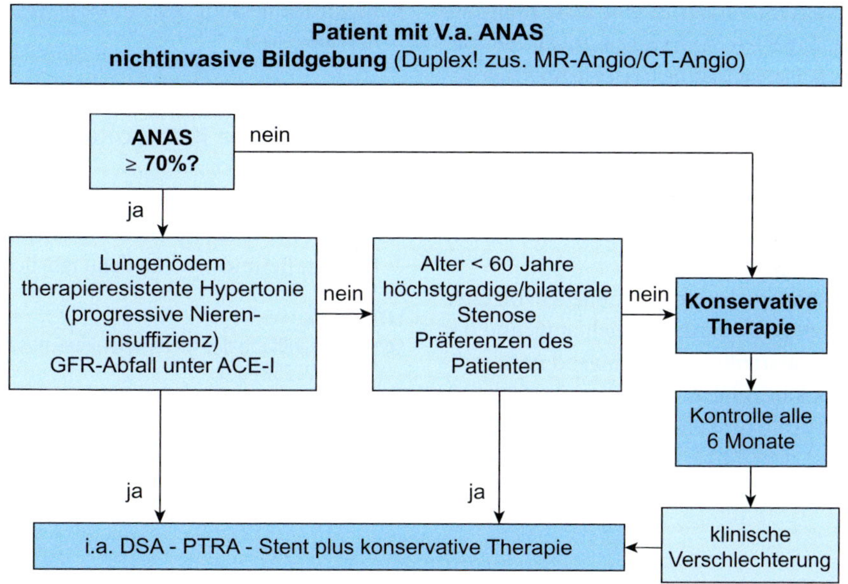

Abb. 8.4 Vorschlag für einen Algorithmus zur Indikationsstellung einer Intervention bei atherosklerotischer NAST (modifiziert nach Plouin et al. 2001). [L143]

laufbeeinträchtigung weg. Der iliakorenale Bypass kann als Notfalleingriff bei iatrogener Lumenverlegung der A. renalis (z. B. bei endovaskulärer Behandlung eines Aortenaneurysmas, EVAR, ➤ Kap. 7.1) angewendet werden.

Lokale TEA

Für die lokale TEA ist ein Ausklemmen der Aorta und die Verwendung eines Patches nötig. Bei intraaortalen Prozessen (z. B. Coral-Reef-Aorta) kann eine TEA der Aorta ausreichend sein.

Reinsertion

Für die Reinsertion ist eine ausreichende Arterienlänge erforderlich, um die A. renalis in einem gesunden Abschnitt abzusetzen und diese dann wieder spannungsfrei an die Aorta zu anastomosieren. Dies gelingt meist bei abgangsnahen und kurzstreckigen Verschlussprozessen. Liegt keine ausreichend lange gesunde A. renalis links vor, ist eine Transposition der A. splenica möglich. Alternativ kann ein Interponat angelegt werden.

8.1.6 Postinvasive Kontrolle

Bildgebung

Das Ergebnis der Rekonstruktion sollte durch Ultraschall regelmäßig kontrolliert werden. Bei unauffälligem postinvasivem Verlauf ist eine erste Kontrolle am 1. oder 2. Tag nach Sanierung sinnvoll. Bei Beschwerden (z. B. Flankenschmerz) ist die Kontrolle **direkt** durchzuführen. Ist eine Ultraschalluntersuchung nicht aussagekräftig und besteht der V. a. eine Durchblutungsstörung (z. B. Verschluss der A. renalis), ist eine weiterführende Diagnostik zu forcieren. Bei der offenen Sanierung ist hierzu eine MR-Angiografie möglich.

Wurde im Rahmen der interventionellen Therapie ein Stent eingelegt, ist dieser Bereich aufgrund der Artefakte nicht beurteilbar. Bei zwingend notwendiger Diagnostik kann eine CT-Angiografie, trotz der potenziell nephrotoxischen Gabe von jodhaltigem Kontrastmittel, durchgeführt werden. Alternative ist eine Angiografie, besser eine CO_2-Angiografie, zur vollständigen Beurteilung und ggf. direkten Behandlung (➤ Tab. 8.1).

Labor

- Kreatinin, eGFR
- Elektrolyte

Visite

- Kontrolle der Zugangswunde (Punktionsstelle, Laparotomie)
- Schmerzen erfragen (explizit Flankenschmerz auf der ipsilateralen Seite)
- Harnstatus (Häufigkeit, Menge, blutig, Schmerzen)
- Blutdruckmessung, ggf. antihypertensive Medikation anpassen

Poststationäre Kontrolle

- Regelmäßige Blutdruck- und Ultraschallkontrolle
- Nach drei, sechs und zwölf Monaten, bei unauffälligem Befund anschließend jährlich

LITERATUR

Lenz T. Behandlung der Nierenarterienstenose. Der Internist. 2021; 62: 252–262.

Plouin PF, Rossignol P, Bobrie G. Atherosclerotic renal artery stenosis: to treat conservatively, to dilate, to stent, or to operate? J Am Soc Nephrol. 2001; 12 (10): 2.190–2.196.

Tab. 8.1 Bildgebende Verfahren zur postinvasiven Kontrolle

Verfahren	Invasiv	Nephrotoxisch	Therapiemöglichkeit
Ultraschall	Nein	Nein	Nein
CT-Angiografie	Nein	Ja	Nein
MR-Angiografie	Nein	Nein	Nein
Angiografie	Ja	Ja	Ja
CO_2-Angiografie	Ja	Nein	Ja

8.2 Chronische mesenteriale Ischämie (CMI)

8.2.1 Definition

Es handelt sich um ein seltenes Krankheitsbild, bei dem chronische Gefäßstenosen oder -verschlüsse zu einer Minderperfusion des Gastrointestinaltrakts führen. Die Beschwerdesymptomatik muss definitionsgemäß für drei Monate andauern.

8.2.2 Ursache

Truncus coeliacus, A. mesenterica superior (AMS) und A. mesenterica inferior (AMI) sind durch Kollateralen und über Zuflüsse aus der A. iliaca interna miteinander verbunden.
Folgende Kollateralen sind klinisch relevant:

- Riolan-Arkade: Verbindung zwischen AMS und AMI
- Pankreatikoduodenale Arkade: Verbindung zwischen Truncus coeliacus und AMS
- Bühler-Arkade: Verbindung zwischen Truncus coeliacus und AMS
- Drummond-Arkade: Verbindung zwischen AMS und AMI

Häufig sind chronische Verschlüsse der Viszeralgefäße auf dem Boden einer Arteriosklerose Auslöser der CMI, wobei eine klinische Relevanz meist erst bei Verschlüssen von zwei Arterien vorliegt. Selten liegt eine Vaskulitis, eine Dissektion oder ein Kompressionssyndrom des Truncus coeliacus zugrunde.

8.2.3 Epidemiologie

Asymptomatische Viszeralarterienstenosen oder -verschlüsse sind häufig Zufallsbefunde im Rahmen von z. B. CT-Untersuchungen. Genaue Zahlen zur Prävalenz symptomatischer, chronischer Verschlussprozesse sind nicht bekannt.

8.2.4 Symptomatik

Bei der für die CMI typischen Angina abdominalis klagen die Patienten über Bauchschmerzen, die etwa zehn bis 15 Minuten nach der Nahrungsaufnahme beginnen und mehrere Stunden anhalten können. Im weiteren Verlauf kommt es zu einem erheblichen Gewichtsverlust. Durch eine zunehmende Durchblutungsstörung, z. B. bei zwei verschlossenen Arterien und einer hämodynamisch relevanten Stenose der verbliebenen Viszeralarterie, können dann Dauerschmerzen, Durchfälle bis hin zur Darmnekrose und eine Durchwanderungsperitonitis auftreten.

8.2.5 Diagnostik

Anamnese

Folgende Punkte müssen insbesondere erfragt werden:

- Kommt es zu Schmerzen nach der Nahrungsaufnahme?
- Führt Nahrungskarenz zu einer Beschwerdefreiheit?
- Ist bereits ein Gewichtsverlust eingetreten?
- Besteht eine Diarrhö?

FDKS

Bei guter Beschallbarkeit sind Strombahnhindernisse im Bereich des Truncus coeliacus und der A. mesenterica gut beurteilbar. Im nüchternen Zustand weisen deutliches Aliasing und Flussgeschwindigkeiten von über 200 cm/s auf hämodynamisch relevante Stenosen hin.

CTA

Sie eignet sich insbesondere zur präoperativen Therapieplanung. Hierbei können die Kollateralarterien, die Art der Stenosen/Verschlüsse und der Therapieansatz dargestellt und geplant werden.

8.2.6 Therapie

Konservative Therapie

Symptomfreie Patienten sollten konservativ behandelt werden. Eine medikamentöse Therapie mittels Thrombozytenaggregationshemmer (ASS 100 mg/d) und einem Statin sollte empfohlen werden. Darüber hinaus ist auf eine Nikotinkarenz zu achten.

Definitive Therapie

Patienten mit nachgewiesenen hämodynamisch relevanten Strombahnhindernissen in zwei von drei Viszeralarterien und typischer Symptomatik (u. a. Angina abdominalis, Gewichtsverlust) sollte eine endovaskuläre oder eine offene operative Therapie angeboten werden.

Primär sollte ein endovaskulärer Ansatz verfolgt werden. Insbesondere Stenosen der Viszeralarterien können so mit wesentlich geringerer Invasivität und hohem Therapieerfolg angegangen werden (➤ Abb. 8.5).

Ist ein offenes Verfahren erforderlich (primär oder nach frustranem Interventionsversuch), stehen folgende Techniken zur Auswahl (➤ Kap. 8.3.6, ➤ Kap. 8.4.6):

- TEA und Patchplastik
- Bypässe
- Transpositionen

8.2.7 Nachsorge

Sowohl nach offener Rekonstruktion als auch nach endovaskulärer Versorgung sind regelmäßige duplexsonografische Kontrollen im Abstand von einem, sechs und zwölf Monaten indiziert.

LITERATUR

Kasprzak B. Chronische viszerale Ischämie. Gefäßchirurgie. 2020; 25: 51–60.

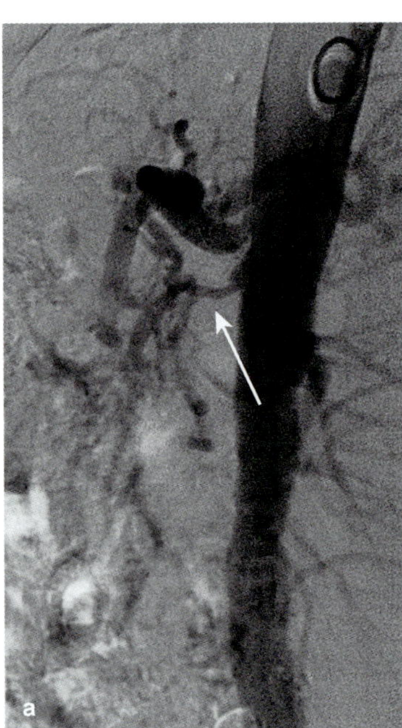

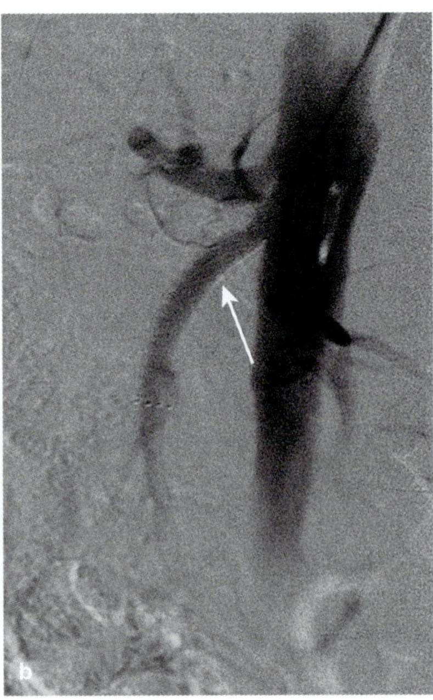

Abb. 8.5 Chronische, langstreckige Stenose der A. mesenterica superior mit Stentimplantation. [G036-001]

8.3 Akuter Mesenterialarterienverschluss

8.3.1 Definition

Die Intestinalorgane werden über den Truncus coeliacus, die A. mesenterica superior und die A. mesenterica inferior versorgt. Die in ➤ Kap. 8.2 aufgelisteten Kollateralverbindungen sorgen dafür, dass langsam progrediente Verschlussprozesse hämodynamisch kompensiert werden können.

Ein akuter Verschluss des Hauptstamms der A. mesenterica superior führt dagegen fast immer zu einer Darmischämie.

8.3.2 Epidemiologie

Etwa 2 % der Patienten mit unklaren abdominellen Schmerzen haben einen Mesenterialarterienverschluss. Mesenterialinfarkte gehen zu 85 % auf einen Verschlussprozess der A. mesenterica superior zurück. Die Letalität der akuten mesenterialen Ischämie beträgt ca. 50–70 %.

8.3.3 Ursachen

- Okklusive Mesenterialischämie:
  - Arterielle Embolie (z. B. im Rahmen eines Vorhofflimmerns)
  - Arteriosklerose mit thrombotischem Verschluss
- Nichtokklusive Mesenterialischämie (NOMI):
  - Low-Output-Syndrom bei Schock oder hohen Katecholamindosen

8.3.4 Symptomatik

Abhängig von der Ischämiedauer (➤ Abb. 8.6) werden folgende Stadien voneinander unterschieden:

- **Stadium I:** Stadium der Minderperfusion bzw. Infarzierung (6 h) → diffuse Abdominalschmerzen
- **Stadium II:** Stadium der Wandnekrose bzw. der Perforation (12 h) → paralytischer Ileus
- **Stadium III:** Stadium der Durchwanderungsperitonitis → Schock

CAVE

Durch die Ischämie der intramuralen Schmerzrezeptoren kommt es nach dem Initialstadium zu einer trügerischen Symptomverbesserung („fauler Frieden"). Eine rasche Diagnostik darf hierdurch nicht verzögert werden.

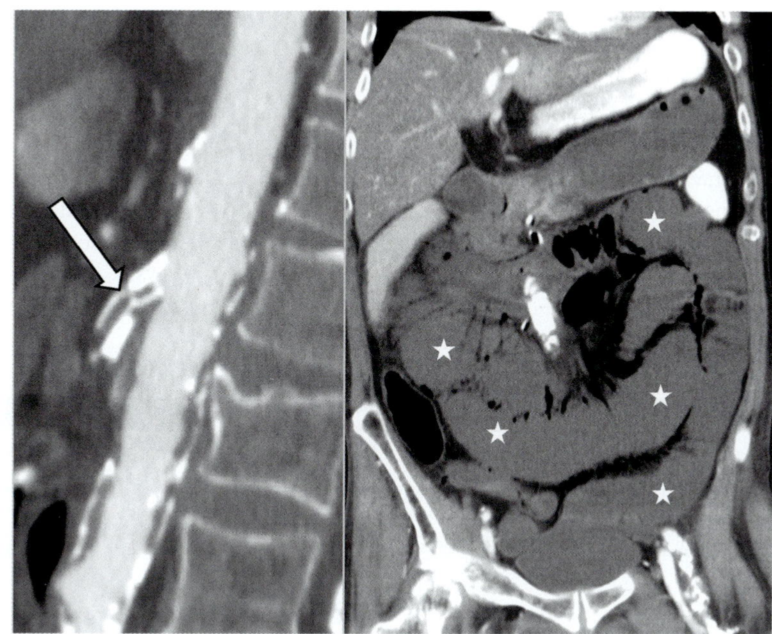

Abb. 8.6 Akute mesenteriale Ischämie. [P338]

8.3.5 Diagnostik

Anamnese

Hinweise auf einen akuten Mesenterialarterienverschluss in der Anamnese sind insbesondere:

- Vorbekanntes Vorhofflimmern, pausierte Antikoagulation
- Angina abdominalis in der Vorgeschichte
- Vorbekannte, chronische Verschlüsse abdomineller Arterien

Labor

CAVE

- Es gibt keinen Laborparameter, der eine Mesenterialarterienischämie beweist.
- Normwertige Laktatwerte schließen genauso wie negative D-Dimere eine mesenteriale Ischämie nicht aus.

CTA

Zur Diagnosestellung und zum Ausschluss ist sie auch aufgrund der schnellen Verfügbarkeit das Diagnoseverfahren der Wahl.

8.3.6 Therapie

Konservative Therapie

- Intravasale Flüssigkeitssubstitution zur Stabilisierung des Kreislaufs
- Einleitung einer therapeutischen Antikoagulation (initial Heparin 5 000 IE i. v., gefolgt von perfusorgesteuerter Applikation in einer initialen Dosierung von Heparin 20 000 IE/24 h)
- Beginn einer breiten antibiotischen Therapie (z. B. Cefuroxim plus Metronidazol i. v.)

Definitive Therapie

Hierbei werden zwischen der Rekonstruktion der Perfusion und der Beurteilung und ggf. Resektion und Rekonstruktion des Dick- und Dünndarms unterschieden.

Endovaskuläre Therapie

Hierbei können mehrere vaskuläre Pathologien zeitgleich behandelt werden. Einerseits können Stenosen aufgedehnt und ggf. mit einem Stent versorgt werden, andererseits ist eine Wiederherstellung der Perfusion mit Thrombektomie oder Lyse möglich. Auch sind Kombinationen der therapeutischen Möglichkeiten gegeben (➤ Tab. 8.2). So ist z. B. bei Vorliegen einer thrombosierten Stenose der A. mesenterica superior eine stentgestützte Angioplastie der Stenose mit Aspiration des Thrombusmaterials möglich.

Vorgehen

- Zugang via A. femoralis communis, ggf. transbrachialer Zugang
- Viszeralarterien und evtl. vorliegenden Kollateralkreislauf darstellen
- Abgang der betroffenen Arterie darstellen
- Zielarterie sondieren, nun sind weitere Interventionen möglich:
  - Angioplastie
  - Stentgestützte Angioplastie
  - Aspiration
  - Lyse

Tab. 8.2 Endovaskuläre Therapieoptionen bei akuter Mesenterialischämie [F201-052]

Arterielle Therapieverfahren	Indikationen	Evidenz
Transfemorale Aspirationsembolektomie	Großer, abgangsnaher Embolus	IIa, C
Intraarterielle Pharmakospülperfusion (Papaverin, Prostavasin, Heparin)	Periphere Embolie ohne Peritonitis, nichtokklusive Ischämie	IIa, C
Lokale Fibrinolyse (rt-PA)	Periphere Embolie ohne Peritonitis, als Detektionsmaßnahme bei Stenosen	IIa, C
Stent-PTA	Abgangsnahe Stenosen und Verschlüsse	I, B

- Erfolgreiche Rekonstruktion und Abstrom bis in die Peripherie darstellen
- Beendigung der Intervention

Gemeinsam mit Kollegen der Allgemein-/Viszeralchirurgie sollte diskutiert werden, ob eine visuelle Beurteilung des Darms erfolgen muss. Bisher wurde zwischen diagnostischer Laparoskopie und Laparotomie unterschieden. Aktuell ist eine laparoskopische Beurteilung der Darmdurchblutung mithilfe der ICG-Fluoreszenzbildgebung möglich.

Eine Therapie mit Darmresektion, Darmanastomose und Anus-praeter-Anlage ist offen operativ und auch laparoskopisch assistiert möglich.

Operative Therapie

Bei diesem Vorgehen ist eine vaskuläre Sanierung sowie eine Beurteilung der Perfusion der Viszeralorgane mit entsprechender Therapie möglich:

- Offene Thrombektomie
- Bypassanlage
- Endovaskuläre Sanierung
- Resektion von ischämischen Darmanteilen (**Cave** Kurzdarmsyndrom!)

Je nach intraoperativem Befund kann ein geplanter Second Look (Beurteilung der arteriellen Reperfusion vor/nach Darmresektion) sinnvoll sein.

Vorgehen

- Medianlaparotomie und Darstellen der Peritonealhöhle (➤ Kap. 7.1.6, offene Operation)
- Dünndarmkonvolut nach rechts verlagern
- Retroperitoneum eröffnen und A. mesenterica superior abgangsnah darstellen
- Arterie zu beiden Seiten anzügeln
- Sanierung durch:
  - Querarteriotomie und Embolektomie mittels Fogarty-Manöver (➤ Kap. 9.1.5, ➤ Abb. 9.5)
  - Bypassanlage (Spenderarterie z. B. A. iliaca communis oder Aorta)
  - Transposition der Arterie (abgangsnah absetzen und in die distale Aorta reinserieren)
  - TEA und Patchplastik
  - Retrograde Intervention (Punktion der distalen A. mesenterica superior und interventionelle Therapie proximaler Prozesse, ROMS/Retrograde Open Mesenteric Stenting, ➤ Kap. 8.3.6, endovaskuläre Sanierung)

TIPP

Bei der Bypassanlage ist zuerst die „distale" Anastomose (Empfänger: A. mesenterica superior) fertigzustellen, anschließend die „proximale" Anastomose (Spender: z. B. A. iliaca communis). Durch die Verlagerung der Mesenterialwurzel nach kranial oder lateral variiert der Abstand zwischen den beiden Anastomosen. Hierdurch kann es zu Knickstenosen im Verlauf der Prothese kommen.

- Retroperitoneum verschließen
- Bei Verwendung von Fremdmaterial sicherstellen, dass kein direkter Kontakt zwischen Darm oder Harnleiter und Fremdmaterial besteht
- Darm inspizieren und Vitalität beurteilen, ggf. ICG-Fluoreszenzbildgebung, Therapieentscheidung:
  - Second Look nach 24 h
  - Darmresektion
- Bauchdeckenverschluss

Teilweise kommt es aufgrund der Ischämie und der Reperfusion zu einem abdominellen Kompartmentsyndrom, was eine Vicryl-Netz-Implantation in die Bauchdecke erforderlich macht:

- Vicryl-Netz zurechtlegen bzw. -schneiden
- Vicryl-Netz mit Vicryl-1er- oder -2er-Naht in fortlaufender Technik einnähen
- Hautverschluss durch Einzelknopf-Rückstichnähte oder
- Anlage eines Vakuumverbands

LITERATUR

Klar E et al. Akute mesenteriale Ischämie – ein vaskulärer Notfall. Dtsch Arztebl Int. 2012; 109(14): 249–256.

8.4 Viszeralarterienaneurysmen

8.4.1 Definition

Es handelt sich um aneurysmatische Veränderungen der Mesenterialarterien, des Truncus coaliacus und/oder seiner Abgänge. Aneurysmatische Veränderungen können auch an den Nierenarterien vorliegen.

8.4.2 Ursache

Bei älteren Patienten liegt häufig eine arteriosklerotisch vorgeschädigte Gefäßwand vor.

Bei jüngeren Patienten sind seltenere Ursachen zu finden:
- Fibromuskuläre Dysplasie
- Mykosen
- Riesenzellarteriitis
- Gendefekte wie beim Marfan- oder Ehlers-Danlos-Syndrom
- Schwangerschaft (Ursache unklar)

CAVE

Das Rupturrisiko eines in der Schwangerschaft entstandenen Viszeralarterienaneurysmas liegt bei bis zu 80 % (insbesondere bei einem Aneurysma der A. mesenterica superior). Das letzte Trimenon und die Geburt sind die vulnerabelsten Phasen. Eine Ruptur birgt ein deutlich erhöhtes Mortalitätsrisoko für Mutter und Kind, sodass die Indikation zur Ausschaltung des Aneurysmas großzügig gestellt werden muss.

8.4.3 Epidemiologie

Insgesamt kommen sie sehr selten vor. Ihre Inzidenz liegt bei etwa 0,1 % in der Bevölkerung. Nach Häufigkeiten geordnet, findet sich folgende Einteilung:
- Milzarterienaneurysma (60 %)
- A.-hepatica-Aneurysma (20–50 %)
- A.-mesenterica-superior-Aneurysma (6 %)
- Truncus-coeliacus-Aneurysma (4 %)
- Traumatisch bedingtes Aneurysma spurium (selten)
- Aneurysma bei Inflammation, z. B. im Rahmen einer Pankreatitis (selten)

Die höchste Rupturrate findet sich bei Aneurysmen der A. hepatica und der A. pancreaticoduodenalis.

8.4.4 Symptomatik

Der Großteil der betroffenen Patienten bleibt asymptomatisch. Ab einem Durchmesser von 2 cm treten folgende Komplikationen häufiger auf:
- Ruptur
- Periphere Embolisation
- Thrombotischer Verschluss des Aneurysmas
- Kompression von Nachbarstrukturen

Je nach eingetretener Komplikation kann die Beschwerdesymptomatik sehr unterschiedlich sein:
- Hämorrhagischer Schock
- Akutes Abdomen
- Ischämische Symptome bis hin zum akuten Mesenterialinfarkt
- Kompressionsbedingte Symptome wie Oberbauchschmerzen, Cholestase und ikterische Episoden

8.4.5 Diagnostik

FKDS

Mittels farbkodierter Duplexsonografie kann bei guter Beschallbarkeit neben der Größe auch eine Aussage über die Perfusion des Aneurysmas gemacht werden.

CTA

Die CT-Angiografie stellt insbesondere auch zur Therapieplanung die Methode der Wahl dar.

8.4.6 Therapie

Indikationen zur Ausschaltung eines Aneurysmas sind:
- Symptomatisches Aneurysma
- Durchmesser von ≥ 2 cm
- Mykotisches Aneurysma
- Posttraumatische Formen (Aneurysma spurium)

Aufgrund der geringen Invasivität wird die endovaskuläre Behandlung aktuell als Therapie der Wahl angesehen. Hierbei kommen folgende Verfahren zum Einsatz:
- Embolisation mit Coils v. a. beim Milzarterienaneurysma
- Implantation von Stentgraftprothesen oder gecoverten Stents
- Kombination beider Verfahren

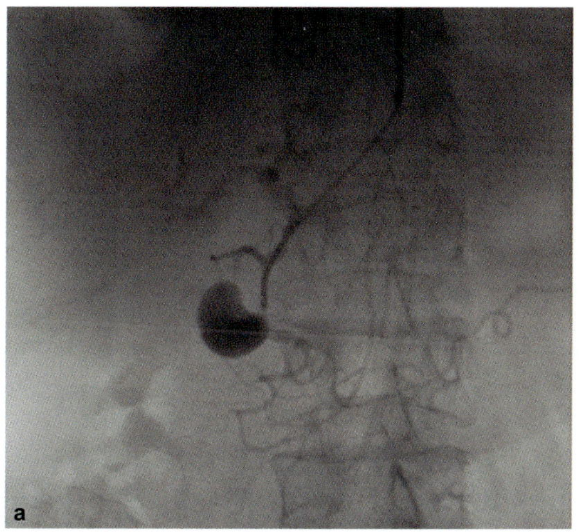

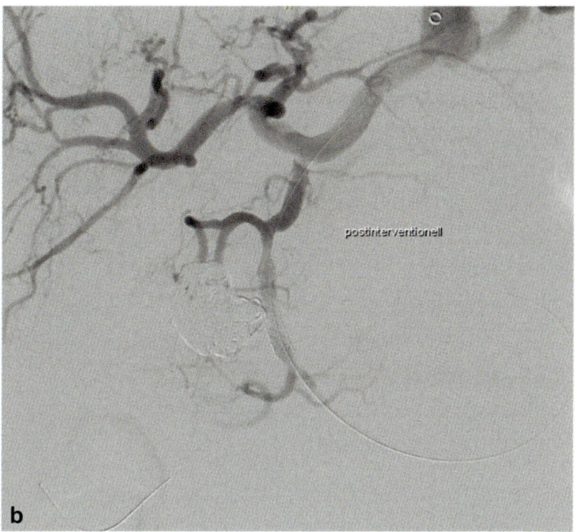

Abb. 8.7 Interventionelle Therapie eines Aneurysmas der A. gastroduodenalis. a) Darstellung der Arterie und des Aneurysmas, b) postinterventionelles Bild nach Coil-Embolisation und Stent-Implantation. [T1316]

Interventionelle Therapie

Der Zugang erfolgt meistens transfemoral, je nach Abgangswinkel der Arterien auch transbrachial. Mit diversen Kathetern können die Viszeralarterien sondiert werden (➤ Abb. 8.7). Je nach geplanter Intervention kann nun ein Führungskatheter oder eine lange Schleuse platziert werden.

Operative Therapie

Bei der offen-chirurgischen Ausschaltung eines Viszeralarterienaneurysmas müssen die Lokalisation und die etwaigen Kollateralkreisläufe des Endorgans berücksichtigt werden. Ziel ist die Erhaltung der Durchblutung der ischämiesensiblen Endorgane. Eine Ausnahme stellt ein Aneurysma der A. splenica dar – hier ist ein Coiling der Arterie möglich.

Bei Aneurysmen der A. lienalis, der A. hepatica proximal der A. gastroduodenalis, der A. gastroduodenalis und der zentralen A. mesenterica inferior kann bei vorhandenen Kollateralkreisläufen die proximale und distale Aneurysmaligatur (mit Entfernung oder Belassen des Aneurysmas selbst) in Betracht gezogen werden.

Findet man elongierte Verhältnisse der zu- und abfließenden Gefäße, kann die Aneurysmaresektion mit anschließender End-zu-End-Anastomose der gesunden Gefäßstümpfe erfolgen, Alternative ist ein Interponat.

Der am häufigsten verwendete Zugangsweg ist die mediane Laparotomie, welche auch eine gute Übersicht über die vaskulären Strukturen im Retroperitoneum bietet. Bei größeren Aneurysmen des Truncus coeliacus oder der A. mesenterica superior ist eine links- oder rechtsseitige mediale viszerale Rotation nach Kocher günstig. Zöliakale Aneurysmen können auch mittels eines Oberbauchquerschnitts gut dargestellt werden. In seltenen Fällen kann der thorakoabdominale Zugang nach Crawford notwendig werden.

Milzarterienaneurysma

- Zugang über Medianlaparotomie
- Dissektion des Ligamentum gastrocolicum, um zur Bursa omentalis zu gelangen
- Peritoneum eröffnen, um das Pankreas darzustellen
- Verlauf der A. lienalis am Oberrand des Pankreas
- Bei Aneurysma am proximalen oder mittleren Drittel der Arterie → Ligatur (gute Kollateralisierung mit Mündung in die Hilusarterien macht eine Splenektomie meist nicht erforderlich)
- Hilusnahes Aneurysma: Ligatur **und** Splenektomie

Leberarterienaneurysma

- Medianlaparotomie oder quere Oberbauchlaparotomie für Zugang zur A. hepatica
- Omentum minus (Ligamentum hepatogastricum, Ligamentum hepatoduodenale) eröffnen für Zugang zu Truncus coeliacus, A. hepatica communis und ihre Äste
- Bei suffizienter A. gastroduodenalis → Ligatur
- Bei nichtsuffizienter A. gastroduodenalis als Kollaterale zur A. hepatica propria → vaskuläre Rekonstruktion durch Interponat (meist Kunststoffprothese, alternativ Vene)

Aneurysma des Truncus coeliacus

- Zugang wie bei A. hepatica
- Aorta kranial des Truncus coeliacus darstellen
- Magen und Ösophagus nach links-lateral abdrängen

TIPP

Eine einliegende Magensonde macht die manuelle Identifikation des Ösophagus einfacher.

- Sind die Hauptäste des Truncus coeliacus in das Aneurysma integriert → Ligatur der A. lienalis und A. gastrica sinistra; Revaskularisierung der A. hepatica mittels Bypass aus der Aorta
- Alternative: Bypass mit Ursprung aus der A. iliaca communis → Prothese unter dem Querkolon herführen

Aneurysma der A. mesenterica superior

- Zugang über Medianlaparotomie
- Mediale viszerale Rotation nach Kocher
- Darstellung und Therapie je nach Lokalisation des Aneurysmas
- Abgangsnahe Aneurysmen → Rekonstruktion
- Distale Aneurysmen → Ligatur

8.4.7 Nachsorge

Auch nach erfolgreicher Intervention sollte die Antikoagulation für insgesamt drei Monate fortgeführt werden.

LITERATUR

Hoffmann JO. Viszeralarterienaneurysmen. Gefäßchirurgie. 2018; 23: 49–57.

8

KAPITEL

9 Erkrankungen der Becken- und Beinarterien

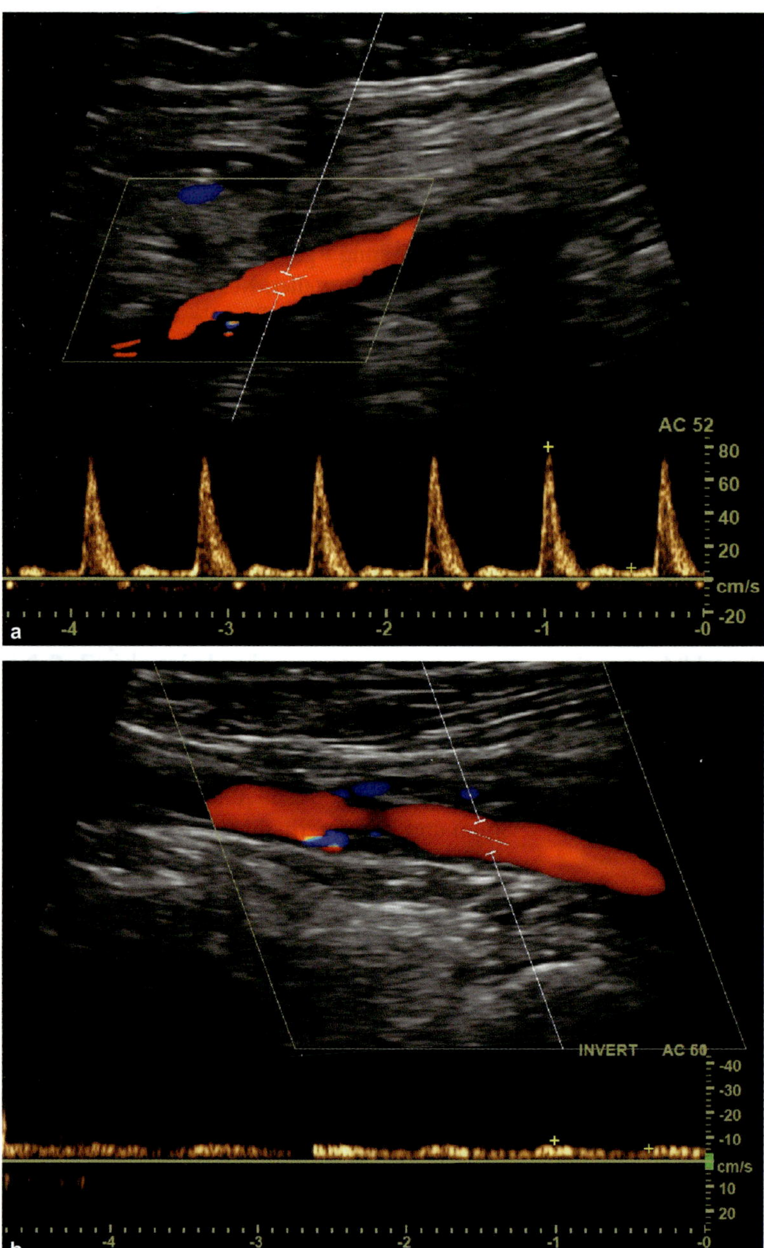

Abb. 9.2 FKDS der A. poplitea bei Verschluss im P2-Segment: unauffälliges Flussprofil in P1 (oben) und schwach monophasisches in P3 (unten). [T1316]

- Aufgehobene Pulsation bei schlecht kollateralisiertem Verschluss

CTA/MRA

Sie werden bei nicht eindeutigem Ultraschallbefund durchgeführt, die Therapie eines kompletten Ischämiesyndroms darf hierdurch aber nicht verzögert werden. Oftmals ist im klinischen Alltag, z. B. im Bereitschaftsdienst, eine CT/MRT schneller zu erhalten als eine aussagekräftige Ultraschalluntersuchung. Auch ermöglicht die CT/MRT eine landkartenartige Darstellung sämtlicher durchflossener Arterien inklusive Kollateralarterien.

Tab. 9.3 Einteilung der akuten Ischämie nach Rutherford [W888–003]

Kategorie		Prognose	Befund		Doppler-Signal	
			Sensibilitätsstörung	Muskelschwäche	Arteriell	Venös
I		• Lebensfähig • Nicht sofort vital gefährdet	Keine	Keine	Hörbar	Hörbar
II		Vital gefährdet				
	A	Bei sofortiger Therapie gut	Minimal	Keine	Keines	Hörbar
	B	Sofortige Revaskularisation erforderlich	Ruheschmerz	Mäßig	Keines	Hörbar
III		• Irreversibel • Ausgeprägter Gewebeuntergang • Nervenschaden	Anästhesie	Paralyse (Rigor)	Keines	Hörbar

9.1.5 Therapie

Die klinische Stadieneinteilung der akuten pAVK nach Rutherford et al. stellt die Basis für das optimale Management der akuten Extremitätenischämie dar (➤ Tab. 9.3).

Der Ischämiegrad bestimmt bei der akuten Extremitätenischämie das weitere diagnostische und therapeutische Vorgehen (➤ Abb. 9.3). Bei inkompletter Ischämie sollte zuvor eine Bildgebung (z. B. CT-Angiografie) durchgeführt werden.

Die Entscheidung, ob eine offene oder eine interventionelle Therapie durchgeführt wird, sollte interdisziplinär getroffen werden. Mittlerweile sind auch Mehretagenläsionen rein interventionell rekanalisierbar. Hybridverfahren (OP und Intervention) werden ebenfalls häufig angewendet.

Sofortmaßnahmen

- Heparin 5 000 IE i. v.
- ASS 100 mg p. o.
- Analgetische Therapie
- Tieflagerung der Extremität

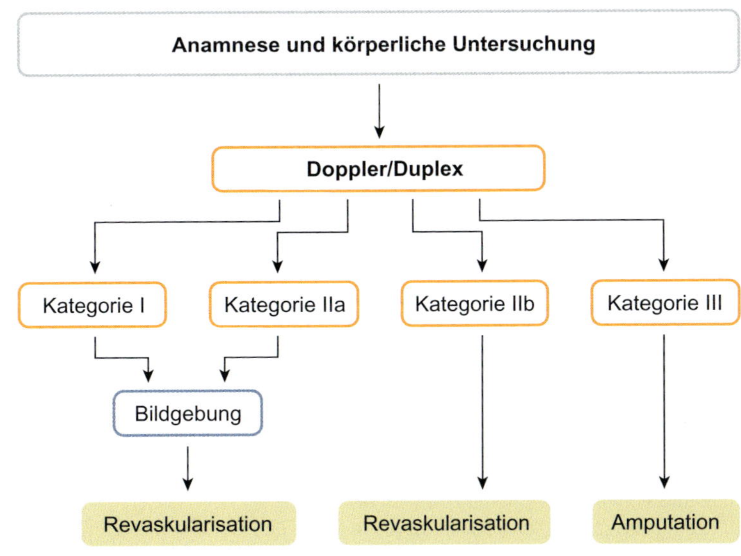

Abb. 9.3 Flowchart akute Extremitätenischämie. [W888–003]

Operative Therapie

Der Zugangsweg wird je nach Lokalisation der Verschlüsse im Bereich der iliakalen, femoralen oder kruralen Arterien gewählt. Primär wird der femorale Zugang für iliakale und femorale Verschlüsse genutzt. Bei Beteiligung der Unterschenkelarterien kann zur selektiven Thrombektomie der drei Unterschenkelarterien der infragenuale P3-Zugang gewählt werden. Eine Kombination der Zugangswege kann bei ausgeprägten Verschlüssen erforderlich sein.

- Entsprechende Arterien freilegen (➤ Kap. 9.2.6)
- Arterien im Tourniquet-Prinzip anzügeln
- Ggf. erneute Gabe von Heparin, entsprechend der Gerinnung/ACT (aktivierte Gerinnungszeit)
- Arteriotomie:
  - Bei nicht arteriosklerotisch veränderten Arterien → quere Arteriotomie; Vorteil: Arteriotomie kann direkt verschlossen werden.
  - Bei arteriosklerotisch veränderten Arterien ist möglicherweise eine zusätzliche Rekonstruktion erforderlich (Ausmaß der Rekonstruktion muss im Verhältnis zur Ischämiezeit stehen): Hierzu wird dann primär eine längs verlaufende Arteriotomie gewählt. Zeigt sich nach querer Arteriotomie, dass eine lokale Rekonstruktion erforderlich ist, kann eine quere in eine längs verlaufende Arteriotomie umgewandelt werden. Die quere Arteriotomie kann mit Einzelknopfnähten verschlossen werden; ggf. definitive Sanierung in zweiter Sitzung zu späterem Zeitpunkt; falls Prozess die Ursache des Verschlusses ist → muss behoben werden.
- Fogarty-Manöver

TIPP

Fogarty-Manöver

Hierfür einen Thrombektomie-Katheter entsprechend dem Arteriendurchmesser wählen, diesen in die Arterie einführen und distal des Thrombus platzieren. Nun den Ballon des Katheters aufblähen und vorsichtig zurückziehen (➤ Abb. 9.4). Der Ballon muss Kontakt zur Arterienwand haben, darf diese jedoch nicht überdehnen (Risiko einer Dissektion oder Ruptur). Hierdurch wird der Embolus oder Thrombus entfernt. Die Autoren nutzen in der Peripherie Luft zum Füllen des Ballons, da hierdurch ein Füllen und Ablassen einfacher und direkt möglich ist.

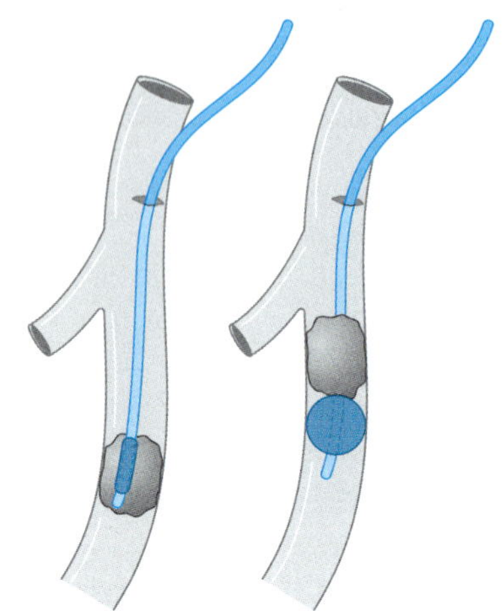

Abb. 9.4 Fogarty-Manöver. [L106]

- Manöver wiederholen, bis sich kein weiteres Thrombusmaterial bergen lässt und ein Rückstrom (periphere Arterien) oder ein Zustrom (zentral der Arteriotomie liegende Arterien) besteht
- Arterie mit heparinisierter Kochsalzlösung spülen und ausklemmen
- Weitere Arterien thrombektomieren
- Kontrolle des Befundes mittels Angiografie. Hierbei ist bei Bedarf eine zusätzliche intraoperative Intervention möglich:
  - Bei noch offener Arteriotomie: fehlender arterieller Zustrom, jedoch noch einfache lokale Revisionsmöglichkeit
  - Nach Verschluss der Arteriotomie: physiologische Darstellung unter arteriellem Blutstrom, bei offenem Revisionsbedarf muss die Arteriotomie erneut eröffnet werden
- Arteriotomie entsprechend dem Verlauf verschließen, ggf. Patch einnähen
- Wundverschluss (➤ Kap. 9.2.6)
- Antikoagulation entsprechend Ursache (z. B. Embolie bei Vorhofflimmern: effektive Antikoagulation mit Heparin)

Interventionelle Therapie

Prinzipiell kann auch an einem langstreckigen oder komplexen Verschluss eine interventionelle Behandlung erfolgen. Primär werden Ober- und Unterschenkelarterien behandelt, jedoch sind auch andere Regionen/Arterien denkbar. Angewandte Techniken sind die Aspirationsthrombektomie, die mechanische Thrombektomie (z. B. Rotationsthrombektomie) oder die Lysetherapie. Bei letzterer sind der Umfang der Lyse, die Therapiedauer sowie etwaige Kontraindikationen zu bedenken.

Aspirationsthrombektomie

Sie kann bei frischeren thrombotischen Verschlüssen durchgeführt werden (bis zu drei Wochen alter Verschluss). Es werden großlumige Katheter verwendet, um größere Mengen an Thromben zu bergen (Oberschenkel 7–8 F, Unterschenkel meist > 5 F).

- Bei abgangsnah beginnenden Verschlüssen der A. femoralis superficialis crossover vorgehen
- Großlumige Schleusen verwenden, um eine maximale Flexibilität bzgl. des Aspirationskatheters zu erhalten
- Aspirationskatheter bis an das proximale Thrombusende führen
- Mit einer angeschlossenen Luer-Lock-Spritze Sog aufbauen und zeitgleich Katheter in den Thrombus einführen
- Thrombektomie durch Vor- und Zurückziehen des Aspirationskatheters, bis sich keine Thromben mehr bergen lassen
- Nach dem Entfernen des Aspirationskatheters sollte eine Aspiration der Schleuse erfolgen, um ggf. verbliebene Thromben zu entfernen
- Lassen sich keine Thromben mehr bergen → Angiografie zur Beurteilung der Thrombektomie

Die Aspiration kann auch mithilfe einer mechanischen Pumpe erfolgen (z. B. Penumbra®). Hier ist jedoch der Sog zu unterbrechen, sobald nur Blut aspiriert wird.

Entsprechend der Angiografie kann nun eine weitere Intervention erfolgen, soweit erforderlich, z. B. die Behandlung einer zugrundeliegende Stenose (➤ Kap. 9.2). Auch eine zusätzliche Lyse verbliebener Thromben ist möglich.

Aufgrund der großlumigen Schleusen kann ein Verschluss-System erforderlich sein.

Lysetherapie

Der Erfolg einer Lysetherapie hängt vom Alter der Thromben ab. Eine Lyse wird bei bis zu drei Wochen alten Verschlüssen durchgeführt sowie bei Thrombenbildung im Rahmen einer Intervention.

Für die Therapie wird ein rekombinanter, gewebespezifischer Plasminogenaktivator (rtPA) oder Urokinase verwendet.

CAVE

Absolute oder relative Kontraindikationen für eine Lysetherapie

- Aktive Blutung
- Neurochirurgischer Eingriff < 1 Woche
- Intrakardiale Thromben
- Tumorerkrankung
- Operation
- Schwangerschaft
- Weitere Kontraindikationen mit einem erhöhten Blutungsrisiko

In einer interdisziplinären Absprache müssen die Vor- und Nachteile des Verfahrens für den einzelnen Patienten erwogen werden!

- Auswahl der Zugangsarterie (z. B. langstreckiger abgangsnaher Verschluss der A. femoralis superficialis – Zugang von kontralateral im Cross-over-Verfahren)
- Schleuse platzieren (z. B. 6 F, um auch etwaige Interventionen durchzuführen)
- Angiografie, um zu behandelnde Arterien darzustellen
- Verschluss mit einem Führungsdraht vorsichtig passieren (Emboliegefahr!)
- Über den Draht einen Lysekatheter in dem Verschluss platzieren (Lysekatheter haben seitliche Öffnungen über eine bestimmte Katheterlänge; ein paar Öffnungen des Lysekatheters sollten proximal des Verschlusses liegen → Lysemedikament wird auch von proximal dem Thrombus zugeführt)
- Bolusgabe eines Lysemedikaments
- Kontinuierliche Lyseapplikation (z. B. via Perfusor) an den Lysekatheter anschließen
- Zusätzliche kontinuierliche Gabe von Heparin über die Schleuse

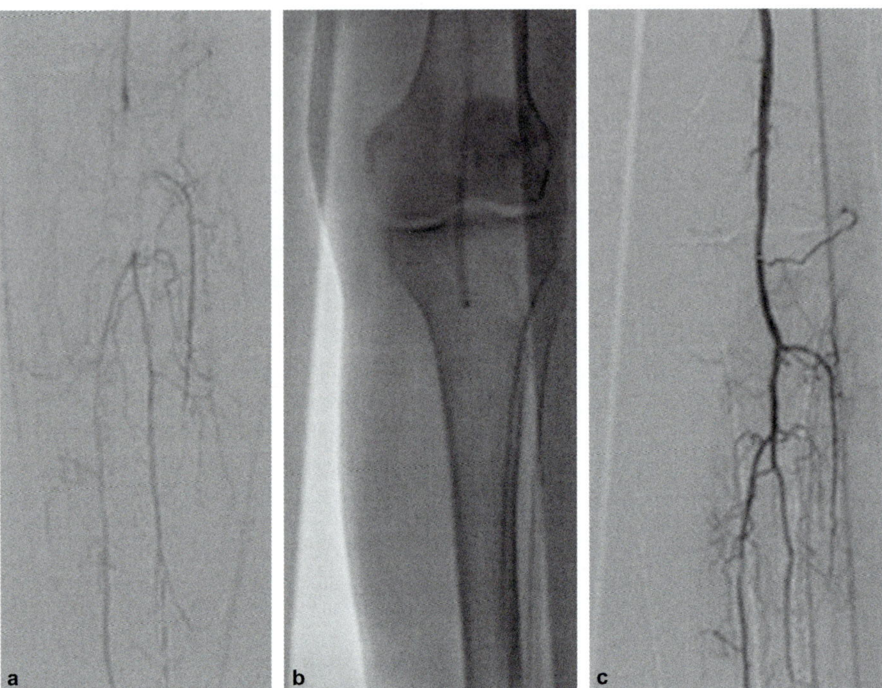

Abb. 9.5 Angiografie bei Verschluss der A. poplitea im P3-Segment und des Tractus tibiofibularis links (a) sowie nach Rekanalisation (c). [E1206]

- Sämtliche Schleusen und Katheter fixieren, um eine Dislokation des Katheters beim Transport/Umlagern zu verhindern (z. B. mittels Naht)
- Angiografische Kontrollen (➤ Abb. 9.5)
- Lysedauer abhängig von Thrombuslast, Maximaldosis und Erfolg der Therapie

TIPP

Dosierung der Lysetherapie

rtPA:
- Bolusgabe: 3–5 mg
- Kontinuierliche Gabe: 0,5–10 mg/h
- Maximaldosis: je nach Körpergewicht bis zu 100 mg

Urokinase:
- Bolusgabe: 50 000–1,5 Mio IE
- Kontinuierliche Gabe: 100 000–250 000 IE/h

Zusätzlich: **Heparin** 400–600 IE/h oder aPTT-gesteuert

Mechanische Thrombektomie

Die mechanische Thrombektomie kann durch einen rotierenden Kopf am Katheterende (BD, Rotarex®) oder hydromechanisch (BostonScientific, AngioJet®) erfolgen.

Bei beiden Verfahren wird ein entsprechender Katheter an den Thrombus herangeführt, dieser wird durch das Kathetersystem fragmentiert und abtransportiert. Bei der mechanischen Thrombektomie erfolgt dies durch einen rotierenden Kopf am Katheterende und eine archimedische Schraube im Katheter. Beim hydromechanischen Verfahren wird der Thrombus durch einen Hochdruck-Wasserstrahl fragmentiert und durch den entstehenden Unterdruck im Katheter aus dem Körper transportiert.

Risiken

Durch ein zu schnelles Manövrieren der Katheter kann es zu einem Abstrom von Thrombusmaterial in die Peripherie und damit zu einem embolischen Verschluss kommen.

Durch ein zu langsames Vorschieben kann Blut aus dem Körper abtransportiert werden.

Bei zu kleinem Katheter können wandständige Thromben in den Arterien verbleiben.

Eine Perforation der Arterienwand durch diese Systeme ist sehr selten.

LITERATUR

Ackerstaff JT. Peripheral lysis in acute limb ischemia: Diagnostics, indications and current therapeutic standards. Gefäßchirurgie. 2021; 26(2): 135–148.

Debus E et al. Antithrombotische Therapie der peripheren arteriellen Verschlusskrankheit. Gefässchirurgie. 2021; 26: 415–428.

9.1.6 Kompartmentsyndrom

Ein Kompartmentsyndrom wird häufig durch Druck von außen (z. B. Verband, Lagerung), eine Blutung oder ein Ödem hervorgerufen. Bedingt durch die akute Ischämie, die Dauer des Zustands und die Reperfusion können sich durch Veränderung des lokalen arteriovenösen Druckgradienten, Hypoxie und Azidose die Autoregulation und die Permeabilität der Gefäßwand verändern. Es kommt zu einer vermehrten Flüssigkeitsverlagerung in das Interstitium und somit zu einem Ödem im entsprechenden Kompartment.

Definition

Durch eine Erhöhung des Drucks in einem definierten Raum kommt es zu einer Beeinträchtigung der in diesem Raum befindlichen Strukturen. Beim Kompartmentsyndrom des Unterschenkels können ein oder alle Kompartimente betroffen sein. Hierdurch werden die in den jeweiligen Kompartimenten liegenden Arterien, Venen und Nerven komprimiert. Dies hat Folgen für die betroffene Region, aber auch für distal davon gelegene Strukturen.

Ätiologie

Die häufigste Ursache eines Kompartmentsyndroms in der Gefäßchirurgie ist die Reperfusion nach einer akuten Ischämie der betroffenen Region.

Die Erhöhung des Drucks im Kompartiment kann z. B. durch ein Ödem oder Hämatom entstehen.

Symptomatik

- Schmerzhafte Schwellung eines oder aller Kompartimente
- Glänzende Haut über dem Kompartment als Zeichen der massiven Schwellung
- Minderung von Motorik und Sensibilität bis hin zum Ausfall
- Fehlender Puls (bei vorher tastbarem Puls, z. B. nach Bypassanlage)

Diagnostik

Auf Grundlage der o. g. Symptome erfolgt die Diagnose primär durch die **Klinik.** So sollte z. B. ein Zustand nach Ischämie mit Revaskularisation und nun neu aufgetretener, schmerzhafter Schwellung immer an ein Kompartmentsyndrom denken lassen.

Eine Kompartmentdruckmessung kann ergänzend erfolgen. Hierzu wird das entsprechende Kompartment mit einer Kanüle punktiert und ein an die Kanüle angeschlossenes Gerät misst den Kompartmentdruck. Wird nur der gemessene Wert zur Beurteilung herangezogen, liegt der Normwert bei 0–13 mmHg. Das manifeste Kompartmentsyndrom zeigt Werte von > 30 mmHg. Alternativ kann der Differenzialdruck zwischen Kompartmentdruck und diastolischem Druck ermittelt werden (Normwert ≥ 30 mmHg, pathologisch < 30 mmHg). Bei klinischem Bild eines Kompartmentsyndroms und normalen Druckwerten sollte im Zweifel eine Kompartmentinspektion bzw. -spaltung erfolgen.

Therapie

Die Behandlung erfolgt über eine Spaltung des Kompartments, hier am Beispiel des Unterschenkels erklärt.

Aufklärung

Der Patient wird über die allgemeinen und speziellen Risiken des Eingriffs aufgeklärt, z. B. Nerven- und Gefäßverletzungen, Nachblutung, große offene Wundfläche, regelmäßige Folgeeingriffe, Kunsthaut, Kunsthautwechsel oder Vakuumverband-Anlage, Sekundärnaht oder Spalthautdeckung im Verlauf, langwieriger Verlauf.

Material

- Temporärer Hautersatz (z. B. Epigard Biovision®)
- Vakuumverband im Verlauf (nicht zu früh anwenden, da hierdurch der Druck im Kompartment wieder steigen kann)

Vorgehen

Prinzipiell gibt es zwei Herangehensweisen, nämlich ein- oder beidseitig. Bei ersterem erfolgt der Hautschnitt nur lateral, bei zweiterem zusätzlich auch medial am Unterschenkel.

Einseitiges Vorgehen:

- Längsverlaufender Hautschnitt am lateralen Unterschenkel zwischen Fibula und Tibiakante (etwas ventral der Fibula)
- Hautschnitt über fast die gesamte Länge des Unterschenkels
- Darstellen der Faszie und Fasziotomie der Anterior- und Peroneusloge
- Über Peroneusloge oberflächliche Beugerloge eröffnen
- Über Anteriorloge tiefe Beugerloge eröffnen
- Auf die Gefäße und Nerven in den Logen achten (A. und V. tibialis anterior, N. peroneus profundus und superficialis)
- Bei massiven Schwellungen → Inzision der medialen Seite sinnvoll bzw. erforderlich
- Vollständige Fasziotomie aller Logen überprüfen
- Muskulatur prüfen (Kontraktilität vorhanden?)
- Ausgiebige Blutstillung und Inspektion
- Temporäre Weichteildeckung:
  - Epigard o. ä.
  - Kunsthaut am Hautrand durch Klammernaht fixieren, dabei darf keine Spannung und somit Kompression der Weichteile entstehen
  - Mehrere Inzisionen an der Kunsthaut setzen, um ein Abfließen von Wundsekret und Blut zu ermöglichen (sonst erneutes Kompartmentsyndrom durch zu dichte Abdeckung der Wunde)
- Steriler und lockerer Verband mit Kompressen oder Saugkompressen zum Auffangen von Wundsekret/Blut

Prinzipiell ist eine gezielte Kompartmentspaltung einer einzelnen Loge möglich, man sollte aber sicher gehen, dass die verbliebenen Logen nicht betroffen sind.

Wundversorgung

- Oberflächiger Verbandswechsel auf Station
- Wechsel der temporären Weichteildeckung durch Kunsthaut oder Vakuumverband unter sterilen Bedingungen, z. B. im OP
- Sekundärnaht oder Spalthautdeckung (➤ Kap. 5.2) im Verlauf

Nachsorge

- Physiotherapie
- Spitzfußprophylaxe
- Ggf. neurologisches Konsil

9.2 Chronische periphere arterielle Verschlusskrankheit (pAVK)

9.2.1 Definition

Hierbei ist die Durchblutung der extremitätenversorgenden Arterien bzw. seltener der Aorta vermindert, meist durch arterielle Stenosen oder Verschlüsse bedingt. Die unteren Extremitäten sind deutlich häufiger betroffen (90 %) als die oberen.

Die klinische Einteilung der pAVK gemäß der Symptomatik erfolgt hierzulande nach der Stadieneinteilung von Fontaine (➤ Tab. 9.4).

9.2.2 Ursachen

Bedingt wird die pAVK in über 95 % der Fälle durch eine Arteriosklerose, deren Entstehung insbesondere durch folgende Risikofaktoren begünstigt wird:

- Rauchen
- Arterielle Hypertonie
- Hypercholesterinämie
- Diabetes mellitus

Tab. 9.4 Stadieneinteilung der pAVK nach Fontaine [W888–003]

Stadium	Symptome
I	Zufallsbefund, keine Symptome
II	Belastungsabhängiger Muskelschmerz
IIa	Schmerzfreie Gehstrecke > 200 m
IIb	Schmerzfreie Gehstrecke < 200 m
III	Ruheschmerzen
IV	Spontane Nekrosebildung

Andere Ursachen sind u. a.:

- Embolie (kardial oder arterioarteriell)
- Kompressionssyndrom
- Vaskulitiden

9.2.3 Epidemiologie

Die Gesamtprävalenz der pAVK wird in Deutschland auf 3–10 % geschätzt. Ab einem Alter von 70 Jahren steigt die Prävalenz auf 15–20 %. In jüngeren Altersgruppen ist die Claudicatio bei Männern häufiger, in den höheren Altersstufen bestehen kaum noch geschlechtsspezifische Unterschiede.

TIPP

Die pAVK ist eine kardiovaskuläre Markererkrankung:

- pAVK-Patienten haben ein 3–5-fach erhöhtes kardiovaskuläres Mortalitätsrisiko.
- Das Schlaganfallrisiko ist 2-fach erhöht.

9.2.4 Symptomatik

Stadium II

Im klinischen Stadium II bestehen ischämisch bedingte, belastungsabhängige Schmerzen der Muskulatur, die in Ruhe vollkommen verschwinden und bei ähnlicher Belastung wieder auftreten (Claudicatio intermittens). Sie treten eine Etage unterhalb des Strombahnhindernisses auf:

- Wadenclaudicatio bei z. B. Stenose/Verschluss der A. femoralis superficialis
- Gluteal-/Oberschenkelclaudicatio bei Beckenstenosen/-verschlüssen

Wenn sich bei diesen Patienten nach einem Bagatelltrauma eine Wunde ausbildet, spricht man auch von einem komplizierten Stadium IIb. Die Prognose bezüglich der Wundheilung ist besser als bei Patienten mit einem klinischen Stadium IV.

TIPP

Sonderfall Diabetes mellitus

Bei Patienten mit einer diabetischen Polyneuropathie kann die Claudicatio auch wegfallen. Hier kann bereits ohne vorausgegangene Schmerzsymptomatik ein Stadium IV vorliegen.

Stadium III und IV (kritische Extremitätenischämie)

Hier liegen Ruheschmerzen und/oder bereits trophische Haut- und Gewebeläsionen vor (➤ Abb. 9.6). Ruheschmerzen betreffen stets die Region der „letzten Wiese". d. h., meist den Vorfuß.

Beintieflage kann häufig die Schmerzsymptomatik lindern.

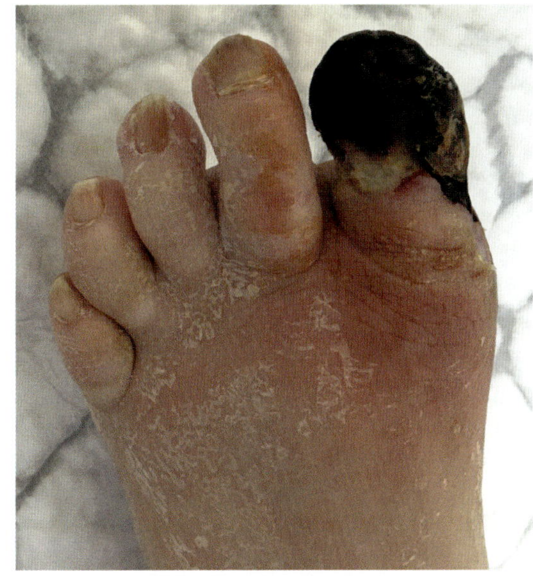

Abb. 9.6 Akrale Nekrose bei pAVK im Stadium IV nach Fontaine. [T1316]

9

9.2.5 Diagnostik

Anamnese und klinische Untersuchung

Sie bilden die Grundlage für die weitere Diagnostik. Gezieltes Nachfragen nach der Schmerzsymptomatik und den vorliegenden kardiovaskulären Risikofaktoren ist somit essenziell.

Eine genaue Inspektion z. B. der Zehen und Zehenzwischenräume gibt relevante Hinweise auf ein bereits fortgeschrittenes Stadium der pAVK (z. B. Nekrosen).

Die Erhebung des Pulsstatus kann einen Hinweis auf ein arterielles Strombahnhindernis geben. Tastbare Fußpulse schließen eine pAVK jedoch nicht aus.

Ankle Brachial Index (ABI)

Zur Diagnosestellung der pAVK ist die Dopplerdruckmessung mit Bestimmung des ABI (Quotient aus systolischem Beinarteriendruck und systolischem Armarteriendruck) eine zuverlässige Untersuchungsmethode. Neben dem ABI sollten auch die absoluten Druckwerte an den Armarterien und Knöchelarterien dokumentiert werden.

TIPP

- ABI-Werte < 0,9 weisen auf eine pAVK hin.
- Referenz ist immer der höchste Oberarmdruck.
- Der niedrigste Knöchelarteriendruck ist für die Diagnose maßgeblich.
- Die hämodynamische Kompensation ist abhängig vom höheren Wert, sodass dieser für die Behandlung entscheidend ist.

9

Belastungsuntersuchungen

Eine ABI-Messung nach Belastung und eine Belastungsoszillografie können bei typischen Beschwerden und unauffälliger ABI-Messung in Ruhe Hinweise auf eine pAVK geben (➤ Kap. 1.4.2).

FKDS

Die farbkodierte Duplexsonografie (➤ Kap. 1.5) stellt bei der pAVK-Diagnostik das diagnostische Mittel der ersten Wahl dar. Neben der Beurteilbarkeit von Gefäßwand und -lumen können insbesondere Aussagen über die Hämodynamik getroffen werden. Hierfür erfolgt eine Analyse des abgeleiteten Dopplerfrequenzspektrums.

Aufgrund des hohen peripheren Widerstands wird die kardial ausgeworfene Pulswelle in der Peripherie reflektiert. An der geschlossenen Aortenklappe erfolgt dann wieder eine peripherwärts gerichtete Reflexion. Nichtstenosierte Extremitätenarterien weisen deshalb ein bi- bzw. triphasisches Flussprofil auf. Entscheidend ist hierbei der sog. DIP (diastolischer inverser Puls).

TIPP

Zwischen bi- und triphasisch gibt es keinen qualitativen Unterschied. Mit zunehmenden Alter steigt die Gefäßwandsteifigkeit, sodass „gesunde" Arterien meist kein triphasisches, sondern ein biphasisches Flussprofil aufweisen.

Untersuchungsgang

Erfahrene Untersucher beginnen mit der aortoiliakalen Strombahn. Im Querschnitt sollte versucht werden, ein Aneurysma im Bereich der Bauchaorta und/oder der Beckenarterien auszuschließen. Im Längsschnitt kann durch Ableitung der Dopplerfrequenzspektren ein Hinweis auf etwaige arterielle Strombahnhindernisse gewonnen werden.
Weniger Erfahrene sollten in der Leiste beginnen (➤ Abb. 9.7):

- B-Bild der Femoralgabel und Beurteilung der Plaquelast im Quer- und Längsschnitt.
- Hinzunahme des Farbdopplers und Ableitung der Dopplerfrequenzspektren in der A. femoralis communis (AFC), A. profunda femoris (APF) und A. femoralis superficialis (AFS); AFC bi- oder triphasisch → höchstwahrscheinlich keine relevante Beckenarterienstenose.
- Farbdopplersonografische Verfolgung der AFS bis zum distalen Oberschenkel.
- Die A. poplitea kann gut in Linksseitenlage untersucht werden.
- Die Knöchelarterien sollten dann wieder in Rückenlage untersucht werden.
- Zur Beurteilung der hämodynamischen Relevanz von Stenosen kann der Quotient aus der intrastenotisch und prästenotisch gemessenen Flussgeschwindigkeit gebildet werden: Ein Quotient > 4 spricht für eine hochgradige Stenose (➤ Abb. 9.8).

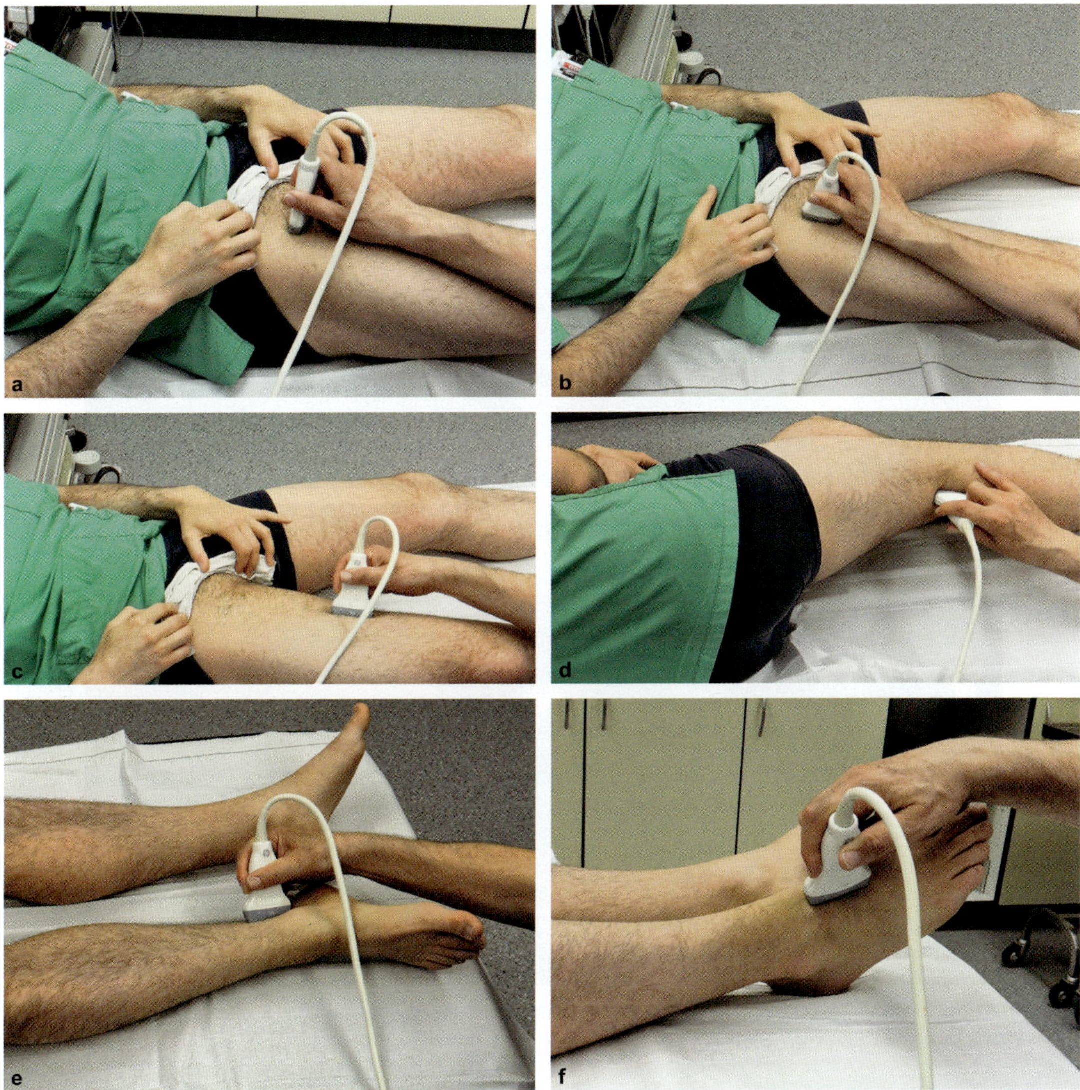

Abb. 9.7 Farbduplexsonografie der Beinarterien: Strukturierter Untersuchungsgang mit Beginn im Quer- und Längsschnitt auf Höhe der Leiste (a, b) und anschließend im Längsschnitt im Verlauf der A. femoralis superficialis und A. poplitea (c, d). Zuletzt Darstellung der A. tibialis posterior und A. dorsalis pedis im Längsschnitt (e, f). [T1316]

CTA/MRA

Beide Verfahren können zur Therapieplanung eingesetzt werden, wobei durch die rein morphologische Begutachtung keinerlei hämodynamische Aussage über ein Strombahnhindernis getroffen werden kann. Bei beiden Methoden wird der Stenosegrad eher überschätzt. Jedoch können bei beiden Methoden direkt angrenzende Strukturen beurteilt werden (z. B. entzündliche Umgebungsreaktion). Bei einer CTA der Becken-Bein-Arterien ist z. B. auch eine Untersuchung verschiedener abdomineller Organe möglich (Nebendiagnosen).

Für die **CT-Angiografie** sind aktuelle Laborwerte (TSH, GFR) notwendig. Bei nicht dringlicher Indikation sollte eine Hyperthyreose immer vorher abgeklärt werden. Ansonsten Gabe von Natriumperchlorat 900 mg/d und Thiamazol 40 mg für 14 Tage und anschließend angepasster Dosierung von Thiamazol. Bei eingeschränkter GFR ist eine Durchführung nur nach

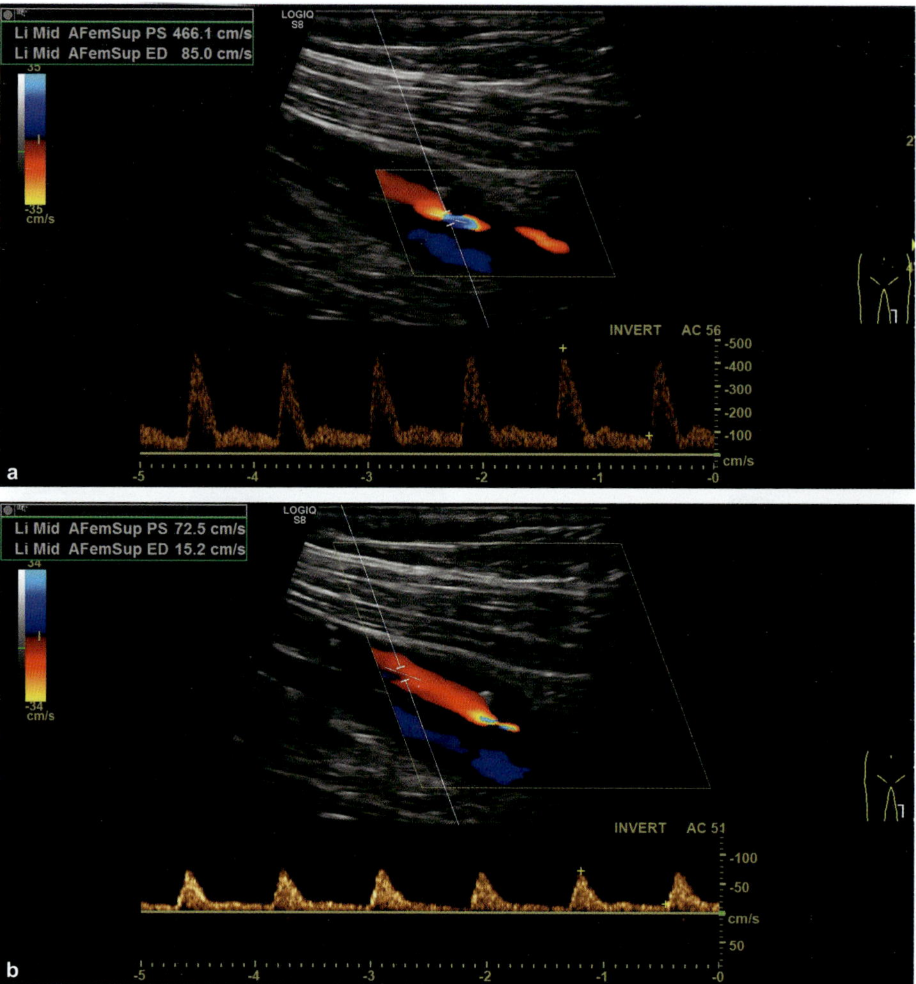

Abb. 9.8 Duplexsonografische Darstellung einer Stenose der linken A. femoralis superficialis: Flussmessung a) intra- und b) prästenotisch. [T1316]

kritischer Abwägung und unter adäquater Hydrierung durchzuführen. Bei anamnestischer Kontrastmittelallergie und dringlicher Indikation wird die Untersuchung erst nach antiallergischer Vorbehandlung (z. B. mit Prednisolon und Clemastin) durchgeführt. Die Einnahme von Metformin sollte bei eingeschränkter Nierenfunktion (GFR < 30 ml/min) 48 Stunden vor und nach der elektiven Kontrastmittelgabe pausiert werden.

Bei der **MRA** reicht die Bestimmung der eGFR (errechneten glomerulären Filtrationsrate). Bei einer eGFR < 30 ml/min ist die MRA aufgrund der möglichen systemischen nephrogenen Fibrose formal kontraindiziert (auch wenn diese Komplikation nur sehr selten beobachtet wurde). Weitere Kontraindikationen sind metallische Implantate (hierfür nicht zugelassene Herzschrittmacher, Defibrillatoren etc.).

Intraarterielle digitale Subtraktionsangiografie (DSA)

Die DSA ist bei nicht eindeutigen Befunden in der Duplexsonografie und der Schnittbildgebung als diagnostische Angiografie meist auch direkt in PTA-Bereitschaft einsetzbar. Bei chronischer Niereninsuffizienz kann sie auch als CO_2-Angiografie durchgeführt werden.

➤ Abb. 9.9 fasst die Diagnostik der pAVK zusammen.

9.2.6 Therapie

Basistherapie

Bevor eine weiterführende interventionelle oder offen-chirurgische Therapie durchgeführt wird, sollten die konservativen Möglichkeiten möglichst ausgeschöpft werden:

- Einstellen des Tabakkonsums
- Statintherapie zur Senkung des LDL-Cholesterins auf < 70 mg/dl bzw. auf 50 % des Ausgangswertes
- Normnahe Blutzuckereinstellung unter Vermeidung von Hypoglykämien (Ziel-HbA1c: < 7,5 %)
- Zielgenaue Blutdruckeinstellung < 140/90 mmHg bzw. < 130/80 mmHg bei Diabetikern
- Gabe von Thrombozytenaggregationshemmern (z. B. ASS 100 mg/d)
- Rivaroxaban 2,5 mg zusätzlich zu ASS 100 mg/d zur Vermeidung atherothrombotischer Ereignisse (Bauersachs et al. 2021, Branch et al. 2023) kann erwogen werden:
  - Bei symptomatischer pAVK mit einem hohen Risiko für ischämische Ereignisse
  - Bei Patienten mit gleichzeitig bestehender KHK
  - Bei Patienten mit Z. n. peripherer Revaskularisation
- Bei Indikation zur therapeutischen Antikoagulation (z. B. Vorhofflimmern) kann das ASS weggelassen werden

Strukturiertes Gehtraining

- Indiziert für Stadium II nach Fontaine
- Mindestens dreimal die Woche je 30–60 Minuten für mindestens drei Monate
- Bei Muskelschmerz pausieren, bei Beschwerdefreiheit Übung fortsetzen
- Verbesserung der Gehleistung durch Ausbildung von Kollateralen und Steigerung der Sauerstoffausschöpfung in der Muskulatur
- Übungen für zu Hause können Gehleistung ebenfalls verbessern
- Für einen Therapieerfolg sollten präformierte Kollateralwege stenosefrei sein:
  - A. profunda femoris für Verschlüsse der A. femoralis superficialis
  - A. genus descendens bei Verschlüssen der A. poplitea
  - Beckenarterienverschlüsse keine absolute Kontraindikation für strukturiertes Gehtraining

TIPP
Ein strukturiertes Gehtraining sollte auch nach erfolgter Revaskularisation empfohlen werden.

Rheologische Therapie im Stadium III

Sie ist indiziert bei Patienten, die keiner lumeneröffnenden Therapie zugeführt werden können, Mittel der Wahl ist Alprostadil i. v.:

- Beginn mit 20 µg 1-0-1 jeweils in 250 ml über 4 h
- Steigerung auf 40 µg 1-0-1 bei guter Verträglichkeit (über ZVK)
- KI: kardiorespiratorische Insuffizienz, GFR < 30 ml/min

CT-gesteuerte lumbale Sympathikolyse (LSL)

Die LSL ist vorwiegend indiziert im Stadium III (und IV), sie bewirkt eine periphere Vasodilatation:

- Darstellen der Anatomie: sympathische Nervenganglien, Gefäße, Ureter
- Bestimmung Abstand Haut – Ganglien und des Einstichwinkels
- Lokalanästhesie der Haut
- Einstich mit einer Nadel mit Mandrin
- Kontrastmittelinjektion zur Kontrolle der korrekten Nadelposition (keine Injektion in Gefäße, Muskel oder Ureter)
- Injektion von wenigen Millilitern Alkohol, ggf. mit Lokalanästhetikum

Endovaskuläre Therapie

Prinzipiell sollte immer zuerst eine endovaskuläre Revaskularisationsmöglichkeit geprüft werden. Eine gelenküberschreitende Stentimplantation sollte ver-

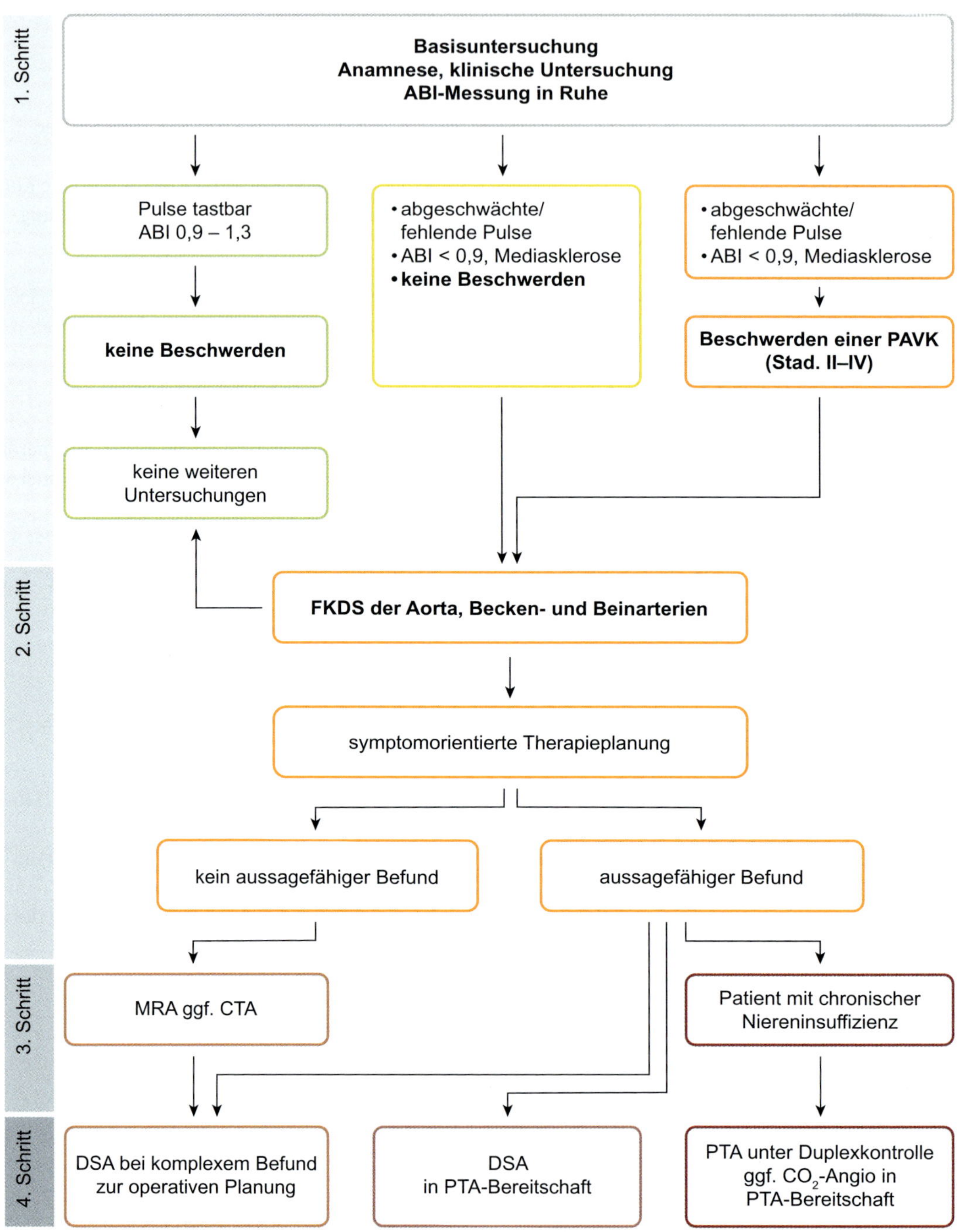

Abb. 9.9 Algorithmus zur pAVK-Diagnostik. [W888–003]

mieden werden. In manchen Fällen ist die geringe Invasivität der Langzeitprognose des Ergebnisses vorzuziehen (multimorbider Patient, hoher Leidensdruck/Gefahr Extremitätenverlust, Patient offener Operation nicht zugänglich).

Angioplastie

Mithilfe eines Ballonkatheters (➤ Kap. 3.3.8) wird eine Stenose oder ein Verschluss aufgedehnt, um einen besseren Blutfluss im betroffenen Gefäß zu erhalten (POBA = Plain Old Balloon Angioplasty, in Abgrenzung zu DEB = Drug Eluting Balloon).

- Zugang zu läsionsnaher Arterie schaffen, z. B. Schleuse in Seldinger-Technik in der A. femoralis communis
- Draht in Arterie einführen
- Versuch, mit dem Draht die Stenose bzw. den Verschluss zu passieren
- Zur Unterstützung verschiedene Katheter mit unterschiedlichen Konfigurationen verwenden
- Bei gelungener Passage Führungsdraht gegen steifen Draht austauschen

TIPP

Ein einliegender steifer Draht gewährleistet die gewünschte Position des Interventionsmaterials.

- Über steifen Draht Interventionsmaterial einführen (in diesem Fall Ballonkatheter, ➤ Abb. 9.10)
- Unter Bildwandlerkontrolle Ballonkatheter positionieren, mit Manometerspritze füllen → Ballon nimmt gewünschte Form an

Bei weichem Material kann eine verlängerte Inflation des Ballonkatheters eine Verdichtung des Materials herbeiführen.

CAVE

Zu lange, zu kurze oder zu große (Durchmesser) Ballonkatheter können zu einem Trauma der erkrankten und auch der gesunden Gefäßwand führen. Als Folge können Dissektionen oder Rupturen entstehen.

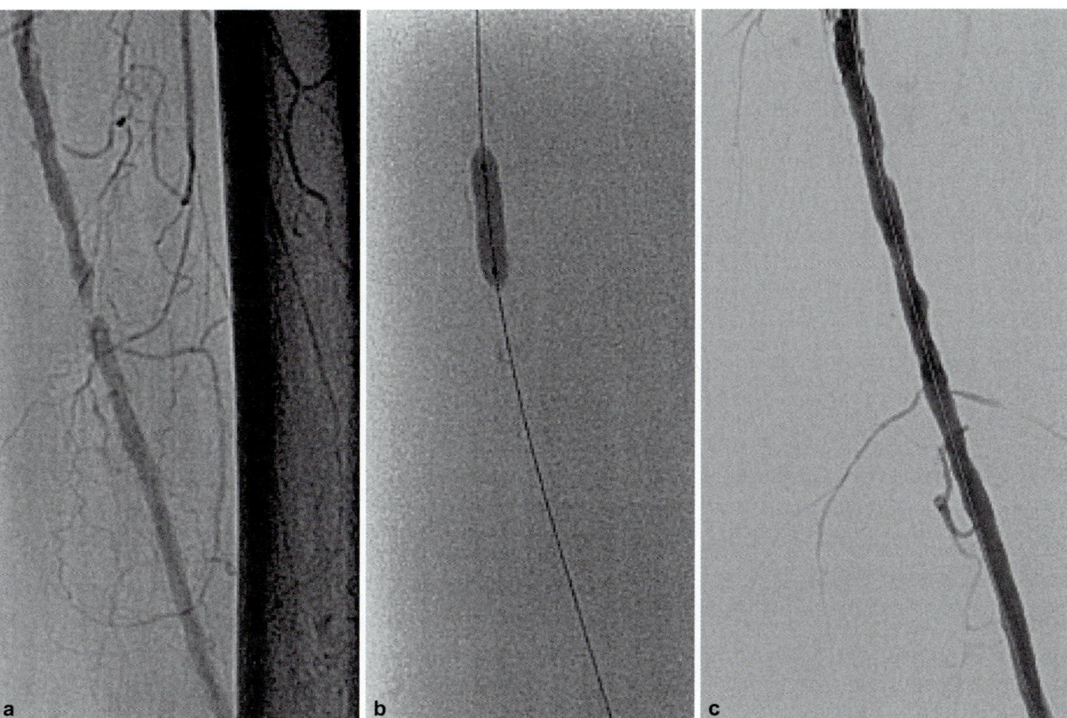

Abb. 9.10 Angiografie und Angioplastie der A. femoralis superficialis. [E1203]

9

DEB-Angioplastie

Hierbei wird ein medikamentenbeschichteter Ballon (meist Paclitaxel mit einer Trägersubstanz, ➤ Kap. 3.3.8) verwendet. Das Medikament wird in unterschiedlicher Dosierung und mit unterschiedlichen Methoden an dem Ballon angebracht. Dadurch entstehen verschiedene Inflationszeiten (Herstellerangaben beachten).

Die Indikation zur DEB-Angioplastie besteht zur Prophylaxe einer Hypertrophie der Intima. Meist wird der DEB-Ballonkatheter nach Atherektomien (bewusstes Trauma der Gefäßinnenwand) verwendet.

Stent

Die Drahtgerüste werden eingesetzt, wenn ein Recoil (direkte Restenose oder elastische Stenose) nach Angioplastie entsteht oder Dissektionen oder Rupturen überbrückt werden müssen. Abhängig von der Lokalisation und den Kräften, die auf den Stent wirken, können unterschiedliche Stents gewählt werden (➤ Kap. 3.3.9).

Stentgraft/gecoverter Stent

Diese selbst- oder ballonexpandierbaren Stents besitzen eine Ummantelung („Cover“) mit einem Kunststoffmaterial. Sie können als Schienung bei Blutungen oder Aneurysmen verwendet werden. Hierbei wird der Blutfluss von der Gefäßwand weg durch den Stentgraft/gecoverten Stent geführt. Diese Stents werden auch zur Rekonstruktion von Arterien/Bifurkationen verwendet.

Atherektomie

Bei diesem Verfahren wird das verengende oder verschließende Material nicht verdichtet und zur Seite gedrängt, sondern ähnlich der offenen TEA aus dem Gefäß entfernt (➤ Kap. 3.3.10).

Covered Endovascular Reconstruction of Aortic Bifurcation (CERAB)

Mithilfe von gecoverten Stents wird die Aortenbifurkation rekonstruiert. Hierzu wird ein großlumiger Stent in der Aorta platziert und nach distal mit zwei Stents in die Beckenarterien verlängert, deren Länge sich nach der Läsionslänge richtet.

Wenn möglich, wird der aortale Stent so gewählt, dass durch das Aufdehnen der iliakalen Stents der distale Anteil des aortalen Stents zusätzlich gedehnt und verformt wird. Hierdurch werden potenzielle Gutter (Öffnungen zwischen den Stents) klein gehalten oder sogar vermieden. Um den aortalen Stent dem kranial davon gelegenen Aortendurchmesser anzupassen, kann eine Angioplastie mit einem entsprechenden Ballonkatheter erfolgen (➤ Abb. 9.11).

Kissing-Stent

Hierbei werden zwei sich an einem Ende berührende Stents in einer Gefäßaufzweigung implantiert, häufig ist die aortoiliakale Aufzweigung betroffen (Implantation in die A. iliaca communis beidseits mit Berührung der kranialen Enden der Stents). Verlaufen die Stentgrafts für eine gewisse Strecke nebeneinander in die Aorta hinein, spricht man von einem Parallel-Stent (➤ Abb. 9.12).

Operative Therapie

Indikationen

- Infrarenaler Aortenverschluss mit Verschluss der A. iliaca communis beidseits (endovaskulären Ansatz individuell prüfen)
- Verschluss der A. femoralis communis
- Verschlüsse der A. iliaca externa oder der A. femoralis superficialis, die bis an die A. femoralis communis heranreichen
- Verschlüsse der Trifurkation mit vorgeschaltetem langstreckigem Verschluss der A. femoralis superficialis und der A. poplitea
- Langstreckige Verschlüsse der A. poplitea, der Trifurkation und aller Unterschenkelarterien bei einem oder mehreren gut erhaltenen, distalen, cruralen oder pedalen Anschlusssegmenten

Bei manchen Patienten ist auch in diesen Fällen evtl. eine interventionelle Therapie vorzuziehen (auch hinsichtlich der Weiterentwicklung von endovaskulären Verfahren).

Verfahren

- TEA offen oder halbgeschlossen mit/ohne Patch-Plastik (ohne Patch-Plastik selten, da ein

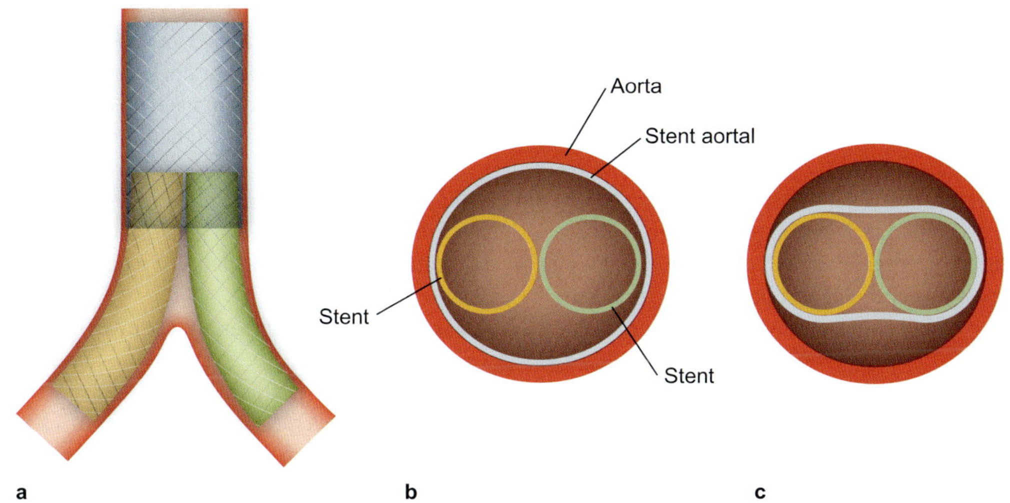

Abb. 9.11 Covered Endovascular Reconstruction of Aortic Bifurcation (CERAB). a) Längsschnitt; b) Diskrepanz zwischen aortalem Stengraft und iliakalen Stentgrafts; c) Verformung des aortalen Stentgrafts durch die iliakalen Stentgrafts führt zum Abdichten zwischen den Stentgrafts. [P1316, L275]

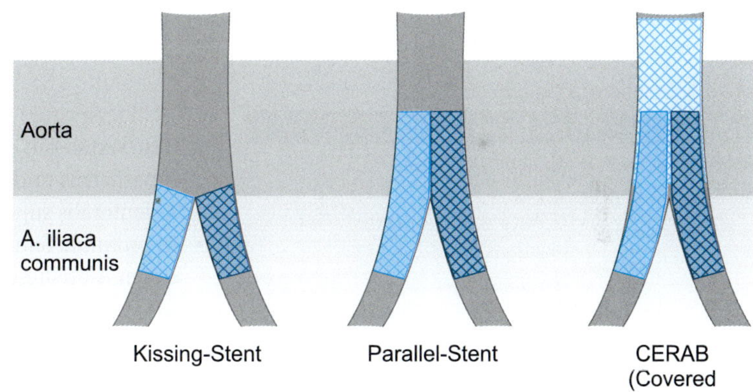

Abb. 9.12 Kissing-Stent, Parallel-Stent und CERAB. [L141]

erhöhtes Risiko für das Auftreten einer Stenose besteht)

- Bypass (umgeht den erkrankten Gefäßanteil und leitet den Blutfluss um)
- Interponat (End-zu-End-Anastomosen mit Ersetzen des erkrankten Gefäßanteils)
- Thrombektomie
- Kombinationen der vorgenannten Verfahren

Je nach Spendergefäß (Ursprung eines Bypasses/proximale Anastomose) und Empfängergefäß (distale Anastomose) werden die u. g. Zugangswege in einer Art Baukastenprinzip kombiniert. So werden z. B. für einen femoropoplitealen, supragenualen Bypass die Zugangswege Leiste und P1-Segment benötigt.

Bypass-Nomenklatur

- Orthotop: im Verlauf der originären Gefäße.
- Extraanatomisch: abweichend vom originären Gefäßverlauf.

- In situ: Venenbypass, die Vene verbleibt in ihrem angestammten Bett.
- Distal Origin: distal der regulären Anastomose, z. B. im Verlauf der A. femoralis superficialis anstelle der A. femoralis communis als Ursprung des Bypasses.
- Reversed: Die Vene wird so implantiert, dass der ehemals distale Anteil proximal zum Liegen kommt. Hierdurch verläuft der arterielle Fluss im Bypass entgegen der Klappenrichtung und kann somit nicht behindert bzw. gestoppt werden.

Zugangswege Arterie

➤ Tab. 9.5 gibt einen Überblick über die Standardzugangswege zu den Beinarterien.

Leiste

- Längsverlaufender Hautschnitt lateral der A. femoralis communis (imaginäre Linie zwischen Symphysis pubica und Spina iliaca anterior superior mit Grenze zwischen mittleren und lateralen Drittel, alternativ ca. zwei Querfinger medial der Spina iliaca anterior superior)
- Scharfe Präparation bis auf die Faszie
- Auf der Faszie Präparation nach medial, bis man die Arterie/den Puls tastet (anatomische Landmarke: Durchtritt der A. circumflexa ilium superficialis), um die Lymphbahnen und -knoten zu schonen und nach medial abzudrängen
- Ligatur/Kauterisierung der A. circumflexa ilium superficialis
- Fasziotomie im Längsverlauf über der A. femoralis communis
- Abdrängen der V. femoralis nach medial
- Darstellen der A. femoralis communis nach kranial, einschließlich der epigastrischen Arterien
- Anzügeln der A. femoralis communis kranial der epigastrischen Arterien (Tourniquet)

TIPP
Löst man das Leistenband (Ligamentum inguinale) nach lateral und etwas nach medial vom umliegenden Gewebe ab, erhält man Zugang zur distalen A. iliaca externa.

Tab. 9.5 Standardzugangswege

Zugang	Erreichbare Gefäße
Laparotomie (➤ Kap. 7.1.6)	• Abdominelle Aorta • Viszeralarterien • A. iliaca communis/externa/interna (beidseits)
Retroperitoneal	• Distale Aorta • A. iliaca communis/externa/interna (einseitig, Ausklemmen der A. iliaca communis der Gegenseite möglich)
Leiste	• A. femoralis communis • A. profunda femoris • Distale A. iliaca externa • Proximale A. femoralis superficialis
P1 (supragenual)	• Distale A. femoralis superficialis • A. poplitea im P1- und teilweise im P2-Segment
P3 (infragenual)	• A. poplitea im P3- und teilweise im P2-Segment • Tractus tibiofibularis • Abgang der A. tibialis anterior (meist Thrombektomie) • A. tibialis posterior und A. fibularis im Abgangsbereich (zusätzliche Präparation erforderlich, mit kreuzendem Venengeflecht)

- Präparation nach distal, bis sich eine Verjüngung (Kalibersprung) der Arterie zeigt; hier liegt die Bifurkation mit den Abgängen der A. femoralis superficialis und A. profunda femoris
- A. femoralis superficialis anzügeln
- A. profunda femoris darstellen, meist bis zur ersten Aufteilung, und anzügeln
- Ggf. Ligatur und Durchtrennung der kreuzenden Vene (V. profunda femoris)

Die Darstellung der verschiedenen Arterien erfolgt nach dem Prinzip, klemmbare Abschnitte zu erhalten. Somit wird die Präparation aller Gefäße so weit fortgeführt, bis ausklemmbare Bereiche vorliegen.

P1-Zugang

- Oberhalb des Kniegelenks medialseitig meist Vertiefung zwischen M. vastus medialis und M. sartorius tastbar: hier ausreichend langen, längsverlaufenden Hautschnitt setzen
- Durch die Subkutis präparieren und Faszie darstellen, hierbei V. saphena magna schonen
- Fasziotomie
- Eingehen in das Septum intermusculare femoris mit A. und V. femoralis superficialis und distal hiervon A. und V. poplitea

- Mit dem Finger stumpfe Präparation eines Kanals im Verlauf der A. poplitea Richtung P3-Segment und somit zum Unterschenkel

P3-Zugang

- Distal der Kniegelenksebene zwischen Tibia und Caput mediale des M. gastrocnemius medialseitig Vertiefung tastbar
- Hautschnitt und Präparation durch die Subkutis, dabei V. saphena magna schonen
- Darstellen der Fascia cruris und Fasziotomie
- Pes anserinus superficialis = kraniale Begrenzung des Zugangs
- Selten muss der Pes anserinus durchtrennt werden, meist reicht die Mobilisation durch einen Wundhaken
- Darstellen einer Bindegewebsstraße mit A. und V. poplitea
- Weitere Präparation nach distal mit Ablösen des M. tibialis posterior von der medialen Tibiakante → Darstellung des Tractus tibiofibularis mit den Ästen A. tibialis posterior und A. fibularis

Zugang Unterschenkel- und Fußarterien

Der Bereich der Arterie, der für die Anastomose vorgesehen ist, sollte zuvor markiert werden. Dies kann mittels Ultraschall erfolgen. Alternativ kann man anhand eines vorhandenen CT und anatomischer Strukturen (z. B. Knochen) die noch perfundierte Arterie lokalisieren. Durch dieses Vorgehen kann die Anastomosenregion schneller aufgefunden und das OP-Trauma verringert werden. Nach einem längsverlaufenden Hautschnitt über der geplanten Anastomose erfolgt eine vorsichtige Präparation durch die Subkutis unter Schonung der Venen, anschließend eine längsverlaufende Fasziotomie. Die Arterie kann zwischen den unten beschriebenen Strukturen aufgefunden werden. Die begleitenden Venen sind am Unterschenkel paarig vorhanden und miteinander verbunden. Dies ist bei der Präparation zu beachten, da es sonst zu Verletzungen und Blutungen kommen kann.

A. tibialis posterior

Die Arterie liegt am proximalen Unterschenkel unter dem M. gastrocnemius und M. sartorius, zwischen M. flexor digitorum longus und M. flexor hallucis longus, am distalen Unterschenkel nur zwischen den Flexoren. Parallel zur Arterie verläuft der N. tibialis.

Am Übergang zum Fuß und somit zur A. plantaris lateralis und medialis verläuft die Arterie dorsal des Malleolus medialis unter dem Flexor retinaculum. Diese bindegewebige Struktur kann zur Anastomosenanlage teilweise oder ganz durchtrennt werden.

A. tibialis anterior

Die Arterie verläuft zwischen dem M. tibialis anterior, dem M. extensor digitorum longus und dem M. extensor hallucis longus. Am Übergang zum Fuß taucht die Arterie unter dem Retinaculum musculorum extensorum superius durch und geht in die A. dorsalis pedis über.

A. dorsalis pedis

Die Fortsetzung der A. tibialis anterior kann am Fußrücken zwischen den Sehnen des M. extensor digitorum longus und M. extensor hallucis longus gefunden werden. Am Fußrücken taucht die Arterie zusätzlich unter dem Retinaculum musculorum extensorum inferius durch.

A. plantaris lateralis und medialis

Die A. tibialis posterior teilt sich unter dem Flexor retinaculum in die A. plantaris lateralis und medialis auf (➤ Abb. 9.13). Zur Präparation der A. plantaris medialis werden der M. abductor hallucis und der M. flexor digitorum brevis dargestellt. Die A. plantaris lateralis kann manchmal in ihrem Ursprung dargestellt werden. Im Verlauf taucht die Arterie plantar Richtung fünftem Zehenstrahl ab.

Venenentnahme

Körpereigene Venen sind Kunststoffprothesen überlegen, jedoch steht nicht immer eine geeignete Vene zur Verfügung. Aufgrund von vorherigen peripheren oder kardialen Bypassanlagen, Varikosis und deren Behandlung oder Thrombosen/Thrombophlebitiden kann geeignetes Material fehlen. Ist die Vene jedoch in ausreichender Qualität und Länge vorhanden, sollte sie für die Bypassanlage favorisiert werden. In absteigender Reihenfolge wird zunächst die V. saphena magna (zunächst ipsilaterales Bein, sonst kontralateral), dann die V. saphena parva und in seltenen Fällen die V. cephalica verwendet.

folgen. Bei der End-zu-End-Anastomose muss der distale Aortenstumpf durch eine Naht verschlossen werden, um nach der Bypassanlage eine Blutung über einen retrograden Blutstrom zu vermeiden. Bei der End-zu-Seit-Anastomose können peripher der Anastomose gelegene Lumbal- und Kollateralarterien erhalten und weiterhin perfundiert werden.

Femoropoplitealer, supragenualer Bypass

A. femoralis communis und A. poplitea werden, wie bei den Zugangswegen beschrieben, dargestellt. Die Vene bzw. Prothese wird mithilfe eines leicht gebogenen Tunnelators durchgezogen. In der Leiste wird der orthotope Zugang unter dem M. sartorius gewählt, um dann im P1-Segment zu landen.

Es ist immer auf eine fehlende Torquierung (Verdrehen der Vene/Prothese) oder Knickbildung zu achten. Auch nach dem Durchzug muss gewährleistet sein, dass die Vene sich nicht um ihre Längsachse verdreht.

TIPP

Vorgehen, um die passende Länge des Bypassmaterials (Vene oder Kunststoff) vor dem Anschluss der distalen Anastomose zu ermitteln:

- Arteriotomie mit Testen auf Anschlussfähigkeit
- Strecken des Beins
- Heranführen und Straffen des Bypassmaterials
- Abmessen der Länge, Markieren und Durchtrennen des Bypassmaterials in der gewünschten Länge
- Beugen des Beins und Zurechtschneiden des Bypassmaterials entsprechend der Anastomose
- Anlage der Anastomose
- Nach Abschluss der Anastomose wird der Bypass bei gestrecktem Bein getestet (Angiografie, Doppler, Flussmessung)

Femoropoplitealer, infragenualer Bypass

Hierbei sollte man den Zugang zum P1-Segment als Zwischenschritt nutzen. Von hier aus kann das Bypassmaterial dann orthotop in das P3-Segment gebracht werden.

Zwischen dem P1- und P3-Segment wird der orthotope Kanal meist mit den Fingern hergestellt. Anschließend muss das Bypassmaterial mit einem von distal eingeführten Tunnelator zwischen dem Caput mediale und laterale des M. gastrocnemius in das P3-Segment durchgeführt werden.

Auch hier muss die Bypasslänge bei gestrecktem Bein gemessen werden.

Crurale Bypässe

Bei diesen Bypässen liegt die distale Anastomose im Bereich der Unterschenkelarterien: A. tibialis anterior oder posterior und A. fibularis.

Um einen orthotopen Verlauf des Bypasses zu ermöglichen, muss beim Bypass auf die A. tibialis anterior die Membrana interossea durchquert werden. Zunächst wird der Bypass zum P3-Segment durchgezogen, um ihn dann z. B. mit einer Kornzange von dort in die Anteriorloge durchzuziehen. Dies gelingt ohne größere Kollateralschäden (z. B. tiefe Venenverletzung), indem man von medial (über das P3-Segment) mit dem Finger die Membrana interossea ertastet und andere Strukturen (Arterien und Venen) von der Membran wegschiebt. Von der Anteriorloge kommend wird mit einem entsprechenden Instrument (z. B. Kornzange) in Richtung des Fingers die Membran durchstoßen und vorsichtig geweitet. Die Spaltung der Membran sollte langstreckig erfolgen, um eine Einengung des Bypasses zu verhindern.

Pedale Bypässe

Hier wird oft ein subkutaner Verlauf am Unterschenkel gewählt. Bei ausreichender Länge kann die V. saphena magna in ihrem ursprünglichen Bett (in situ) belassen werden (s. u.). Lediglich der distale Anteil wird dann zur Zielarterie (A. tibialis anterior/A. dorsalis pedis oder A. tibialis posterior/A. plantaris medialis) umgebettet.

Extraanatomische Bypässe

Obturator-Bypass

Dieser Bypass kommt bei Komplikationen im Bereich der Leistenarterien mit der Notwendigkeit einer wundfernen Bypassanlage z. B. bei Infekt zum Einsatz (➤ Abb. 9.15).

Als Spendergefäß wird die A. iliaca communis oder externa über einen retroperitonealen Zugang dargestellt. Je nach Wundsituation oder erforderlicher Umgehung kann die A. femoralis superficialis als Empfängerarterie gewählt werden. Hierbei muss geprüft werden, ob die A. profunda femoris erhalten werden soll.

- A. iliaca communis oder externa über einen retroperitonealen Zugang darstellen
- A. femoralis superficialis distal über einen supragenualen Zugang oder im mittleren Verlauf

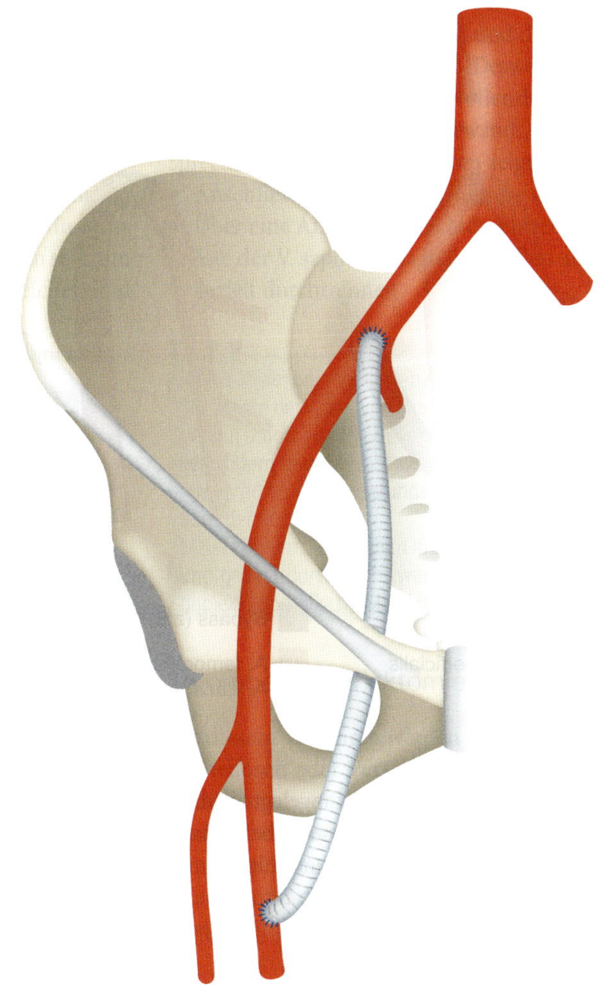

Abb. 9.15 Obturator-Bypass. [E1207, L275]

zwischen M. vastus medialis und M. sartorius darstellen
- Alternativ A. profunda femoris darstellen
- Anschließend Darstellung von:
  - Ureter
  - Vasa ovarica bzw. testicularis
  - Vasa obturatoria
  - M. obturator internus
- Foramen obturatorum ertasten und auf dieser Höhe M. obturator internus durchqueren, dabei o. g. Strukturen schonen
- Bypass unter dem M. pectineus und dem M. vastus medialis zur A. femoralis superficialis oder A. profunda femoris führen
- Bei Bypass an die A. femoralis superficialis und Defekt/Infekt der Femoralisbifurkation revaskularisierende Maßnahme (➤ Abb. 9.16):
  - End-zu-End-Anastomose zwischen den Abgängen der A. femoralis superficialis und A. profunda femoris
  - Patch-Plastik (Vene, ggf. bovines Perikard) der Bifurkation mit Absetzen der A. femoralis communis

Cross-over-Bypass

Ist eine geringe Invasivität zur Behandlung iliakaler Verschlussprozesse erforderlich und die Beckenarterienachse der Spenderseite ohne relevante Flussbehin-

Der Ablauf wird am Beispiel der A. femoralis communis gezeigt:

- Darstellen der A. femoralis communis über einen Leistenzugang
- Präparation, bis sich klemmbare Abschnitte finden (kann neben der A. femoralis communis die distale A. iliaca externa, die A. profunda femoris und die A. femoralis superficialis betreffen)
- Heparin-Bolusgabe, Ausklemmen des betroffenen Abschnitts
- Längsinzision mit einem Skalpell (11er Klinge, „Stichskalpell")
- Erweiterung der Arteriotomie mit einer Pott-Schere, bis sich normweite Lumina proximal und distal der Stenose bzw. des Verschlusses darstellen lassen
- Mit einem geeigneten Instrument (z. B. Elevatorium) Thrombektomie durch Ausschälen des erkrankten Bereichs (Intima und teilweise Media)
- Ggf. Stufennähte an der Abrisskante in Flussrichtung
- Direktverschluss selten möglich, meist folgt eine Patch-Plastik
- Zurechtgeschnittenen Patch (z. B. bovines Perikard) einnähen (Patch zu klein → Stenose; Patch zu groß → Ektasie mit Gefahr der Thrombenbildung)

Halbgeschlossene Thrombendarteriektomie

Ähnlich wie bei der TEA wird ein Teil der Gefäßwand im erkrankten Abschnitt herausgeschält. Jedoch erfolgt dies nicht unter Sicht, sondern wird mit einem entsprechenden Instrument (Ringstripper) durchgeführt. Der Ablauf wird am Beispiel der A. iliaca externa gezeigt:

- Darstellen und Längsinzision der A. femoralis communis wie bei der TEA (s. o.)
- Ausschälen der Intima und teilweise Media mit Auffädeln der Strukturen mit dem Ringstripper (➤ Abb. 9.18)
- Wenn möglich, einen Draht unter Bildwandlerkontrolle über den Verschluss bzw. die Stenose vorschieben und in einem gesunden Teil des Gefäßsystems platzieren
- Bei liegendem Draht den Ringstripper unter rotierenden Bewegungen vorsichtig vorschieben
- Plaque in der geschlossenen Arterie abseits des Zugangs mithilfe z. B. des innenliegenden Drahtes am Ringstripper oder durch einen über den einliegenden Draht eingeführten Ballonkatheter durchtrennen: Den Ballon auf Höhe des Ringstrippers füllen (jeweils hälftig innerhalb und außerhalb des Ringstrippers). Bei manchen Prozessen löst sich die Plaque unter den rotierenden Bewegungen und muss proximal nicht durchtrennt werden.

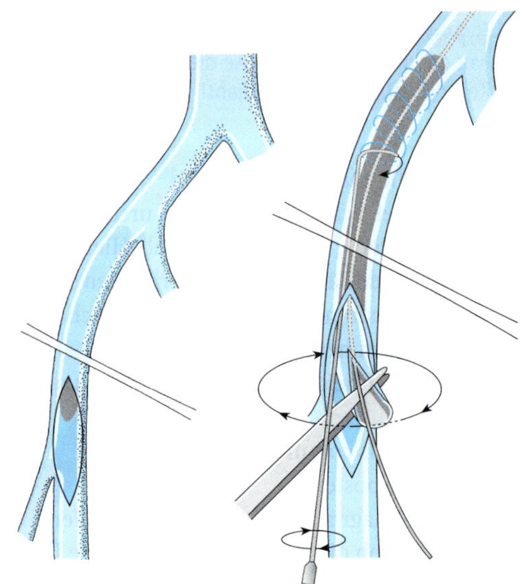

Abb. 9.18 Retrograde TEA: lokale TEA an der Zugangsarterie und Auffädeln der Plaque mit dem Ringstripper. [L190]

TIPP

Durch den liegenden Draht kann eine Rekanalisation auch bei Dissektion oder unvollständiger TEA gelingen, indem der Eingriff um diverse Interventionen erweitert wird (z. B. Stentimplantation am Übergang der TEA-Stufe oder zur Eröffnung des verbliebenen Arterienanteils).

- Ringstripper mitsamt Plaque/Kalkzylinder vorsichtig bergen
- Kontroll-Angiografie zur Dokumentation des Therapieerfolgs
- Ggf. weitere Interventionen
- Abschließende Patch-Plastik der Zugangsarterie

Thrombektomie

Bei frischeren Verschlüssen kann eine Thrombektomie erfolgreich verlaufen. Meist kommt anschließend die

Ursache des Verschlusses zur Darstellung (z. B. hochgradige Stenose der Arterie). Liegt diese am Zugang zur Arterie, kann eine TEA durchgeführt werden. Bei zugangsfernen Stenosen kann eine Intervention (z. B. Angioplastie +/- Stent) erfolgen. Der Ablauf der Thrombektomie wird in ➤ Kap. 9.1.5 dargestellt.

Um die aortoiliakale sowie femorale Strombahn zu thrombektomieren, wird meist der Leistenzugang gewählt. Für die gezielte Thrombektomie der Unterschenkelarterien eignet sich der infragenuale Zugang (P3).

LITERATUR

Ackerstaff JT. Peripheral lysis in acute limb ischemia: Diagnostics, indications and current therapeutic standards. Gefäßchirurgie. 2021; 26(2): 135–148.

Bauersachs RM et al. Total Ischemic Event Reduction With Rivaroxaban After Peripheral Arterial Revascularization in the VOYAGER PAD Trial. Journal of the American College of Cardiology. 2021; 78(4): 317–326.

Branch KRH et al. Total events and net clinical benefit of rivaroxaban and aspirin in patiens with chronic coronary or peripheral artery disease: The COMPASS trial. Am Heart J. 2023; 258: 60–68.

Deutsche Gesellschaft für Angiologie – Gesellschaft für Gefäßmedizin e.V. (DGA) et al. S3-Leitlinie Periphere arterielle Verschlusskrankheit (PAVK) Diagnostik, Therapie und Nachsorge. AWMF-Reg.-Nr. 065/003. Aus: https://register.awmf.org/assets/guidelines/065-003l_S3_PAVK_periphere_arterielle_Verschlusskrankheit_2020-05.pdf (letzter Zugriff: 07.03.2023).

9.3 Becken- und Beinaneurysma

9.3.1 Definition

Im betroffenen Gefäßsegment liegt mindestens ein doppelter Gefäßdurchmesser im Vergleich zum vorgeschalteten bzw. nachgeschalteten Arterienabschnitt vor. Die Erweiterung hat meist eine spindelförmige Morphologie und einen Durchmesser von mindestens 2 cm.

9.3.2 Epidemiologie

Im Rahmen einer ektatischen Arteriopathie können gleichzeitig mehrere Arterien betroffen sein. Die A. poplitea ist mit 70–80 % die weitaus häufigste Lokalisation für ein peripheres Aneurysma. Zu 50–60 % ist ein bilaterales Vorkommen zu verzeichnen und in bis zu 50 % lässt sich gleichzeitig ein abdominelles Aneurysma konstatieren (➤ Abb. 9.19). Isolierte Beckenarterienaneurysmen oder Aneurysmen der A. femoralis sind vergleichsweise selten. Im Becken ist besonders die A. iliaca communis betroffen.

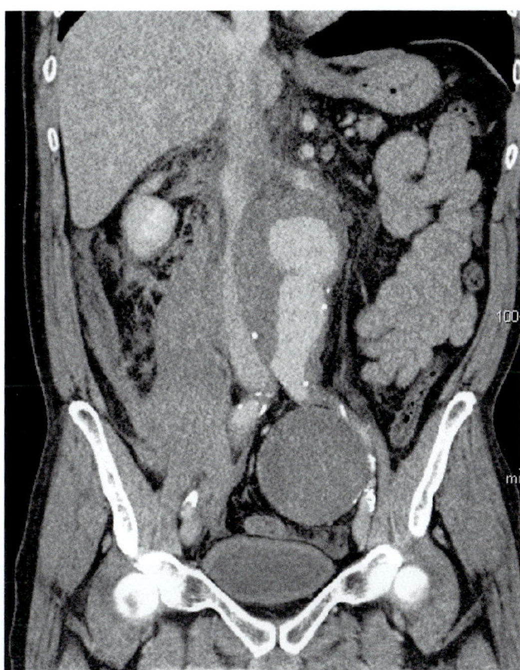

Abb. 9.19 Ektatische Arteriopathie: gleichzeitiges Vorliegen eines AAA (mit gedeckter Ruptur) sowie eines Aneurysmas der linken A. iliaca communis und der rechten A. femoralis communis. [T1316]

Überwiegend erkranken ältere Männer (> 65 Jahre) mit den Risikofaktoren Nikotinabusus und Bluthochdruck.

9.3.3 Ursachen

Am häufigsten beruhen die aneurysmatischen Veränderungen auf einer manifesten Arteriosklerose, sodass nicht selten dilatative und okklusive Gefäßveränderungen gleichzeitig auftreten können. Bei der ektatischen Arteriopathie findet sich gelegentlich auch eine familiäre Häufung. Selten liegt eine posttraumatische oder entzündliche Genese vor.

Differenzialdiagnostisch sollten Kompressionssyndrome, repetitive mechanische Beanspruchungen, Infektionen und Vaskulitiden berücksichtigt werden.

9.3.4 Symptomatik

Überwiegend verlaufen Becken- und Beinaneurysmen asymptomatisch und sind deswegen häufig ein Zufallsbefund. Je nach Lokalisation und Größe fällt eine pulsatile Schwellung auf. Durch Kompression der Vene kann es zur Beinschwellung und ggf. auch zur Phlebothrombose kommen. Bei hämodynamisch relevanten Thrombosierungen können Symptome einer Claudicatio intermittens auftreten. Distale Embolien führen nicht selten zu einer kritischen Ischämie.

9.3.5 Diagnostik

Körperliche Untersuchung

- Hinweise auf akrale Embolien
- Fehlende Pulse bei Verschlüssen oder Stenosen
- Auffällig verbreiterter Leisten- oder Poplitealpuls

FKDS

Die FKDS ist die Methode der Wahl zur:
- Stellung der Diagnose,
- Beurteilung der Morphologie und des Ausmaßes der Thrombosierung (➤ Abb. 9.20) und
- Darstellung der restlichen Strombahn.

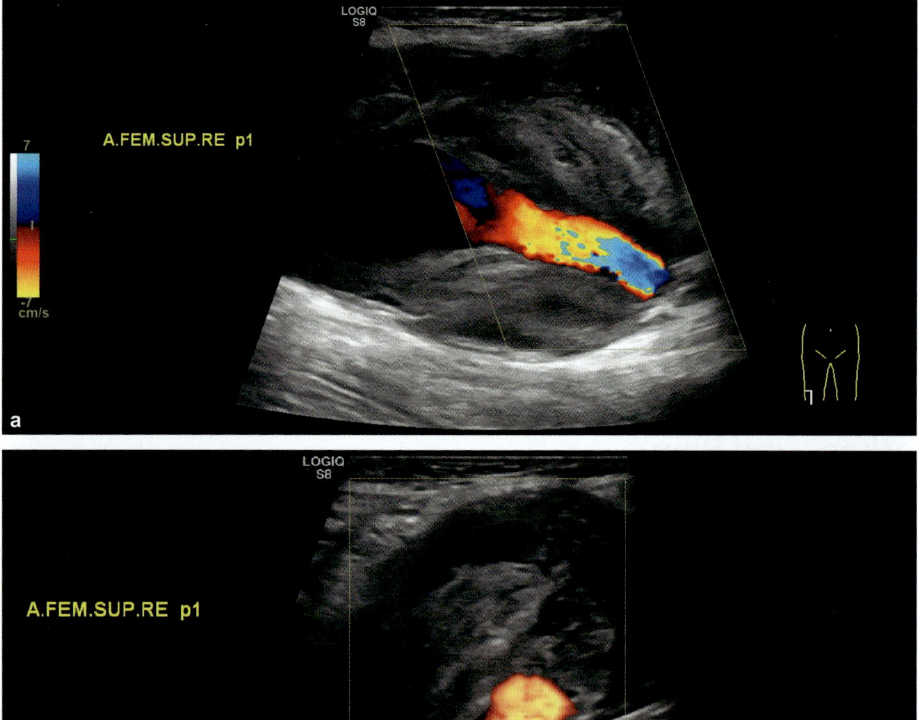

Abb. 9.20 Aneurysma der rechten A. femoralis superficialis. Sonografisch weist das Aneurysma eine deutlich ausgeprägte Thrombosierung auf. [T1316]

TIPP

Bei Erstdiagnose eines peripheren Aneurysmas sollte eine komplette duplexsonografische Untersuchung der Becken-/Beinarterien erfolgen, um aneurysmatische Veränderungen an anderen Arterien auszuschließen.

MRA/CTA

Sie eignen sich zur Planung einer interventionellen oder operativen Therapie.

9.3.6 Therapie

Je nach Lokalisation des Aneurysmas unterscheidet sich die Therapie, Ziele sind:

- Ausschaltung des Aneurysmas aus der systemischen Zirkulation (bei entsprechender Größe und/oder Symptomatik)
- Vermeidung einer peripheren Embolisation
- Erhalt der arteriellen Perfusion und somit der betroffenen Extremität

A. iliaca

Ab einem Querdurchmesser von 3 cm besteht eine erhöhte Rupturgefahr und die Indikation zur Ausschaltung sollte prinzipiell gestellt werden.

Operative Therapie

Um eine isolierte Darstellung der gesamten iliakalen Strombahn zu erhalten, kann ein retroperitonealer Zugang gewählt werden. Die proximale A. iliaca communis oder die distale Aorta und proximale A. iliaca communis der Gegenseite sollten klemmbar sein. Alternativ ist eine Medianlaparotomie zu wählen.

Aufklärung: Der Patient wird über die allgemeinen und speziellen Risiken des Eingriffs aufgeklärt: Verletzen von Nachbarstrukturen (z. B. Harnleiter, Darm), Fistelbildung (Harnleiterprothese).

Material: Dacron-Prothese, Prolene 4–0 für die Anastomosennaht (entsprechende Fadenlänge wählen!), lange Instrumente, Retraktor, Cell Saver.

Vorgehen:

- Schräg verlaufender Schnitt, beginnend am lateralen Rand des M. rectus abdominis und bogenförmig aufsteigend zur vorderen Axillarlinie
- Scharfe Präparation der Subcutis, Fascia abdominalis superficialis im Verlauf des Hautschnitts darstellen und eröffnen
- Aponeurose des M. obliquus externus und internus durchtrennen
- Eröffnen der Fascia transversalis und Eingehen in den retroperitonealen Raum
- Darstellung des retroperitonealen Raums durch stumpfe manuelle Präparation

TIPP

Ein versehentliches Eröffnen des Peritoneums sollte direkt mit einer Vicryl-Naht (2–0) verschlossen werden.

- A. iliaca communis und externa medial des M. iliopsoas unter Zuhilfenahme eines Retraktors (z. B. Condor® MedTec) darstellen
- Vorsichtige Darstellung der A. iliaca interna

CAVE

Der ipsilaterale Harnleiter kreuzt die A. iliaca communis auf Höhe ihrer Aufzweigung in die A. iliaca externa und interna. Der Harnleiter sollte nach der Rekonstruktion der iliakalen Strombahn keinen direkten Kontakt zur Kunststoffprothese haben (Fistelbildung).

- Anzügeln der Arterien kann mit erhöhtem Risiko einer Venenverletzung korrelieren
- Heparin-Bolusgabe i. v. (z. B. Heparin 5 000 IE), Ausklemmen der Arterien

Die Rekonstruktion orientiert sich an den betroffenen Abschnitten der iliakalen Arterien.

- **A. iliaca communis:**
  - Isoliertes Interponat bei Vorhandensein gesunder Abschnitte der proximalen und distalen A. iliaca communis
  - Interponat zwischen A. iliaca communis und interna, Reinsertion der A. iliaca externa in das Interponat bei fehlender Anastomosenmöglichkeit der distalen A. iliaca communis bzw. bei Beteiligung der Iliakalbifurkation
- **A. iliaca communis und externa:**
  - Interponat mit Ligatur der A. iliaca interna
  - Interponat zwischen A. iliaca communis und interna sowie zwischen Interponat und A. iliaca externa/A. femoralis communis zur

anatomischen Rekonstruktion der gesamten iliakalen Strombahn (➤ Abb. 9.21)

Die Prinzipien der Anastomosenanlage werden eingehalten: fortlaufende Anastomosennaht, Flushen (Zu- und Rückstrom), Ausspülen der Anastomose, Fertigstellung der Anastomosennaht.

TIPP

Bei End-zu-End-Anastomosen sollten die beteiligten Strukturen (Arterien, Prothese) schräg zurechtgeschnitten werden. Hierdurch kann eine Kaliberunterschied ausgeglichen und eine Stenose durch die Anastomosennaht und deren Knoten verhindert werden.

Die Naht sollte an einem Ende beginnen. Eine Haltenaht auf der Gegenseite kann dabei helfen, die Ränder der Anastomose gleichmäßig zu verteilen (➤ Abb. 9.22). Die Haltenaht kann zum Ende der Anastomosen entfernt werden. Zunächst sollte die Hinterwand genäht werden.

- Wundverschluss durch fortlaufende, durchgreifende Fasziennaht mit 1er Vicryl der Fascia abdominalis superficialis und der Aponeurose, ggf. retroperitoneale Drainage
- Subkutane Einzelknopfnähte, ggf. Redon-Drainage, Klammernaht

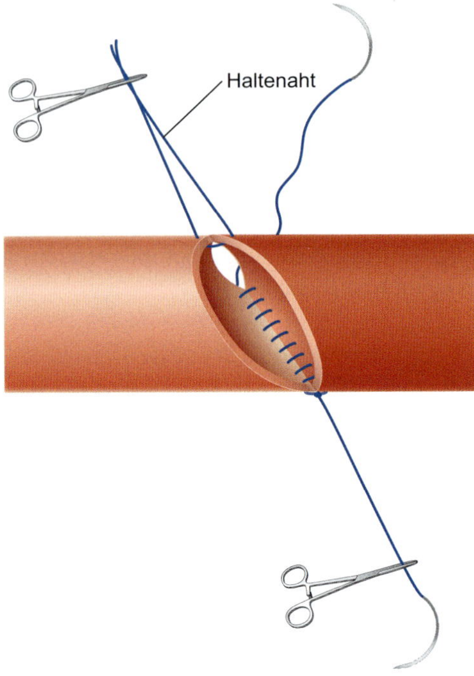

Abb. 9.22 End-zu-End-Anastomose. [P1316, L275]

Endovaskuläre Therapie

Die endovaskuläre Rekonstruktion orientiert sich am Ausmaß der Aneurysmen und der zu erhaltenden Arterien. Die Zugangsgefäße sind zu beachten (Schleusengröße je nach Hersteller bis zu 20 F). Zur Sondierung der A. iliaca interna ist ein weiterer Zugang (meist die kontralaterale A. femoralis communis, alternativ A. axillaris) erforderlich. Bei fehlender

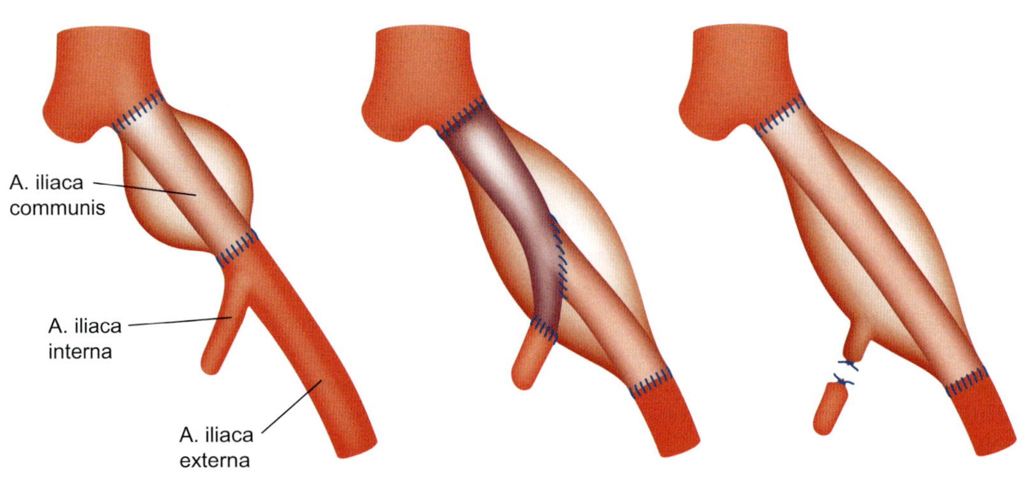

Abb. 9.21 Rekonstruktion der iliakalen Strombahn. [P1316, L275]

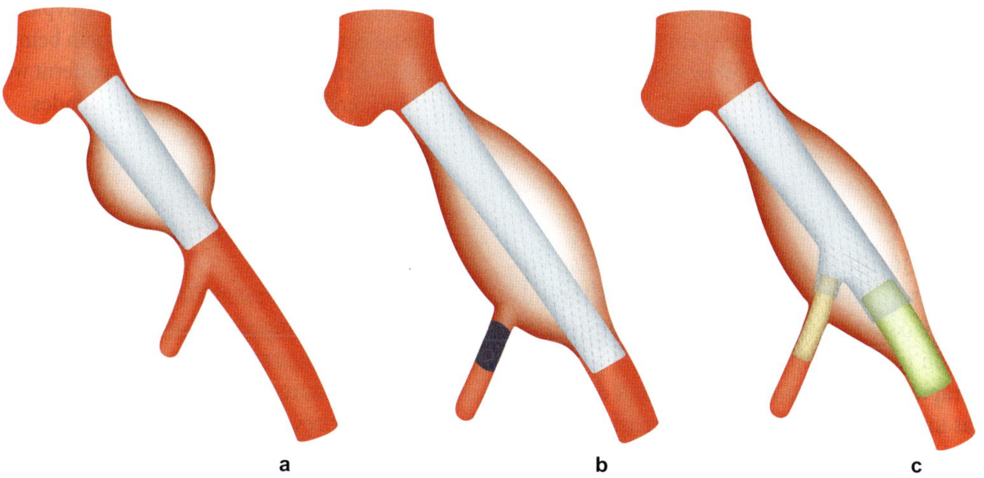

Abb. 9.23 Endovaskuläre Rekonstruktion bei iliakalem Aneurysma. a) Stentgraft A. iliaca communis; b) Stentgraft A. iliaca communis – A. iliaca externa mit Verschluss der A. iliaca interna; c) Rekonstruktion der iliakalen Bifurkation mit einem iliakalen Stentgraft mit Seitenarm für die A. iliaca interna. [P1316, L275]

Landungszone proximal kann eine zusätzliche Stentgraft-Implantation aortobiiliakal (EVAR) nötig sein.

- Stentgraft A. iliaca communis und/oder A. iliaca externa
- Verschluss der A. iliaca interna durch Coil-/Plug-Embolisation
- Rekonstruktion der Iliakalgabel durch einen Stentgraft mit Seitenarm für die A. iliaca interna (Iliac Side Branch, ➤ Abb. 9.23), bei fehlender Landungszone kranial kann eine Erweiterung der Intervention in die infrarenale Aorta erforderlich werden
- Isolierte Aneurysmen der A. iliaca interna können durch einen gecoverten Stent saniert werden, alternativ ist ein Verschluss durch Coil-/Plug-Embolisation möglich (Prinzip Front Door ↔ Back Door beachten)

Visite/Wundversorgung

- Pulsstatus (insbesondere Leistenpuls)
- Glutealclaudicatio (Perfusion via A. iliaca interna, Bergaufgehen, Treppensteigen) erfragen
- Ischämiezeichen der Haut beachten (Patienten zur Seite drehen lassen, gluteale Haut beurteilen)
- Klammernahtentfernung 14. postoperativer Tag

A. femoralis

Ab einem Querdurchmesser von 2,5 cm besteht eine erhöhte Rupturgefahr und somit prinzipiell die Indikation zur **offenen Ausschaltung.** Eine endovaskuläre Sanierung der A. femoralis communis bleibt Einzelfällen vorbehalten.

Je nach Lokalisation der aneurysmatisch veränderten Arterienwand kann eine Rekonstruktion der Femoralbifurkation erforderlich sein. Hierbei wird ein Interponat zwischen A. femoralis communis (A. iliaca externa) und A. profunda femoris angelegt. Die Verbindung zur A. femoralis superficialis erfolgt durch eine Reinsertion der Arterie in das Interponat oder ein weiteres Interponat zwischen Prothese und A. femoralis superficialis (Prinzip entspricht der Sanierung eines Aneurysmas der A. iliaca).

Die Zugänge zu den Arterien sowie die Bypassanlagen werden in ➤ Kap. 9.3.6 beschrieben.

Aneurysmatische femoropopliteale Kombinationsprozesse werden in einer Sitzung saniert. Hierzu erfolgt meist die Anlage eines femorocruralen Venenbypasses, bei supragenualer Anastomose kann auch eine Kunststoffprothese verwendet werden.

Isolierte Aneurysmen der A. femoralis superficialis können endovaskulär behandelt werden. Dabei muss der arterielle Ausstrom im Unterschenkel beachtet werden. Hier kann es bereits zu embolischen Ver-

9.4 Diabetisches Fußsyndrom (DFS)

9.4.1 Definition

Hierunter fallen alle pathologischen Veränderungen am Fuß von Menschen mit Diabetes mellitus und diabetischer Polyneuropathie. Dazu zählen auch sog. präulzeröse Läsionen wie z. B. abnorme Hornhautschwielen.

9.4.2 Epidemiologie

Die Wahrscheinlichkeit, ein diabetisches Ulkus zu entwickeln, beträgt für die gesamte Lebensdauer eines Menschen mit Diabetes mellitus 19–34 %. In Deutschland werden etwa 70 % aller Amputationen an den unteren Extremitäten bei Patienten mit Diabetes durchgeführt.

9.4.3 Risikofaktoren

Ulzera oder Nekrosen sind beim DFS meist als Folge von hoher Druckbelastung, eingeschränkter Schmerzempfindung und verminderter Durchblutung zu sehen. Somit ergeben sich folgende Risikofaktoren:
- Neuropathie (sensorisch, motorisch, autonom)
- Periphere arterielle Verschlusskrankheit (pAVK)
- Eingeschränkte Gelenkmobilität
- Druckfehlbelastungen (z. B. durch ungeeignetes Schuhwerk, Fußdeformitäten, Hornhautschwielen)
- Biopsychosoziale Faktoren (z. B. Depression, fehlende Krankheitseinsicht)

9.4.4 Diagnostik

Anamnese

Folgende Punkte sollten primär bereits anamnestisch herausgearbeitet werden:
- Frage nach brennenden oder stechenden Schmerzen
- Frage nach Parästhesien oder Taubheitsempfinden
- Frage nach Einstellung des Diabetes (u. a. HbA1c)
- Frage nach für Claudicatio intermittens typischen Beschwerden

Klinische Untersuchung

Bei allen Menschen mit Diabetes sollten die Füße regelmäßig untersucht werden, bei Auffälligkeiten auch die Schuhe. Bei der Fußuntersuchung müssen folgende Punkte beachtet werden:
- Hautstatus (Integrität, Turgor, Schweißbildung)
- Hauttemperatur
- Muskulatur (Atrophie, Asymmetrien)
- Deformitäten
- Palpation der Fußpulse (A. tibialis posterior und A. dorsalis pedis)

TIPP

Tastbare Fußpulse schließen eine pAVK nicht aus. Hochgradige Stenosen in vorgeschalteten Arterien sind jedoch unwahrscheinlich.

- Prüfen der Berührungssensibilität mit dem 10-g-Monofilament und/oder Prüfen der Vibrationsempfindung mit der Rydell-Seiffer-Stimmgabel

Wird dieser Druck nicht mehr wahrgenommen, ist das Berührungsempfinden bereits erheblich eingeschränkt und damit auch die Schutzfunktion erloschen. Ungeeignet für die Testung sind stark überhornte oder vernarbte Stellen.

Apparative Diagnostik

Folgende Untersuchungen sollten z. A. einer Durchblutungsstörung durchgeführt werden (➤ Kap. 1):
- Messung des arteriellen Verschlussdrucks über der A. dorsalis pedis und der A. tibialis posterior und Bestimmung des Knöchel-Arm-Index (ABI)
- Da bei Diabetikern häufig eine sog. Mediasklerose vorliegt, fallen die Druckwerte gelegentlich falsch zu hoch aus (teils bis > 200 mmHg). Daher sollte auch stets das bei der Doppleruntersuchung aufgezeichnete Dopplerfrequenzspektrum mit beur-

teilt werden. Bei biphasischen oder triphasischen Flussprofilen liegt keine relevante pAVK vor.
- Statt des Knöchel-Arm-Index kann auch der Zehen-Arm-Index gemessen werden, da die Mediasklerose in den Zehenarterien geringer ausgeprägt ist.
- Durch die Ableitung der akralen Pulskurve mittels optischer Pulsoszillografie können Hinweise auf akrale Durchblutungsstörungen gewonnen werden.
- Durch die farbkodierte Duplexsonografie können geübte Untersucher auch hämodynamisch relevante Strombahnhindernisse an den Unterschenkelarterien konstatieren.
- Bei nicht eindeutigen Ultraschallbefunden kann ein Schnittbildverfahren (z. B. MRA) oder eine konventionelle Angiografie durchgeführt werden.

9.4.5 Therapie

Die Klassifikation nach Wagner/Armstrong bildet eine gute Grundlage, um einzelne Therapiestrategien zu formulieren (➤ Tab. 9.6). Die wichtigsten Komponenten bei der Behandlung eines DFS sind:
- Stoffwechselkontrolle und Behandlung internistischer Grunderkrankungen
- Infektionskontrolle (Antibiotikagabe jedoch nur bei klinisch relevanter Entzündung)
- Débridement avitaler Gewebeanteile
- Effektive Druckentlastung
- Lokale Wundbehandlung
- Therapie von Gefäßerkrankungen
- Patientenschulung

Insbesondere bei nicht heilenden Fußläsionen oder Amputationsgefahr besteht die Indikation zu Revaskularisationseingriffen (operative oder endovaskuläre Verfahren, ➤ Abb. 9.25). Ein endovaskuläres Vorgehen sollte hierbei zunächst bevorzugt werden.

TIPP

Ohne ausreichende Durchblutung ist eine Wundheilung nicht zu erwarten.

Aufgrund der Fortschritte in der interventionellen Therapie u. a. mit Atherektomiesystemen für die Unterschenkelarterien und der geringen Invasivität wird in vielen, geeigneten Fällen das interventionelle Vorgehen als Therapie der ersten Wahl gesehen. Ist ein interventionelles Vorgehen nicht sinnvoll oder möglich, wird der Patient der Bypasschirurgie zugeführt. Aufgrund der hauptsächlich den Unterschenkel betreffenden Arteriopathie und häufig stenosefreier Oberschenkeltrombahn reichen oft kurze Bypässe aus (Distal-Origin-Anastomose proximal und distale Anastomose im Bereich der Unterschenkelarterien). Bei Anschlussgefäßen im Fußbereich erfolgt die Anlage pedaler Bypässe. Da auch die Kollateralarterien sowie die Seitenäste betroffen sind, sollte ein Venenbypass favorisiert werden.

Einige Gefäßchirurgen präferieren eine **angiosomorientierte Revaskularisation.** Im Bereich der interventionellen Anwendung zeigte dieses Vorgehen oft eine schnellere Abheilung.

Tab. 9.6 Klassifikation des DFS nach Wagner/Armstrong [F847-009]

	Wagner-Grad					
Armstrong-Stadium	**0**	**1**	**2**	**3**	**4**	**5**
A	Prä- oder postulzerativer Fuß	Oberflächliche Wunde	Wunde bis zur Ebene von Sehne oder Kapsel	Wunde bis zur Ebene von Knochen oder Gelenk	Nekrosen von Fußteilen	Nekrose des gesamten Fußes
B	Mit Infektion	Mit Infektion	Mit Infektion	Mit Infektion	Mit Infektion	Mit Infektion
C	Mit Ischämie	Mit Ischämie	Mit Ischämie	Mit Ischämie	Mit Ischämie	Mit Ischämie
D	Mit beidem	Mit beidem	Mit beidem	Mit beidem	Mit beidem	Mit beidem

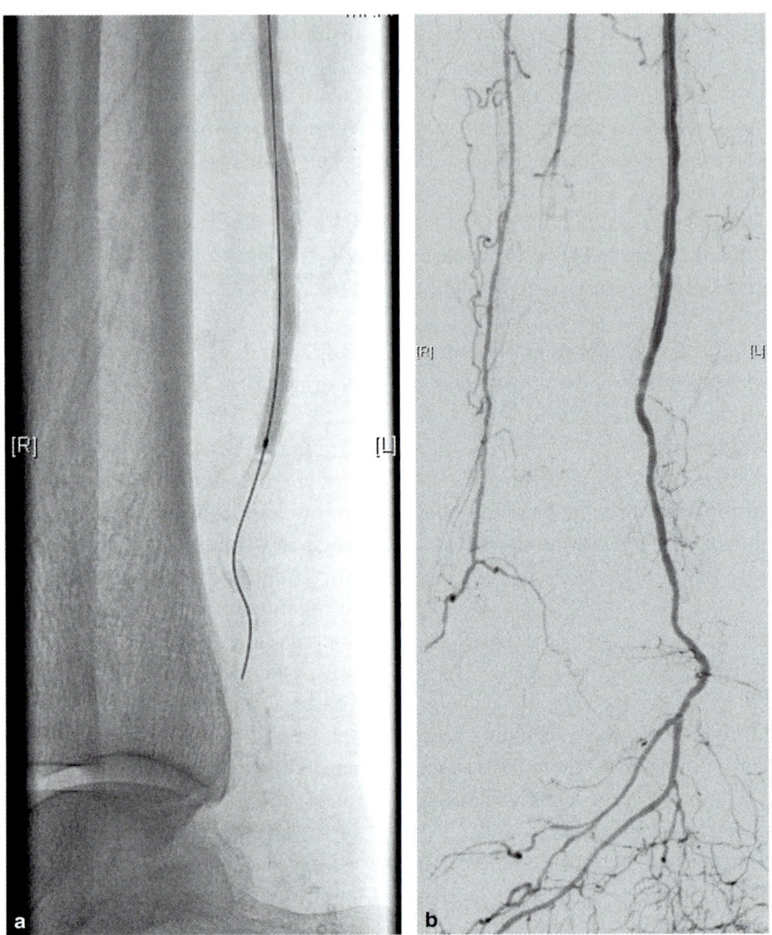

Abb. 9.25 Revaskularisation der rechten A. tibialis posterior (ATP) bei DFS. a) Führungsdraht mit entfaltetem Ballonkatheter, b) angiografisches Ergebnis nach PTA mit durchgängiger ATP. [T1316]

Amputation

Durch immer strengere Amputationskriterien bei Diabetikern, wie zuletzt die Zweitmeinungsvorgabe des G-BA, sinken die Amputationsraten. Jedoch kommen Amputationen weiterhin vor. Die Hauptursache liegt in der späten Vorstellung zur Revaskularisation. Klassische AVK-bedingte Beschwerden (z. B. Ruheschmerz als letztes Stadium vor dem Gewebeuntergang) werden häufig aufgrund der Neuropathie nicht beklagt. Auch kann beim Diabetiker die primäre Majoramputation (➤ Kap. 5.6.2, meist Unterschenkelamputation) mit guter Aussicht auf primäre Heilung und kurzem Heilungsverlauf der Minoramputation (➤ Kap. 5.6.1) mit langem Heilungsverlauf und häufigen Nachamputationen bevorzugt werden. Jedoch ist eine abgeheilte Minoramputation für den Patienten mit einer besseren Mobilität verbunden. Die genannten Faktoren zeigen besonders deutlich die Notwendigkeit einer patientenindividuellen Therapie.

Charcot-Fuß

Vorrausetzung für einen Charcot-Fuß ist eine Neuropathie. Diese kann, muss aber nicht auf Basis eines Diabetes mellitus entstehen. Auch andere Ursachen für eine Neuropathie, z. B. Alkoholabusus, können einen Charcot-Fuß zur Folge haben. Aufgrund des Verlustes der Schmerzempfindung werden Frakturen nicht bemerkt und es folgt eine Deformität des Fußes.

Der Charcot-Fuß kann in der radiologischen Diagnostik je nach Stadium (Stadium 0–IV der diabetischen, neuropathischen Osteoarthropathie nach Eichenholtz und Levin) eine Gelenkdeformität oder Gelenkinstabilität mit folgender Fußdeformität aufweisen.

Die primäre Therapie des Charcot-Fußes erfolgt durch z. B. eine Orthese, die den Fuß ruhigstellt und entlastet. Zusätzlich ist beim Diabetiker die Blutzuckereinstellung elementar sowie die Versorgung mit orthopädischen Schuhen im Anschluss an die Akutbehandlung. In einigen Fällen kann als definitive Therapie eine Majoramputation erforderlich werden.

LITERATUR

Schaper N. et. Al. Practical Guidelines on the prevention and management of diabetic foot disease (IWGDF 2019 update). Diabetes Metab Res Rev. 2020; 36(S1): e3266.

KAPITEL

10 Erkrankungen der Venen

10.1 Beinvenenthrombose

10.1.1 Definition

Es liegt eine akute oder chronische, partielle oder vollständige Verlegung des Lumens im Bereich der Leit- oder Muskelvenen vor. Am häufigsten ist die aszendierende Form, bei der zunächst Unterschenkelvenen betroffen sind und es anschließend zu einem proximalen Thrombuswachstum kommt. Seltener ist die deszendierende Thrombose durch ein proximales Strombahnhindernis (typischerweise in der linken V. iliaca communis). Eine oberflächliche Thrombose (z. B. der V. saphena magna) kann durch Beteiligung von Perforansvenen zu einer transfaszialen Thrombose führen.

10.1.2 Ursache

Der Berliner Arzt und Pathologe Rudolf Virchow (1821–1902) hat die Faktoren, die zur Entstehung einer Thrombose führen, in der sogenannten **Virchow-Trias** zusammengefasst. Demnach wirken auf die Entstehung von Thrombosen im Wesentlichen drei Faktoren ein:

- Veränderungen an der Gefäßwand
- Veränderte Strömungsgeschwindigkeit des Blutes oder veränderte Zellzahl im Blut
- Veränderungen in der Blutzusammensetzung

Folgende Umstände können durch Beeinflussung der o. g. Faktoren zu Thrombosen führen:

- Immobilisationen
- Operative Eingriffe
- Traumen
- Tumorerkrankungen
- Schwangerschaft
- Therapie mit Sexualhormonen
- Kompression der linken V. iliaca communis durch die rechte A. iliaca communis (May-Thurner-Syndrom)

10.1.3 Epidemiologie

In Deutschland liegt die Inzidenz bei ca. zwei Fällen pro 1 000 Einwohner pro Jahr. Sie steigt ab dem 50. Lebensjahr exponentiell an.

TIPP

Etwa 1/5 der spontan auftretenden Thromboembolien ist auf Tumorerkrankungen zurückzuführen. Bei unklarem Auslöser sollte eine ausführliche Tumordiagnostik erfolgen. 20 % aller Patienten mit einer malignen Grunderkrankung entwickeln eine Thrombose.

10.1.4 Symptomatik

Die klinische Symptomatik ist sehr heterogen. Sie reicht von vollständig asymptomatisch (erst die eintretende Lungenembolie führt zur Thrombosediagnostik) bis zur akuten Schwellung einer Extremität mit Einschränkung der arteriellen Perfusion (Phlegmasia coerulea dolens). Auf Zeichen einer Lungenembolie (Dyspnoe, Zyanose, thorakaler Schmerz) sollte besonders geachtet werden. Nur etwa 50 % aller Patienten mit einer Thrombose entwickeln folgende Symptome:

- Schmerzhafte Beinschwellung (Spannungsschmerz, Umfangsdifferenz, ➤ Abb. 10.1)
- Schmerzen in Wade und Fuß beim Auftreten

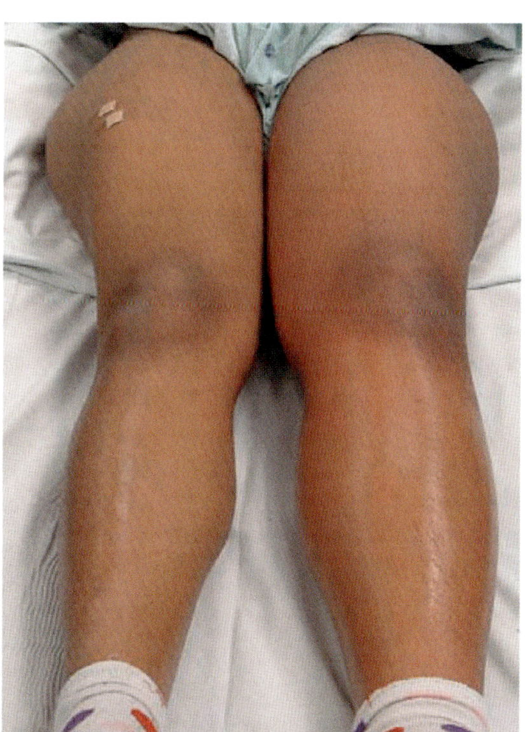

Abb. 10.1 Klinisches Bild einer Phlebothrombose am linken Bein. [F538–007]

10

10.1.5 Diagnostik

Klinik

Der klinische Verdacht auf eine Phlebothrombose soll umgehend abgeklärt werden. Zu Beginn sollte eine Einschätzung der klinischen Wahrscheinlichkeit erfolgen, z. B. über den Wells-Score (➤ Tab. 10.1).

Bei nicht hoher klinischer Wahrscheinlichkeit und normalen D-Dimeren ist keine weitere Thrombosediagnostik erforderlich. Bei hoher klinischer Wahrscheinlichkeit ist ein D-Dimer-Test nicht zwingend erforderlich, da die weitere Diagnostik mit einer Duplexsonografie erfolgen sollte (➤ Abb. 10.2). Der D-Dimer-Test kann auch im Rahmen von Entzündung, Trauma, Operation, Schwangerschaft, aktiver Tumorerkrankung oder Blutung/Hämatombildung erhöht sein.

dv-KUS

Der duplexunterstützte vollständige Kompressionsultraschall gilt als Goldstandard zum Nachweis und Ausschluss einer Beinvenenthrombose. Die Untersuchung erfolgt zunächst im Liegen, ab V. poplitea im Sitzen. Alle Venen werden mit und ohne Kompression im B-Bild beurteilt. Der Farbdoppler kann in allen Bereichen miteinbezogen werden.

Tab. 10.1 Validierter klinischer Score zur Ermittlung der klinischen Wahrscheinlichkeit einer Venenthrombose: Wells-Score [F210-006]

Klinische Charakteristik	Punkte
Aktive Tumorerkrankung	1
Lähmung oder kürzliche Immobilisation der Beine	1
Bettruhe (> 3 d); große Chirurgie (< 12 Wo.)	1
Schmerz/Verhärtung entlang der tiefen Venen	1
Schwellung ganzes Bein	1
Unterschenkelschwellung > 3 cm gegenüber Gegenseite	1
Eindrückbares Ödem am symptomatischen Bein	1
Kollateralvenen	1
Frühere, dokumentierte TVT (tiefe Venenthrombose)	1
Alternative Diagnose mindestens ebenso wahrscheinlich wie Venenthrombose	-2
Score ≥ 2: Wahrscheinlichkeit für TVT hoch **Score < 2: Wahrscheinlichkeit für TVT nicht hoch**	

Standardisierter Untersuchungsgang

- Beginn mit B-Bild-Sonografie der V. femoralis communis auf Höhe der Crosse (Transversalschnitt)
- Bilddokumentation mit und ohne Kompression (➤ Abb. 10.3)
- Anschließend Abfahren des Oberschenkels unter intermittierender Kompression (z. B. alle 2 cm) der V. femoralis (superficialis) bis zum distalen Oberschenkel; Achtung: V. femoralis evtl. doppelt angelegt
- Ebenfalls Beurteilung der Komprimierbarkeit der V. saphena magna am Oberschenkel
- Anschließend Farbduplexsonografie der V. femoralis communis im Längsschnitt und Darstellung des im Normalfall vorhandenen, modulierten Flussprofils (➤ Abb. 10.3)
- Untersuchung der V. poplitea und der Unterschenkelvenen im Sitzen: Dokumentation der V. poplitea im Transversalschnitt (B-Bild) mit und ohne Kompression (➤ Abb. 10.3)
- Untersuchung des Unterschenkels im B-Bild (von dorsomedial/dorsolateral)
- Dokumentation der Unterschenkelvenen (Posterior- und Fibularisgruppe) mit und ohne Kompression (➤ Abb. 10.3)
- Beurteilung der Komprimierbarkeit der V. saphena magna und parva sowie der Muskelvenen am Unterschenkel

Bei der **Kompressionssonografie** sind folgende Befunde im B-Bild typisch für eine Thrombose:

- Querschnittszunahme der Vene mit vermehrtem Reflexbesatz im Lumen
- Keine Kalibervarianz beim Atemmanöver
- Fehlende Kompressibilität (➤ Abb. 10.4)

Farbduplexsonografisch fallen folgende Punkte bei einer Thrombose auf:

- Füllungsdefekt im farbkodierten Flussbild (Längsschnitt) und umflossene oder wandständige Thromben (➤ Abb. 10.5)
- Gleichmäßiger, nicht atemmodulierter Fluss spricht für eine proximal der Ableitungsstelle lokalisierte Thrombose

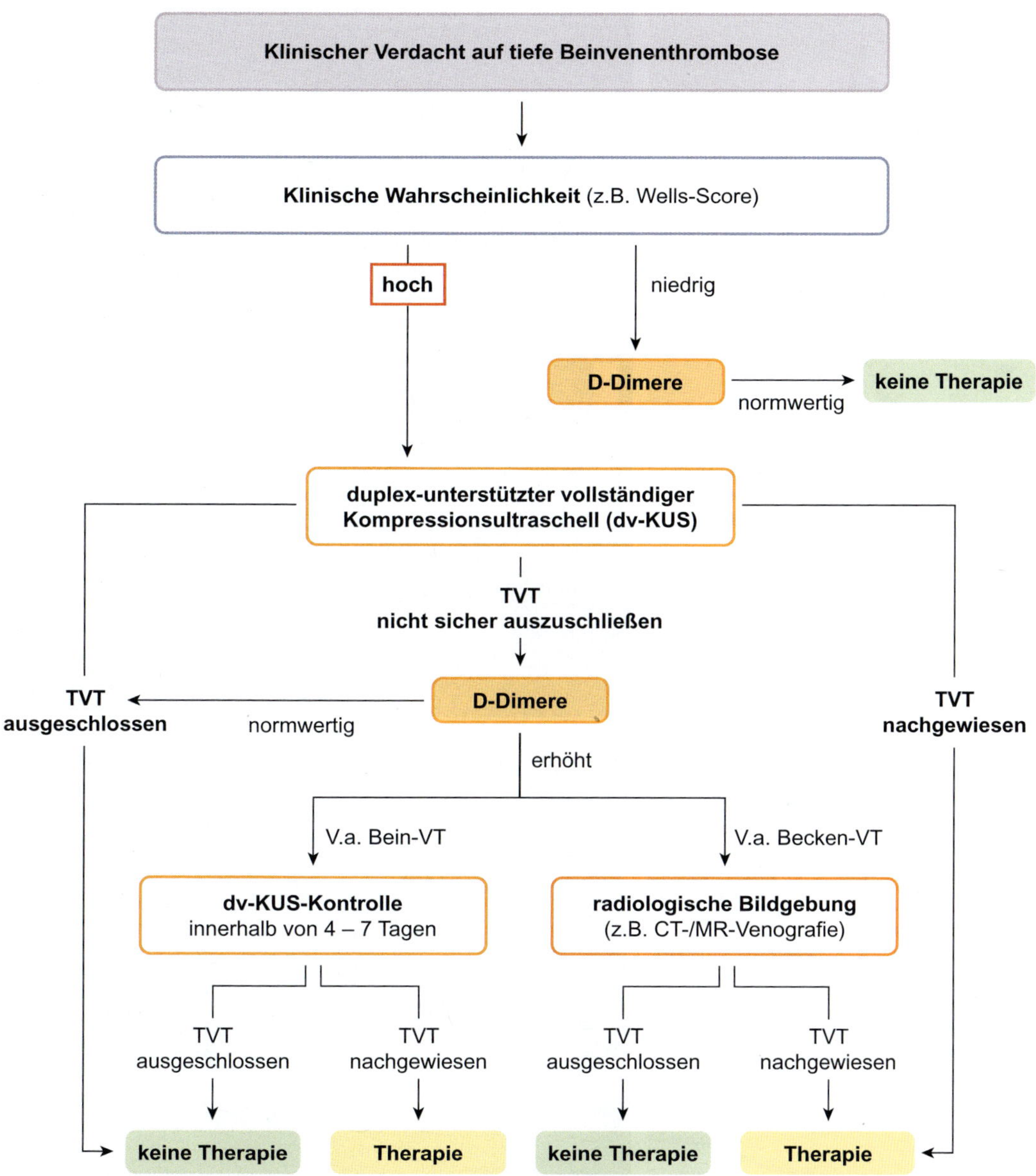

Abb. 10.2 Diagnosealgorithmus bei Verdacht auf eine Beinvenenthrombose. [W888–004]

10

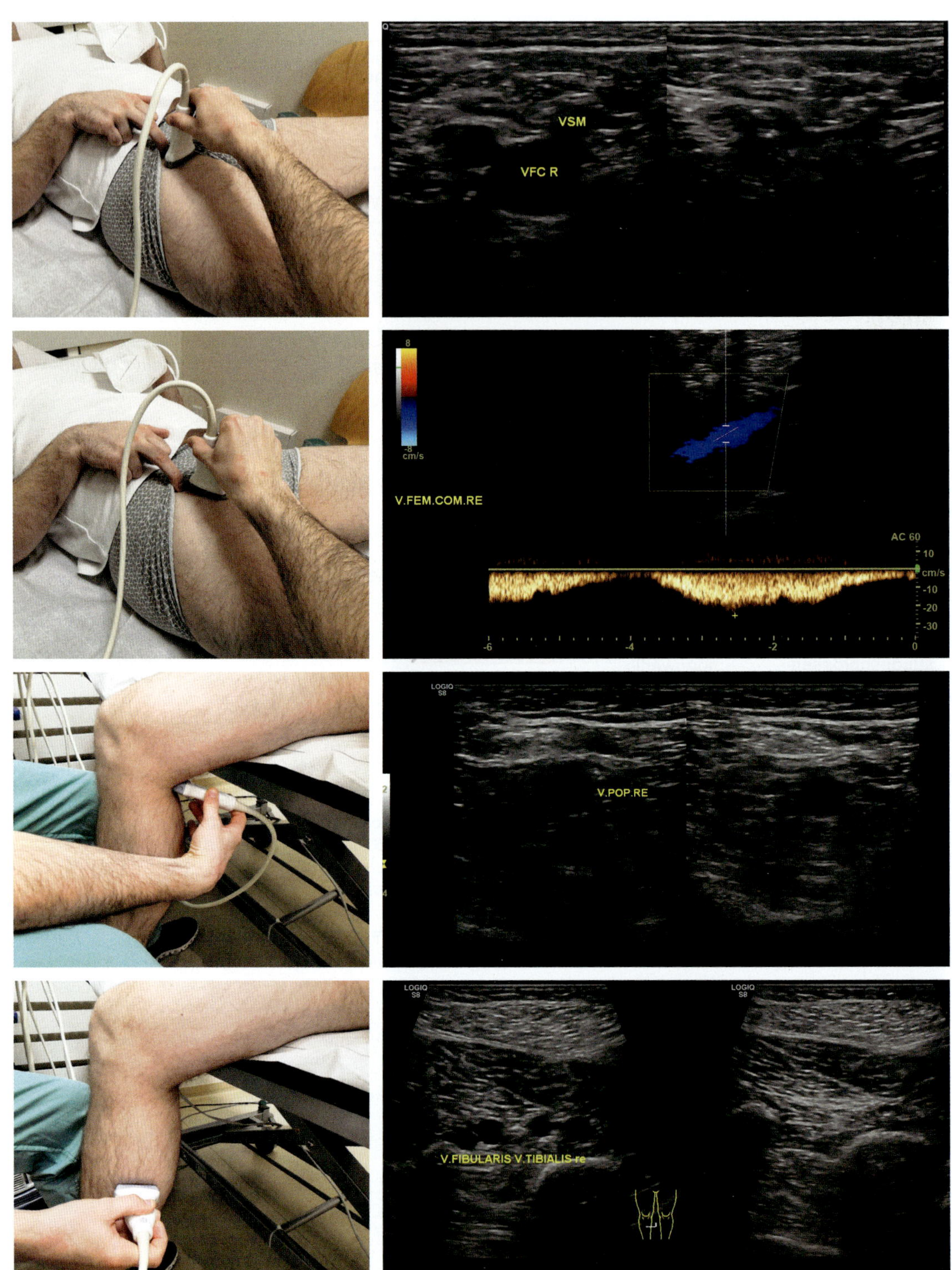

Abb. 10.3 Untersuchungsgang bei V. a. eine Beinvenenthrombose: Schallkopfpositionen (linke Bildspalte) und entsprechende Ultraschallbilder (rechte Bildspalte). [T1316]

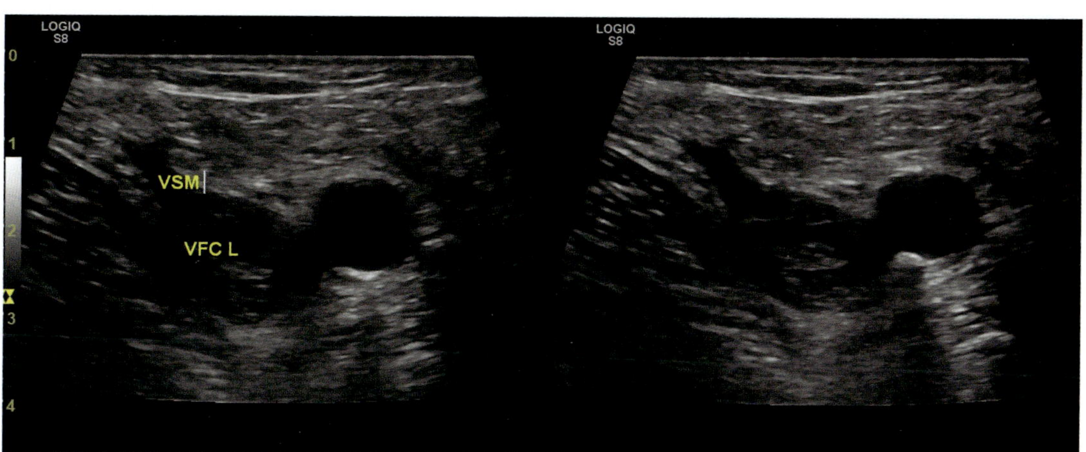

Abb. 10.4 Darstellung einer tiefen Beinvenenthrombose im Bereich der linken V. femoralis communis. Es zeigt sich ein echoinhomogener Thrombus. Das Gefäß ist nicht komprimierbar (rechts). [T1316]

CT-Phlebografie

Diese Untersuchung kann bei nicht eindeutigen duplexsonografischen Befunden durchgeführt werden. Sie ermöglicht die Beurteilung folgender Strukturen:

- V. cava inferior
- Beckenvenen
- Mögliche intraabdominelle Raumforderungen

Intravenöse Phlebografie

Heutzutage ist diese Untersuchung nur noch gerechtfertigt, wenn die bisher genannten Verfahren nicht zu einem eindeutigen Ergebnis führen konnten.

10.1.6 Therapie

Folgende **Therapieziele** gilt es bei der Behandlung zu beachten:

- Verhinderung der Thromboseausbreitung
- Verhinderung einer Lungenembolie und der damit verbundenen Komplikationen
- Verhinderung eines postthrombotischen Syndroms

Um diese zu erreichen, besteht die Therapie aus drei Säulen:

- Antikoagulation
- Kompression
- Mobilisation

Konservative Therapie

Antikoagulation

Die Antikoagulation wird in **drei Phasen** eingeteilt:

- Initialtherapie: 5–21 d
- Erhaltungstherapie: daran anschließend für mindestens drei Monate
- Phase der verlängerten Sekundärprophylaxe: im Anschluss an die Erhaltungstherapie, ggf. zeitlich unbegrenzt

Zur **Initialbehandlung** werden folgende Medikamente verwendet:

- Niedermolekulares Heparin oder Fondaparinux in therapeutischer Dosis
- Unfraktioniertes Heparin (UFH) nur bei einer GFR < 30 ml/min
- Aus der Gruppe der **direkten oralen Antikoagulanzien** (DOAK) stehen hierzu Rivaroxaban und Apixaban zur Verfügung (➤ Tab. 10.2).

TIPP

Praxisempfehlungen für DOAK

- Bei einer GFR < 15 ml/min ist der Einsatz von DOAK kontraindiziert.
- Bei einer GFR < 30 ml/min sollten DOAK nur mit Vorsicht eingesetzt werden.
- Die bei einer GFR < 30 ml/min übliche Dosierung von Apixaban von 2,5 mg 1-0-1 bei Vorhofflimmern ist zur Behandlung der Beinvenenthrombose nicht zugelassen.

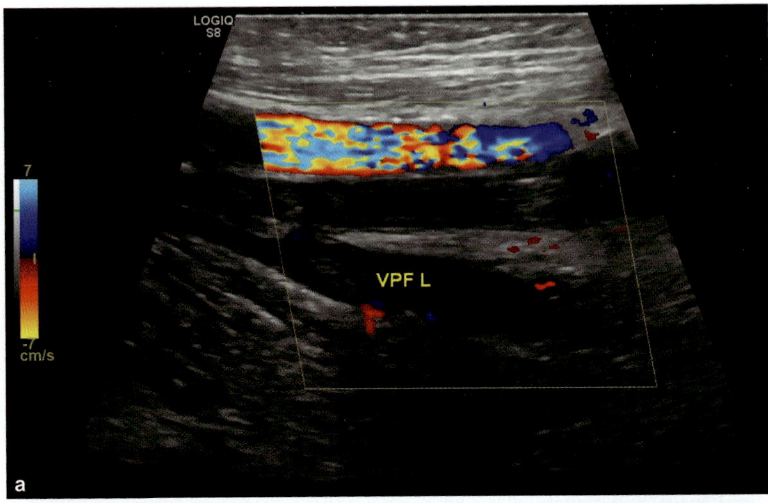

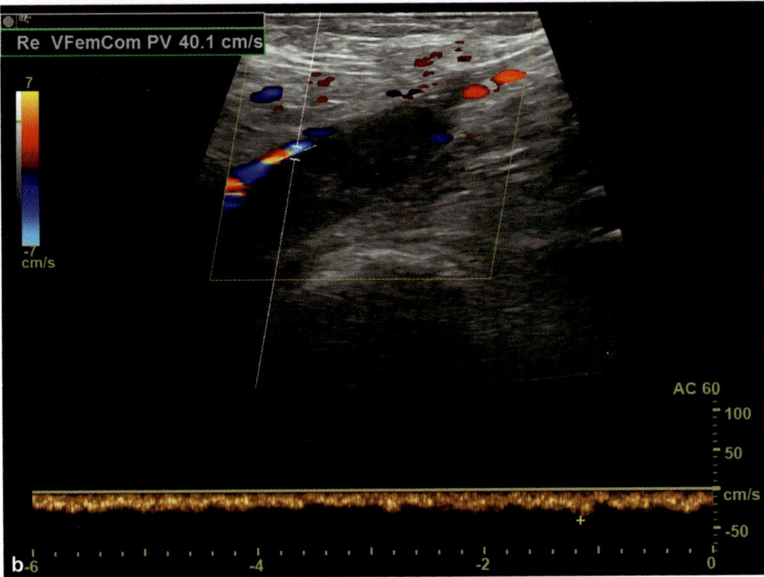

Abb. 10.5 Farbduplexsonografie mit Nachweis einer Thrombose: a) Füllungsdefekt in der thrombosierten Vene, b) mit proximal noch ableitbarem, strangförmigem Fluss. [T1316]

- Rivaroxaban sollte aus pharmakodynamischen Gründen immer mit einer Mahlzeit (ansonsten unzureichende Wirkung) eingenommen werden.
- Etwaige Wechselwirkungen zwischen ausgewähltem Antikoagulans und bestehender Medikation beachten.

Generell gilt bei Unterschenkelvenenthrombosen eine dreimonatige Therapiedauer (**Erhaltungstherapie**). Bei Muskelvenenthrombosen sollte je nach Ausdehnung zwischen einer und vier Wochen in therapeutischer Dosierung behandelt werden. Insbesondere eine Muskelvenenthrombose, die in die V. poplitea hineinragt, sollte jedoch ebenfalls für mindestens drei Monate behandelt werden. Alle weiteren tiefen Venenthrombosen sollten eher für sechs Monate behandelt werden.

Vor geplanter Beendigung der Therapie sollte eine duplexsonografische Kontrolle erfolgen.

Die Entscheidung für eine verlängerte **Sekundärprophylaxe** mit prophylaktischer oder therapeutischer Dosierung wird anhand verschiedener Faktoren getroffen (➤ Tab. 10.3). Bei Fortführung der Therapie sollte diese

Tab. 10.2 Dosierungen der direkten oralen Antikoagulanzien und ihre Besonderheiten bei der Initialtherapie der akuten tiefen Becken-/Beinvenenthrombose [W888-004]

Medikament	Dosierung	Besonderheiten
Rivaroxaban	20 mg 1 × tgl.	Beginn in höherer Dosis: 15 mg 2 × tgl. für 3 Wo.
Apixaban	5 mg 2 × tgl.	Beginn in höherer Dosis: 10 mg 2 × tgl. für 1 Wo.
Dabigatran	150 mg 2-mal tgl. (110 mg 2 × tgl. bei Alter ≥ 80 J. oder Komedikation mit Verapamil)	Beginn der Therapie mit parenteraler mindestens 5-tägiger Antikoagulation
Edoxaban	60 mg 1 × tgl. (30 mg bei Kreatinin-clearance 30–50 ml/min, Körpergewicht ≤ 60 kg oder bei Komedikation mit P-Glykoprotein-Inhibitor)	Beginn der Therapie mit parenteraler mindestens 5-tägiger Antikoagulation

Tab. 10.3 Kriterien für bzw. gegen eine Sekundärprophylaxe mit Antikoagulanzien nach Ablauf der Mindestdauer der Antikoagulation von drei bis sechs Monaten [W888-005]

Kriterium	Pro fortgesetzte Therapie	Kontra fortgesetzte Therapie
Risikofaktor	Fortbestehend	Passager
Genese	Unklar	Getriggert
Rezidiv	Ja	Nein
Blutungsrisiko	Gering	Hoch
Bisherige Antikoagulationsqualität	Gut	Schlecht
D-Dimere (nach Therapieende)	Erhöht	Normal
Residualthrombus	Vorhanden	Fehlend
Geschlecht	Mann	Frau
Thrombusausdehnung	Langstreckig	Kurzstreckig
Thrombuslokalisation	Proximal	Distal
Schwere Thrombophilie	Ja	Nein
Patientenpräferenz	Dafür	Dagegen

mindestens einmal jährlich reevaluiert werden. Neben Marcumar (Ziel-INR 2–3) können auch DOAK für die Therapie eingesetzt werden, z. B. Rivaroxaban (10 mg 1 × tgl. oder 20 mg 1 × tgl.) oder Apixaban (2,5 mg 2 × tgl.).

TIPP

Bei folgenden Faktoren wird eine Fortführung in therapeutischer Dosierung bevorzugt:

- Aktive Tumorerkrankung
- Schwere Thrombophilie
- Rezidiv-VTE ohne Risikofaktor

Kompressionstherapie und Mobilisation

Die Kompression führt zur Verbesserung des venösen Abstroms über Kollateralen und fördert hierdurch das Abschwellen der betroffenen Extremität, was sich schmerzlindernd auswirkt. Langfristig kann hierdurch ein postthrombotisches Syndrom verhindert werden. In der Akutphase sollte bis zum Abschwellen ein Kompressionsverband angelegt werden. Danach kann ein Kompressionsstrumpf der Klasse 2 angepasst werden. Bei ausschließlicher Schwellung des Unterschenkels ist ein Unterschenkelstrumpf ausreichend. Die Dauer der Behandlung richtet sich nach der Symptomatik und sollte nach spätestens sechs Monaten reevaluiert werden.

Vor Initiierung der Kompressionstherapie muss eine hämodynamisch relevante pAVK ausgeschlossen werden.

Die frühe Mobilisation und die Kompression reduzieren das Thrombuswachstum.

Rekanalisierende Therapie

Indikationen für eine rekanalisierende Therapie sind:

- Frische Thrombose (Alter < 7 d)
- Phlegmasia coerulea dolens (durch Blutrückstau bis in das arterielle Gefäßsystem entsteht eine arterielle Durchblutungsstörung mit akuter Ischämie der Extremität)
- Aszendierende V.-saphena-magna-Thrombophlebitis unter Einbeziehung der Crosse

Kontraindikation sind ältere, organisierte Thromben (Thrombusalter > 7 d).

Operative Therapie

Prinzip

- Rekanalisation durch Thrombektomie (Fogarty-Manöver iliakal mit transfemoralem Zugang)
- Thrombektomie der Beinvenen durch Auswickeln des Beins mithilfe von Esmarch-Binden
- Anlage einer AV-Fistel im Leistenniveau, um einen erhöhten Blutfluss am beschädigten Endothel der Vene zu erreichen; operative Aufhebung der AV-Fistel nach ca. sechs Wochen erforderlich

Aufklärung

Der Patient wird über die allgemeinen und speziellen Risiken des Eingriffs informiert: inkomplette Entfernung der Thromben, Lungenarterienembolie, AV-Fistel-Anlage inklusive Folgeoperation zum Fistelverschluss (2. Operation!), trotz Operation/Thrombektomie effektive Antikoagulation erforderlich, ggf. Stent-Einlage bei z. B. May-Thurner-Syndrom.

Vorgehen

Unter durchgehender effektiver Antikoagulation wird die Operation in Rückenlagerung begonnen.

- Querer Hautschnitt über der duplexsonografisch markierten V. femoralis (proximal des Zuflusses via V. profunda femoris), ggf. Längsschnitt bei Rezidiveingriff in der Leiste
- V. femoralis darstellen und zu beiden Seiten vorsichtig anzügeln; **Cave** venöse Seitenäste!
- Modifikationen bei Beteiligung der Beckenvenen:
  - Anti-Trendelenburg-Lagerung (Oberkörper 30° hochlagern)
  - PEEP-Beatmung 10 cmH_2O (künstliche Überdruckbehandlung)
- Bei Beteiligung der Beckenvenen Okklusion der V. cava inferior via kontralaterale V. femoralis sinnvoll:
  - Perkutan (8-F-Schleuse meist ausreichend)
  - Katheter (gefüllt mit Mischung aus Kontrastmittel und Kochsalzlösung, 1 : 3) bildwandlergesteuert platzieren (ggf. vorher Phlebografie)
  - Falls während der Operation Thromben distal des Katheters abgefangen werden, muss auch hier eine offene Thrombektomie erfolgen (Konversion perkutan → offen-operativ)
- Gerinnungskontrolle, ggf. intraoperativ erneute Heparinbolusgabe (z. B. Heparin 5 000 IE i. v.)
- Quereröffnung der V. femoralis communis
- **Beckenetage:**
  - Thrombektomiemanöver mit Fogarty-Katheter
  - Manöver wiederholen, bis sich kein Thrombusmaterial mehr bergen lässt
  - Befundkontrolle durch intraoperative Phlebografie in mindestens zwei Ebenen oder endoluminalen Ultraschall (IVUS)
- **Ober-/Unterschenkeletage:** Thrombektomie mittels Wadenkompression und Auswickeln der Extremität mit einer Esmarch-Binde von distal nach proximal (Venenklappen!)
- Verschluss der queren Venotomie durch fortlaufende Naht
- Anlage einer AV-Fistel:
  - Mit Seitenast der Crosse: muss in ausreichender Länge dargestellt werden, um die A. femoralis communis oder superficialis spannungsfrei zu erreichen
  - Mit Kunststoffprothese: nur in Ausnahmefällen
  - Tastkontrolle („Schwirren" über der Vene, wie beim Dialyseshunt)
  - Fistel markieren zum einfachen Auffinden bei der Folgeoperation

TIPP

Zum leichteren Auffinden der AV-Fistel in der Folgeoperation verwenden die Autoren einen nichtresorbierbaren, geflochtenen Faden (z. B. Ethicon Mersilene), der fistelnah im Gewebe fixiert wird und transfaszial bis in die Subcutis reicht. Hier kann der Faden dann später aufgefunden und entlang seines Verlaufs die AV-Fistel aufgesucht werden.

- Aufhebung der Lagerung, des erhöhten PEEP und der Blockade der V. cava inferior

- Mehrschichtiger Wundverschluss, ggf. Redon-Drainage
- Kompressionsverband am betroffenen Bein
- Ggf. manuelle Kompression der kontralateralen Punktionsstelle oder Verwenden eines Verschluss-Systems

Interventionelle Therapie

Eine Intervention kann nur zentral des Zugangs (Schleuse) erfolgen.

Prinzip

Perkutane Behandlung des thrombotischen Verschlusses der Vene durch:
- Aspirationsthrombektomie
- Lyse
- Rekanalisation durch Angioplastie und Stenteinlage

Aufklärung

Der Patient wird über die allgemeinen und speziellen Risiken des Eingriffs aufgeklärt: Lungenarterienembolie, Rezidivthrombose, Überwachungsstation und erhöhtes Blutungsrisiko bei Lysetherapie, postinterventionelle Antikoagulation.

Verfahren

Interventionelle kathetergestützte Thrombektomie

Bei dieser perkutanen Katheterthrombektomie (z. B. Aspirex®, AngioJet®) wird der Thrombus fragmentiert und über den Katheter entfernt. Die Punktion erfolgt häufig transpopliteal, um in einem perfundierten Venensegment zu starten. In gleicher Sitzung sind weitere Interventionen (z. B. Stenteinlage) möglich.

Thrombolyse

Hierzu wird ein Katheter im Thrombus platziert, über welchen ein geeignetes Lysemedikament appliziert wird (z. B. rt-PA oder Urokinase). Die Applikation erfolgt meist durch Bolusgabe mit anschließend kontinuierlicher Gabe für mehrere Stunden. Zusätzlich wird kontinuierlich Heparin i. v. gegeben, entweder aPTT-gesteuert oder mit einer festgelegten Maximaldosis. Es folgt eine phlebografische Darstellung zur Statuserhebung. Je nach Befund wird die Therapie fortgeführt oder nach Applikation der Maximaldosis des Lysemedikaments beendet. Danach bzw. bei kontinuierlicher Lyse auch währenddessen ist wegen des Blutungsrisikos eine Überwachung auf einer IMC/ITS erforderlich. Als zusätzliches Hilfsmittel kann ein Katheter verwendet werden, der mittels Ultraschall den Thrombus auflockert und durch die gleichzeitige Applikation eines Lysemedikaments auflöst, z. B. EKOS® (DGA 2023).

Implantation spezieller venöser Stents

Sie wird nach erfolgreicher Rekanalisation zur Behebung von Stenosen (z. B. May-Thurner-Syndrom) durchgeführt. Bei langstreckigen Verschlüssen ist ggf. eine Rekanalisation und Stenteinlage bis unter das Leistenband möglich.

Komplikationen

Die Komplikationen sind bei der operativen und interventionellen Therapie gleich:
- Lungenembolie
- Postthrombotisches Syndrom

Postoperative Therapie

Sie besteht analog zur konservativen Therapie aus effektiver Antikoagulation und Kompressionsbehandlung (Strumpf der Klasse 2).

V.-cava-Filter

Der Einsatz eines Vena-cava-Filters ist nur bei absoluter Kontraindikation zur Antikoagulation und deutlich erhöhtem Blutungsrisiko überhaupt in Erwägung zu ziehen. Es sollten nur temporäre Filter verwendet werden.

10.1.7 Therapie bei Tumorpatienten

Die **Antikoagulation** ist auch hier die tragende Therapiesäule.

Unter bestimmten Umständen ist der Einsatz von direkten Faktor-Xa-Inhibitoren (Apixaban und Rivaroxaban) zur Behandlung einer tumorassoziierten VTE (venöse Thromboembolie) möglich. Unter DOAK-Therapie sinkt das Thromboserezidivrisiko im Vergleich zu NMH, während das Blutungsrisiko steigt. Gastrointestinale Blutungen stehen hierbei im Vordergrund.

Bei oraler Therapie sind mögliche Absorptionsstörungen sowie potenzielle Medikamenteninteraktionen zu berücksichtigen.

Bei aktiver Tumorerkrankung ist eine langfristige, ggf. lebenslange Antikoagulation in Erwägung zu ziehen. Eine DOAK-Therapie sollte immer mit dem behandelnden Onkologen abgesprochen werden.

LITERATUR

Agnelli G. et al. Apixaban versus Placebo in der Prophylaxe rezidivierender venöser Thromboembolien (Amlify Extension Studie). N Engl J Med. 2013; 368: 699–708.

Deutsche Gesellschaft für Angiologie – Gesellschaft für Gefäßmedizin e.V. (DGA). S2k-Leitlinie Diagnostik und Therapie der Venenthrombose und Lungenembolie. 2023. AWMF-Reg.-Nr. 065-002.

Kröger K. Akute Beinvenenthrombose – moderne Diagnostik und Therapie. Gefäßchirurgie. 2019; 24: 271–284.

Lawall H. Initiale Antikoagulation und verlängerte Sekundärprophylaxe nach venöser Thromboembolie. Gefäßchirurgie. 2018; 23: 248–253.

10.2 Phlebothrombosen der oberen Extremität, der V. cava superior und V. jugularis interna

10.2.1 Ursache

Nur selten treten diese Thrombosen spontan auf. Die häufigsten Ursachen für eine Thrombose der oberen Extremitäten sind:

- Paraneoplastisch/Tumorkompression
- Thoracic-Outlet-Syndrom
- Intravasale Katheter/Sonden (ZVK, Schrittmacherkabel, Port, Demers-Katheter)
- Hereditäre oder erworbene Thrombophilie

10.2.2 Epidemiologie

Thrombosen der tiefen Venen der oberen Extremitäten betreffen gewöhnlich die V. axillaris und/oder die V. subclavia. Sie machen nur ca. 2 % der Thrombosen an den Extremitäten aus.

10.2.3 Symptomatik

Ähnlich wie bei der Beinvenenthrombose ist das Spektrum der klinischen Symptomatik sehr heterogen und reicht von einem milden, nahezu asymptomatischen Bild bis zur Phlegmasie. Zu den klinischen Leitsymptomen gehören:

- Armschwellung
- Spannungsgefühl
- Obere Einflussstauung

10.2.4 Diagnostik

Die apparative Diagnostik der Wahl ist die **Kompressions-/Farbduplexsonografie.** Bei unklaren Befunden kann eine CT-/MR-Phlebografie durchgeführt werden.

10.2.5 Therapie

Konservative Therapie

Es erfolgt eine effektive Antikoagulation für drei Monate (Heparin, Marcumar®, DOAK).

Bei **Katheterassoziation** ist eine verlängerte Erhaltungstherapie (in niedriger Dosis) so lange erforderlich, wie der Langzeitkatheter in situ ist. Nach Entfernen des Katheters sollte die Antikoagulation für weitere sechs bis zwölf Wochen aufrechterhalten werden.

Eine Kompressionsbehandlung ist nur selten erforderlich.

Operative Therapie

Eine Operation ist nur in Einzelfällen nötig, wie z. B. im Rahmen einer Phlegmasie. Die Entfernung einliegender Schrittmacherelektroden oder funktionierender Kathetersysteme ist nicht erforderlich (außer bei Entzündung).

Bei Beteiligung der V. cava superior mit klinisch relevanter Einflussstauung kann die Implantation eines Stents erwogen werden.

10.2.6 Prognose

Es kommt im Gegensatz zur Beinvenenthrombose nur selten zur Ausbildung eines posthrombotischen Syndroms oder zu einer Lungenarterienembolie.

10.3 Phlebothrombose in Schwangerschaft und Wochenbett

10.3.1 Ursache

In der Schwangerschaft kommt es zu hämostasiologischen Veränderungen, die mit einer Hyperkoagulabilität verbunden sind:
- Vermehrte Bildung von Gerinnungsfaktoren und Fibrinogen
- Verstärkte Thrombozytenaggregabilität
- Verminderte Fibrinolyse

Die Größenzunahme des Uterus führt darüber hinaus zu einer mechanischen Obstruktion des venösen Rückstroms und zur Stase und damit zu einem erhöhten Risiko für venöse Thrombosen.

10.3.2 Epidemiologie

Das Risiko für eine Thrombose ist während einer Schwangerschaft vierfach erhöht. Die Venenthrombose (TVT) mit Lungenembolie (LE) zählt zu den führenden Todesursachen in Schwangerschaft und Wochenbett.

10.3.3 Diagnostik

Die D-Dimere können bereits physiologischerweise erhöht sein, sodass sie in der Schwangerschaft keine primäre diagnostische Relevanz besitzen. Daher sind bei Thromboseverdacht ohne vorherigen Algorithmus direkt die Kompressionssonografie und Duplexsonografie indiziert.

Bei V. a. isolierte Beckenvenenthrombose kann alternativ eine MR-Phlebografie ohne Kontrastmittel eingesetzt werden.

10.3.4 Therapie

Hier steht die konservative Therapie im Vordergrund.

Konservative Therapie

Bei der medikamentösen Therapie sind folgende Punkte zu beachten:
- Die Antikoagulation erfolgt bevorzugt mit NMH, da diese nicht plazentagängig sind.
- Bei heparininduzierter Thrombozytopenie Typ II (HIT) in der Vorgeschichte ist auch Fondaparinux möglich.
- VKA und DOAK sollen in der Schwangerschaft nicht eingesetzt werden.
- Während der Stillphase können VKA gegeben werden.
- Bei akuter Venenthrombose sollten NMH für mindestens drei Monate eingenommen werden.
- Bei geringer Thromboselast kann eine Reduktion auf die intermediäre (= 2 × prophylaktische Dosis) oder die prophylaktische Dosis in der verbleibenden Schwangerschaft erwogen werden.
- Die Antikoagulation muss in jedem Fall bis sechs Wochen post partum fortgeführt werden.
- Eine subkutan applizierte therapeutische Antikoagulation sollte wegen der Blutungsgefahr bei NMH (≥ 24 h), wenn möglich, rechtzeitig vor der Geburt bzw. der Einleitung einer Regionalanästhesie gestoppt werden.
- Nach der Geburt sollte frühestens nach 12 h bei spontaner Geburt und 24 h nach Sectio wieder mit einer Antikoagulation begonnen werden.

Operative/interventionelle Therapie

Eine operative oder interventionelle Thrombusentfernung wird primär nicht empfohlen. In Einzelfällen kann die Risiko-Nutzen-Abwägung für Mutter und

Kind zur Empfehlung einer aktiven Thrombusentfernung führen. Ein Versagen der konservativen Therapie oder eine Phlegmasia coerulea dolens kann dann evtl. schwerer wiegen als eine Strahlenbelastung, das Blutungsrisiko unter Lyse oder die allgemeinen Risiken einer Operation.

10.3.5 Rezidivprophylaxe

Da das Risiko, bei erneuter Schwangerschaft eine weitere Thrombose zu entwickeln, deutlich erhöht ist, wird hier eine prophylaktische Antikoagulation über die gesamte Dauer der Schwangerschaft empfohlen.

10.4 Pfortaderthrombose (PVT)

10.4.1 Definition

Hierbei handelt es sich um eine partielle oder komplette Thrombose der V. portae. Unterschieden werden extrahepatische und intrahepatische Formen, angrenzende Venen (V. lienalis oder V. mesenterica superior) können mitbetroffen sein.

10.4.2 Ursache

Grundsätzlich differenziert man leberzirrhosebedingte Pfortaderthrombosen und nicht zirrhosebedingte Formen, sie werden unterschiedlich behandelt.

Bei der Leberzirrhose ist u. a. der langsame Blutfluss verantwortlich für die Ausbildung der Thrombose.

Daneben können hereditäre und erworbene Thrombophilien sowie hämatologische Erkrankungen ebenfalls Pfortaderthrombosen auslösen (➤ Tab. 10.4).

10.4.3 Epidemiologie

Exakte Daten zur Inzidenz und Prävalenz der Pfortaderthrombose liegen nicht vor. Die Prävalenz bei Patienten mit Zirrhose wird mit Werten zwischen 0,6 % und 16 % angegeben.

Tab. 10.4 Mögliche Ursachen einer Pfortaderthrombose
Leberzirrhose
Paroxysmale nächtliche Hämoglobinurie (PNH)
Antiphospholipidsyndrom
Protein-C- und -S-Mangel
Antithrombin-III-Mangel
Faktor-V-Leiden-Mutation
Thrombotisch-thrombozytopenische Purpura
Heparininduzierte Thrombozytopenie Typ II
Intraabdominelle Infektionen (Pankreatitis, Cholangitis und Appendizitis)

10.4.4 Symptomatik

Unabhängig von der Genese sind die meisten Patienten asymptomatisch.

Eine Splenomegalie oder ein neu aufgetretener Aszites können Hinweise auf das Vorliegen einer PVT geben. Neben leichten abdominellen Schmerzen können bei begleitender Thrombosierung der V. mesenterica superior auch stärkste Beschwerden auftreten, da es hierdurch zu Dünndarmischämien kommen kann.

10.4.5 Diagnostik

Anamnese

Folgende Punkte müssen erfragt werden (➤ Tab. 10.4):
- Vorbekannte Leberzirrhose
- Thrombophilie
- Myeloproliferative Erkrankungen

FKDS

Hierdurch gelingt meist der direkte Nachweis von thrombotischem Material in der V. porta mit fehlendem oder deutlich erniedrigtem Blutfluss.

CT/MRT

Zur Darstellung des Gesamtausmaßes der Thrombose sollte eine Schnittbildgebung der Abdominalgefäße erfolgen.

Gastroskopie

Bei PVT unklarer Genese kann hiermit u. a. die Frage nach dem Vorhandensein von Ösophagusvarizen, Fundusvarizen und einer portal-hypertensiven Gastropathie geklärt werden.

10.4.6 Therapie

Konservative Therapie

Jeder Patient mit einer PVT sollte, sofern dies möglich ist, für drei Monate therapeutisch antikoaguliert werden. Initial sind hierbei NMH zu bevorzugen, im weiteren Verlauf kann Marcumar zur Therapie benutzt werden. DOAK haben keine Zulassung bei der Behandlung von PVT.

Definitive Therapie

Die Indikation zur invasiven Therapie erfolgt bei Vorliegen eines akuten Abdomens mit Peritonitis und V. a. Organischämie.

Interventionelle Therapie

Direkte Rekanalisation

Die direkte Rekanalisation ist ein sehr aufwendiges Verfahren über einen transjugulären und/oder transhepatischen Zugang. Für den transhepatischen Zugang müssen die intrahepatischen Strombahnen offen sein, da diese perkutan transhepatisch punktiert werden. Sind die intrahepatischen Gefäße ganz oder teilweise verschlossen, erfolgt der Zugang via TIPSS (transjugulärer intrahepatischer portosystemischer Shunt). Da die Behandlung schmerzhaft ist, wird sie unter Analgosedierung oder ggf. Intubationsnarkose durchgeführt.

Transhepatischer Zugang

- Perkutane Punktion eines perfundierten Pfortaderastes
- Einführen einer Schleuse
- Thrombektomie, ggf. Stentimplantation (einer ursächlichen Stenose)
- Ggf. Lyse (hohes Blutungsrisiko durch transhepatischen Zugang)

TIPPS

- Transjugulärer Zugang
- Einführen einer langen Schleuse in die rechte Lebervene
- Zusätzlich perkutaner transhepatischer Zugang
- Thrombektomie
- Ggf. Lyse
- Implantation eines gecoverten Stent

Transarterielle Lyse

Es besteht auch die Möglichkeit einer Lysetherapie via A. mesenterica superior:

- Transfemoraler Zugang
- Sondieren der A. mesenterica superior
- Einlage eines Lysekatheters
- Bolusgabe und kontinuierliche Lyseapplikation (z. B. rtPA)
- Lysemittel gelangt über die arteriellen Äste der A. mesenterica superior in die mesenterialen Venenstromgebiete
- Engmaschige Kontrolle auf einer Überwachungsstation
- Regelmäßige Bildgebung zur Therapiekontrolle

Operative Therapie

Durch das primär konservative Vorgehen und die o. g. interventionellen Möglichkeiten tritt die operative Sanierung der Pfortaderthrombose an dritte Stelle. Es entsteht ein großes Trauma durch den Zugang zur Pfortader:

- Darstellen des Ligamentum hepatoduodenale
- Freilegen der V. portae, V. lienalis und V. mesenterica superior
- Quere Venotomie
- Thrombektomiemanöver (aufgrund der Klappenlosigkeit der Venen einfach durchzuführen)
- Manuelles Ausstreichen der peripheren Venen des mesenterialen Stromgebietes

Die fehlende Möglichkeit, eine AV-Fistel anzulegen, führt zu einer hohen Rezidivrate (siehe auch ➤ Kap. 10.1.6). Deswegen gibt es verschiedene Verfahren mit portokavaler Shuntanlage. Jedoch besteht hier eine hohe Komplikationsrate, sodass diese Verfahren sehr selten angewandt werden.

- Protein Z
- Faktor VIII
- Faktor IX

TIPP

- Protein C und Protein S werden Vitamin-K-abhängig gebildet, unter Marcumar sind daher falsch niedrige Spiegel zu erwarten.
- Unter Therapie mit DOAK werden Gerinnungstests verfälscht und führen möglicherweise zu einer falschen Einschätzung; sowohl falsch positive als auch falsch negative Ergebnisse sind möglich, z. B. Protein S, Lupus-Antikoagulans.
- Die aktiviertes-Protein-C-Resistenz (APCR) wird über eine modifizierte PTT nachgewiesen. Eine Heparintherapie (nicht NMH!) verhindert eine Bestimmung der APC-Resistenz und beeinflusst das Ergebnis der AT-III-Bestimmung. Um Fehlinterpretationen zu vermeiden, sollte die Testung demnach nicht unter Einfluss von Antikoagulanzien erfolgen. Nach Beendigung der Erhaltungstherapie oder unter pausierter Medikation kann die Diagnostik erfolgen.

Therapie

Eine therapeutische Konsequenz (z. B. Sekundärprophylaxe in therapeutischer Dosis) sollte immer mit einem Hämostaseologen abgestimmt werden.

LITERATUR

Hasenfuß G, Schellong S. Weniger ist mehr in Kardiologie und Angiologie. Internist. 2021; 62: 379–384.
Middeldorp S. Evidence-based approach to thrombophilia. J. Thromb. Thrombolysis. 2011; 31: 275–281.

10.7 Varikose

10.7.1 Grundlagen

Definition

Hierbei handelt es sich um eine Erkrankung, die über Wandschädigungen epifaszialer, intrafaszialer oder transfaszialer Venen zur Ausbildung von Krampfadern (Varizen) führt. Den Veränderungen der Venenwand liegt meist eine anlagebedingte Bindegewebsschwäche zugrunde. Unter dem Einfluss verschiedener Manifestationsfaktoren (z. B. Orthostasebelastung) können sich im Laufe des Lebens Krampfadern entwickeln.

Von dieser primären Varikose ist die sekundäre Form abzugrenzen. Auf dem Boden einer tiefen Venenthrombose oder eines anderen obliterierenden Prozesses entstehen dabei Varizen, die als epifasziale Kollateralen fungieren.

Risikofaktoren

- Positive Familienanamnese
- Langes Stehen und Sitzen
- Schwangerschaft
- Übergewicht
- Z. n. Beinvenenthrombose

Anatomie

Die anatomische Einteilung der Venen ist zum Verständnis der Varikose essenziell.

- Leitvenen: tiefe Venen, leiten etwa 90 % des venösen Blutes
- Stammvenen: V. saphena magna (VSM) und parva (VSP), für die restlichen 10 % verantwortlich
- Perforansvenen: transfasziale Verbindungen zwischen Leitvenen und Stammvenen

Einteilung

- **Stammvarikose** der VSM oder VSP: Ist die Mündungsklappe (im Bereich der Crosse) bereits insuffizient, liegt eine komplette, andernfalls eine inkomplette Stammvarikose vor.
- **Seitenastvarikose:** Diese können z. B. aus einer insuffizienten Perforansvene gespeist werden.
- **Retikuläre Varikose, Besenreiservarikose:** meist intradermal gelegene, hämodynamisch nicht relevante Venenerweiterungen.
- **Pudendale Varikose** (ausgehend von der V. iliaca interna): Hier drainieren die Varizen meist nicht in das V.-saphena-magna- und V.-femoralis-System, sondern über das Foramen obturatorium und die pudendalen Venen in das kleine Becken zum Plexus ovaricus und von dort über die V. ovarica zur V. cava inferior.

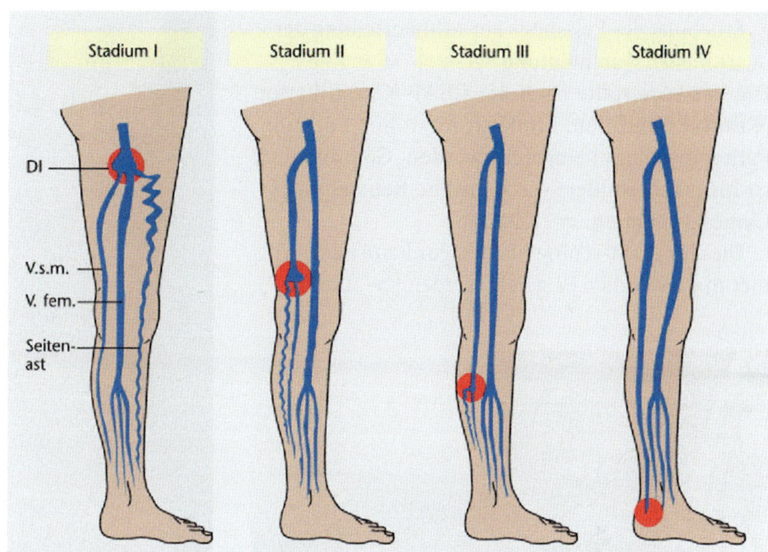

Abb. 10.6 Schematische Darstellung der Einteilung der Stammvarikose nach Hach. [L157]

Tab. 10.5 Einteilung der Stammvarikose nach Hach [H318-001]

Refluxausdehnung der VSM und VSP	Hach-Stadium
Beide: Insuffizienz der Mündungsklappe mit kurzem Rückfluss	I
• VSM: Reflux bis oberhalb des Knies • VSP: Reflux bis zur Wadenmitte	II
• VSM: Reflux bis unterhalb des Knies • VSP: Reflux bis Knöchel	III
VSM: Reflux bis zum Knöchel	IV

Bei der **Einteilung der Stammvarikose nach Hach** wird der distale Insuffizienzpunkt der kompletten Stammvarikose beschrieben (➤ Abb. 10.6, ➤ Tab. 10.5).

10.7.2 Epidemiologie

Etwa 25 % der Menschen in Deutschland haben eine Varikose. Von diesen haben jedoch nur ca. 20 % auch hierauf zurückführbare Symptome.

10.7.3 Symptomatik

Das Ausmaß der Symptome ist sehr heterogen. Manche Betroffene sind trotz ausgeprägter Varikosis komplett asymptomatisch. Folgende Beschwerden können vorkommen:

- Schweregefühl in den Unterschenkeln
- Knöchelödeme
- Juckreiz
- Hyperpigmentierungen, Blutungen oder Ulzerationen
- Thrombophlebitis (VSM/VSP) oder Varikophlebitis bis hin zur Beinvenenthrombose

10.7.4 Diagnostik

Klinische Untersuchung

Zur Therapieplanung ist neben der anamnestischen Erfassung der Beschwerden auch eine gründliche klinische Untersuchung notwendig. Die Varizen sind hierbei insbesondere im Stehen zu beurteilen. Folgende Punkte sind zu beachten:

Inspektion (➤ Abb. 10.7):

- Sichtbare Varizen?
- Ödeme?
- Hautveränderungen?

Palpation:

- Tastbare Faszienlücken als Hinweis auf insuffiziente Perforansvenen
- Tastbare Verhärtungen als Hinweis auf ältere Phlebitiden

10

- Erhebung des Pulsstatus zur Mitbeurteilung der arteriellen Durchblutung

Die Varikose sollte nach der CEAP-Klassifikation (Clinical Condition, Etiology, Anatomic Location, Pathophysiology) eingeteilt werden. Gebräuchlich ist hier insbesondere die klinische Beurteilung (= Clinical Condition, ➤ Tab. 10.6).

Die chronisch-venöse Insuffizienz kann nach Widmer in drei Stadien eingeteilt werden (➤ Tab. 10.7).

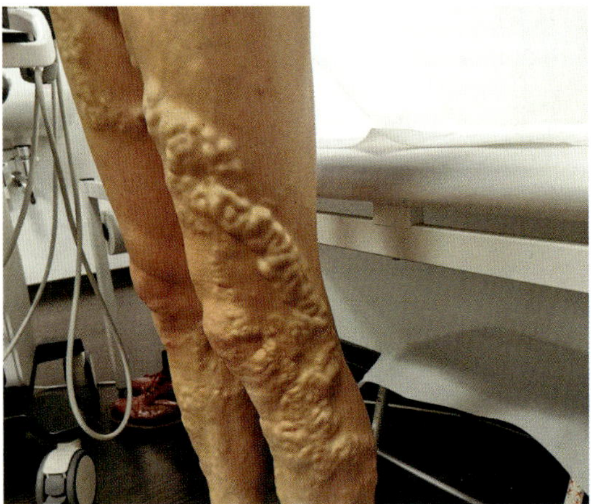

Abb. 10.7 Klinisches Bild einer beidseits deutlich ausgeprägten kompletten Stammvarikose der V. saphena magna und Seitenastvarikose. [T1316]

Tab. 10.6 CEAP-Einteilung, klinische Klassifikation

Gruppierung	Klinische Zeichen
C0	Keine sichtbaren oder palpablen Zeichen einer Venenerkrankung
C1	Besenreiser oder retikuläre Venen
C2	Varizen
C2r	Varizenrezidiv
C3	Ödem
C4	Veränderungen an Haut und Subkutis
C4a	Hyperpigmentierung oder Ekzem
C4b	Lipodermatosklerose oder Atrophie blanche (➤ Abb. 10.8)
C4c	Corona phlebectatica
C5	Abgeheiltes Ulkus
C6	Florides Ulkus
C6r	Rezidivierendes aktives venöses Ulkus

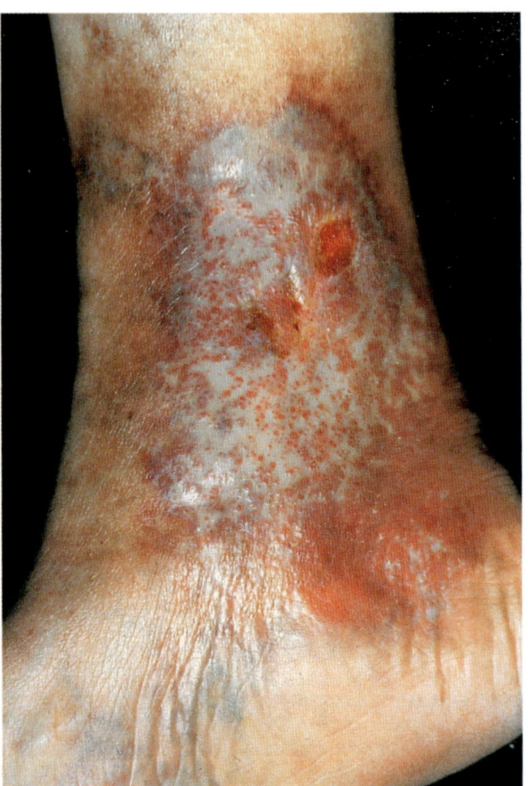

Abb. 10.8 Ulcus cruris venosum: Es zeigt sich ein kleines Ulkus, das von derbem, weißlichem Gewebe umgeben ist. Diese Atrophie blanche ist Symptom der durch venöse Stauung und Hypertonie induzierten Schädigung der Endstrombahn (Mikroangiopathie) mit Kapillarektasien (rote Punkte) und Kapillaruntergang (weiße Bezirke). [R240]

Tab. 10.7 Klinische Stadien der chronischen Veneninsuffizienz nach Widmer (Widmer 1981)

Stadium	Symptom
1	Reversibles Ödem, Corona phlebectatica paraplantaris
2	Irreversibles Ödem, braune Hautpigmentation, Dermatoliposklerose, Atrophie blanche
3	Florides oder abgeheiltes Ulkus

Farbduplexsonografie

Folgende Fragen können hiermit beantwortet werden:

- Liegt eine frische oder ältere Thrombose vor?
- Besteht eine Leitveneninsuffizienz?
- Handelt es sich um eine komplette oder inkomplette Stammvarikose?

- Kann eine vorliegende Seitenastvarikose einer insuffizienten Perforansvene zugeordnet werden?

Nachweis einer Klappeninsuffizienz (Reflux)

Ein Reflux ist definiert als ein spontaner oder durch ein Provokationsmanöver verursachter retrograder Blutfluss in Leitvenen und/oder Stammvenen (➤ Abb. 10.9). In Leit- und Stammvenen ist dieser erst ab einer Dauer von 0,5 s klinisch relevant.

Als Provokationsmanöver kommen zwei Methoden infrage:

- Vasalva (proximale Druckerhöhung)
- Manuell oder durch eine Blutdruckmanschette durchgeführte, distal der Ableitungsstelle lokalisierte Kompression mit anschließender Dekompression

Standardisierter Untersuchungsgang

Der Patient wird idealerweise im Stehen untersucht. Das Bein sollte leicht außenrotiert und im Knie leicht gebeugt sein. Das Gewicht wird zur kontralateralen Seite hin verlagert.

- Beginn mit einem Längsschnitt über der V. femoralis communis (VFC) und Ableitung des Flussprofils in Ruhe und nach Vasalva-Manöver
- Bei Reflux in der V. femoralis communis ebenfalls Kontrolle eines etwaigen Refluxes in der V. femoralis superficialis
- Anschließend Längsschnitt im Mündungsbereich der V. saphena magna und Refluxmessung unter Vasalva; erneute Testung am distalen Oberschenkel (➤ Abb. 10.10)
- Bei Seitenastvarizen sind auch insuffiziente Perforansvenen zu beachten

Der Patient dreht sich nun zur Liege und steht mit dem Rücken zum Untersucher. Das zu untersuchende Bein ist leicht gebeugt:

- Refluxtestungen über der V. saphena parva (Mündungsregion, proximales, mittleres und distales Unterschenkeldrittel) und über der V. poplitea
- Hierbei mittels distaler Kompression und Dekompression arbeiten

Nun kann sich der Patient umdrehen und auf die Liege setzen, sodass die V. saphena magna und die Perforansvenen im Sitzen beurteilt werden können:

- Unter Fußheben und -senken kann in dieser Position ein Reflux über der VSM demaskiert werden.
- Die Durchmesser von insuffizienten Stammvenen sollten dokumentiert werden.

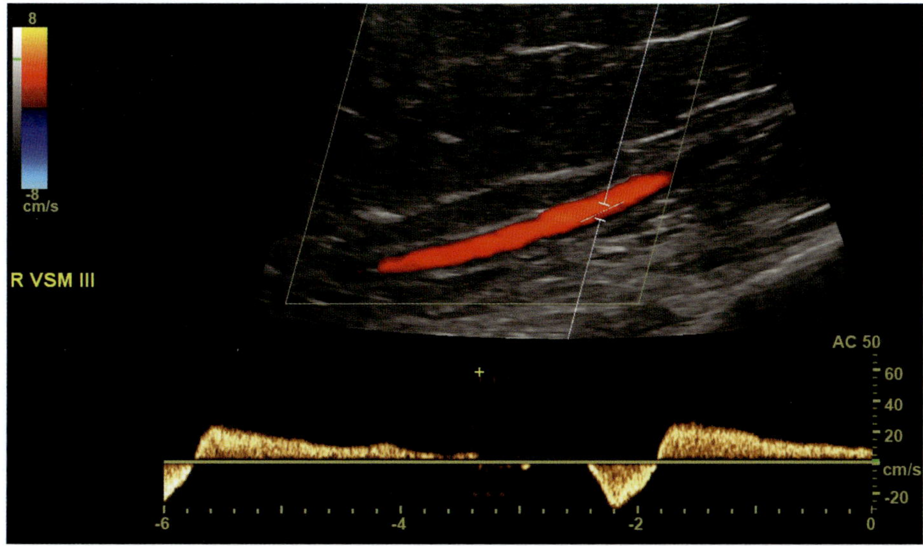

Abb. 10.9 Duplexsonografische Abbildung eines Refluxes in der rechten V. saphena magna am Unterschenkel. [T1316]

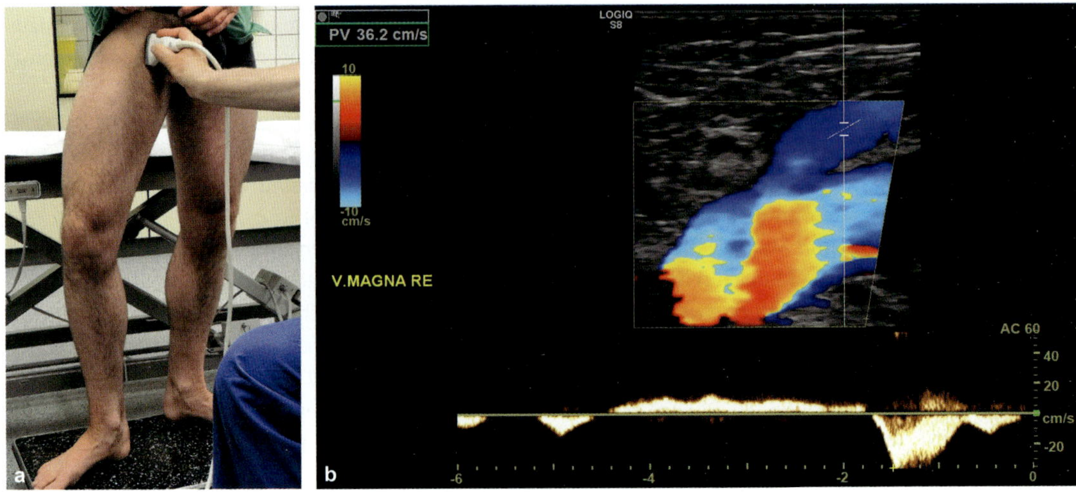

Abb. 10.10 Duplexsonografische Darstellung einer Crosseninsuffizienz im Bereich der rechten V. saphena magna. a) Schallkopfposition in der rechten Leiste, b) Darstellung der Crosse. [T1316]

Lichtreflexionsrheografie (LRR)

Bei dieser Methode wird die venöse Wiederauffüllzeit nach Belastung gemessen. Das Gerät besteht aus einem Grafikschreiber und daran angeschlossenen Infrarot-Fotosonden mit Fotosensor. Der Infrarotstrahl (Wellenlänge 940 nm) kann 0,3–2,3 mm in die Haut eindringen.

Zur Untersuchung sitzt der Patient mit angewinkelten Beinen (110°), die Sonden werden am Unterschenkel medialseitig 10 cm oberhalb des Malleolus medialis angebracht.

Eine venöse Wiederauffüllzeit von < 25 s spricht für eine venöse Insuffizienz.

Phlebografie

Sie wird nur noch bei duplexsonografisch nicht eindeutigen Befunden durchgeführt und ggf. bei gutachterlichen Fragestellungen.

10

10.7.5 Therapie

Die Therapieindikation muss immer individuell gestellt werden. Folgende Punkte sind dabei entscheidend:

- Verhinderung einer Krankheitsprogression der chronisch-venösen Insuffizienz
- Verhinderung einer Thrombophlebitis/Varikophlebitis
- Hoher subjektiver Leidensdruck

Konservative Therapie

Eine konservative Therapie der Varikose sollte in jedem Stadium der Erkrankung in Betracht gezogen werden.

- Kompressionsstrümpfe:
  - Ziel: Besserung des klinischen Befunds
  - Bei unkomplizierter Varikosis häufig Kompressionsstrumpf der Klasse 2 ausreichend (Druck im Fesselbereich ca. 20–30 mmHg)
  - Kontraindikationen für Kompressionstherapie: fortgeschrittene pAVK (z. B. mit Knöchelarteriendruck < 60 mmHg), dekompensierte Herzinsuffizienz

TIPP

Das An- und Ausziehen der Kompressionsstrümpfe durch ambulante Pflegedienste ist bei allen Kompressionsklassen verordnungs- und erstattungsfähig.

- Kneipp-Wassertreten
- Vermeidung von langem Stehen und Sitzen

Zur **medikamentösen Therapie** stehen insbesondere phytotherapeutische Medikamente zur Verfügung:

- Rotes Weinlaubextrakt
- Rosskastaniensamenextrakt

Sklerosierungstherapie

Die intravenöse Applikation von 0,25–3 % Polidocanol führt zu einer Thrombosierung und Fibrosierung der Krampfader durch eine irreversible Schädigung des Venenendothels. Das Sklerosierungsmittel kann flüssig oder aufgeschäumt appliziert werden. Je größer die zu behandelnde Vene ist, desto höher wird die Konzentration des Polidocanol gewählt. Bei ausgeprägten Befunden wird die Sklerosierung in mehreren Sitzungen durchgeführt.

Indikationen

- Besenreiser
- Retikuläre Krampfadern
- Krampfadern mit geringem Durchmesser (< 3 mm)

Auch möglich:

- Stammvarikosis
- Seitenastvarikosis
- Perforansvenen

Die Autoren wenden die Sklerosierungstherapie bevorzugt bei Besenreisern, retikulären Varizen und teilweise insuffizienten Seitenästen an. Stammveneninsuffizienz und Seitenastvarikosis behandeln sie mittels Operation oder endovenös.

Risiken

- Allergische Reaktion
- Thrombophlebitis
- Thrombosen
- Thrombembolien
- Hautverfärbungen
- Hautnekrosen

Material

- 0,25–3 % Polidocanol (max. Tagesdosis 2 mg/kg KG, ➤ Tab. 10.8)
- Kanüle mit 21–30 G (je nach Venenkaliber)
- Spritzen (1 ml für Besenreiser und retikuläre Krampfadern, 2,5–5 ml für größere Venen)

Tab. 10.8 Empfohlene Konzentration von Polidocanol [W1075-004]

Indikation	Polidocanol Konzentration (%)
Besenreiser	Bis zu 0,5
Retikuläre Krampfadern	Bis zu 1
Seitenast-Krampfadern	Bis zu 2
V. saphena magna/parva < 4 mm ≥ 4 mm bis ≤ 8 mm > 8 mm	 1 1–3 3
Insuffiziente Perforansvene	1–3
Rezidivkrampfader	1–3
Venöse Malformation	1–3

- Tupfer
- Pflaster
- Ultraschall bei Seitenast- und Stammvenensklerosierung
- Ggf. Kipptisch

Flüssigsklerosierung

Die Autoren führen die Behandlung meist am liegenden Patienten durch und verwenden immer die geschlossene Nadeltechnik. Hierbei ist die Kanüle mit der gefüllten Spritze verbunden.

- Blutrückfluss zeigt intravasale Lage der Kanüle an
- Entfärbung der Vene weist auf eine intravasale Injektion hin
- Heller werdende Haut um die Punktionsstelle oder Schmerzen sind Zeichen für eine paravasale Injektion → Abbruch der Injektion
- Manuelle Kompression durch Tupfer, Fixierung der Tupfer durch Pflaster
- Kompressionswickelung mit Kurzzugbinden zum Abschluss der Behandlung
- Befundkontrolle am Folgetag
- Folgesitzungen nach ein bis zwei Wochen

Schaumsklerosierung

- Orientierende Ultraschalldarstellung der zu behandelnden Venen
- Punktion eines gut erreichbaren Venenabschnitts

- Punktion erfolgt ultraschallkontrolliert, Kanülenspitze in Venenmitte platzieren
- Nachweis der intraluminalen Lage der Kanüle durch Rückfluss venösen Blutes
- Injektion des Sklerosierungsmittels erfolgt unter Ultraschallkontrolle
- Befundkontrolle durch Ultraschall (Blutfluss noch vorhanden?)
- Kompressionsverband mit Kurzzugbinden
- Wund- und Ultraschallkontrolle am Folgetag,

Schaumherstellung (nach Tessari)

- Mischungsverhältnis 1 + 4 bedeutet 1 Teil Sklerosierungsmittel und 4 Teile Luft (Raumluft).
- Je höher die Konzentration des Sklerosierungsmittels, desto stabiler ist der entstehende Schaum.
- Eine Spritze mit der entsprechenden Menge an Sklerosierungsmittel wird z. B. über einen Dreiwegehahn mit einer luftgefüllten Spritze (Menge beachten!) verbunden. Nun werden die beiden Bestandteile durch Hin- und Herspritzen vermischt und es entsteht der gewünschte Schaum.
- Der entstandene Schaum sollte direkt verwendet werden. Es wird empfohlen, eine Tagesdosis von 10 ml Schaum nicht zu überschreiten.

TIPP

Maximale Tagesdosis:

- Flüssigsklerosierung: 2 mg/kg KG
- Schaumsklerosierung: 10 ml Schaum

Endoluminale Verfahren

Die betroffene Vene wird mittels thermischer Ablation behandelt. Hierbei kommt die Laser- oder Radiofrequenzablation endoluminal zum Einsatz. Die lokale Wärmeentwicklung führt zu einer Zerstörung der Venenwand mit anschließender Obliteration des gesamten Gefäßes.

Die **Laserablation** erfolgt durch Applikation von Laserenergie mit einer Wellenlänge von 810–1.940 nm. Die Sonde wird langsam kontinuierlich zurückgezogen. Ein Pilotstrahl ist perkutan sichtbar und hilft bei der Lokalisation der Sondenspitze.

Die **Radiofrequenzablation** erfolgt als segmentalthermische Ablation bei 120 °C oder als bipolare Radiofrequenzablation mit einer Energieübertragung an die Venenwand mit 60–100 °C. Die Sondenlänge beträgt 7 cm. Das Mündungssegment sollte zweimal und die weiteren Venensegmente einmal abladiert werden. Die Autoren führen die Ablation an allen Segmenten zweimal durch. Aufgrund der Sondenlänge muss der distale Venenabschnitt beachtet werden (Schleuse und Haut dürfen nicht mit dem Sondenabschnitt in Kontakt kommen).

Indikationen

Insuffizienz der:

- V. saphena magna
- V. saphena parva
- V. saphena accessoria anterior und posterior

Komplikationen

- Nicht vollständige, durchgehende Ablation der Vene
- EHIT (Endovenous Heat Induced Thrombosis)
- Ekchymosen
- Hautpigmentierung
- Schmerzen
- Parästhesien
- Induration der Stammvene
- Phlebitis
- Verbrennungen (Tumeszenzlösung!)
- Thrombose, Lungenarterienembolie

Vorgehen

Unter Ultraschallkontrolle wird die Vene am distalen Insuffizienzpunkt punktiert. Ausnahme: Die V. saphena parva wird nicht distal der Wadenmitte punktiert (Prophylaxe postoperativer Parästhesien).

- Einführen einer Schleuse in Seldinger-Technik und anschließend eines speziellen Katheters.
- Alternativ ist ein Freilegen der Vene möglich, aber meist nicht erforderlich.
- Ultraschallkontrolliertes Positionieren der Katheterspitze distal der Crosse.
- Tumeszenzlösung (siehe Tipp) perivenös und intrafaszial applizieren (schützt umliegendes Gewebe und verbessert Kontakt zwischen Behandlungssonde und variköser Venenwand); im Ultraschallbild ist eine Kompression der Vene durch die Tumeszenzlösung deutlich zu sehen.
- Danach thermische Ablation.

- Etwaige Seitenastvarizen sollten in gleicher Sitzung mittels Phlebektomie entfernt werden.
- Verbandanlage inklusive Kompressionstherapie.
- Thromboseprophylaxe.

Operative Crossektomie der Stammvenen mit anschließendem Stripping

Indikationen

Insuffizienz der:
- V. saphena magna
- V. saphena parva
- V. saphena accessoria anterior und posterior

Kontraindikationen

- Akute tiefe Bein- und Beckenvenenthrombose
- Periphere arterielle Verschlusskrankheit
- Bekannte Schwangerschaft
- Schweres Lymphödem
- Multimorbider Patient

Aufklärung

Der Patient wird über die allgemeinen und speziellen Risiken des Eingriffs informiert: Blutung, Nervenverletzung (insbesondere knöchelnah), Verletzung/Verschluss der tiefen Venen (bei der Crossektomie) oder anderer Gefäße, Thrombose, Lungenembolie, Thrombophlebitis (z. B. verbliebener Venenanteile), Wundinfektion, inkomplette Entfernung erkrankter Venenanteile.

Vorbereitung

Bei Rezidiveingriffen, insbesondere wenn vorherige Eingriffe in einer anderen Klinik durchgeführt wurden, kann eine Phlebografie indiziert sein.

Präoperativ werden relevante Punkte mittels Ultraschall und Tastbefund mit einem wasserfesten Stift markiert:
- Crosse der V. saphena parva oder magna
- Seitenäste
- Distaler Insuffizienzpunkt, ggf. Verlauf der Stammvene
- Perforansvenen

Durchführung

Die Operation der V. saphena magna wird Rückenlage durchgeführt, die der V. saphena parva in Bauchlage.

Beide Operationen können in Vollnarkose oder Tumeszensanästhesie erfolgen.

TIPP

Tumeszensanästhesie

0,1%ige Lösung (für Rollenpumpe):
- 1 000 ml NaCl-Lösung
- 50 ml Mecain 2 %
- 20 ml $NaHCO^3$

0,5%ige Lösung (für Leiste, Crosse)
- 10 ml Mecain 2 %
- 30 ml Jonosteril

Mit einer Rollenpumpe mit Fußschalter wird die Tumeszenzslösung direkt und über mehrere Einstiche perkutan in das venenumgebende Gewebe injiziert. Es tritt eine sichtbare Schwellung auf. Die Lokalanästhesie des Areals um die Crosse erfolgt per Hand (Spritze).

- Hautschnitt über der markierten Crosse, kosmetisch idealerweise in einer Hautfalte (die Crosse der V. saphena parva kann im Verhältnis zur Hautfalte der Kniekehle deutlich variieren, hier müssen ggf. Abstriche beim kosmetischen Ergebnis gemacht werden)
- Präparation in die Tiefe mit Darstellung der V. saphena magna/parva, der Crosse sowie ihrer Äste
- Eindeutige Identifikation der Crosse und der tiefen Vene (Durchtritt durch die Faszie)
- Vorlegen von einer Ligatur um die V. saphena magna, zusätzlich Anklemmen der Vene
- Crossektomie (doppelte Ligatur aller Äste der Crosse mit Ausnahme der V. saphena magna und der Verbindung zur V. femoralis)
- Unterbindung der Verbindung zwischen Crosse und V. femoralis durch:
  - Ausklemmen mit zwei passenden Klemmen (z. B. Overholt-Klemmen)
  - Absetzen zwischen den Klemmen
  - Verschluss des Venenstumpfes zur tiefen Vene durch:
    - Durchstichligatur (**Cave** Einreißen der Vene durch Nadelstich und Knüpfen der Naht!) oder
    - Zweifache Ligatur (**Cave** Abrutschen der Ligatur!)

- Elektrokoagulation der freiliegenden Venenränder (Endothel)
- Faszienverschluss
- Einfädeln einer Stripping-Sonde von proximal nach distal bis zum distalen Insuffizienzpunkt
- Hautschnitt über dem distalen Punkt, Vene inklusive Stripping-Sonde bergen
- Distale, im Körper verbleibende Venen ligieren
- Fixieren der V. saphena magna durch eine doppelte Ligatur am proximalen Ende
- Stripping der V. saphena magna am Ende der OP von proximal nach distal mittels Invagination-Stripping, entfernte Vene auf Vollständigkeit prüfen
- Stripping auch von distal nach proximal möglich (Kompression des Venenbetts direkt mittels steriler Kurzzugbinde → vermindert Nachblutung)
- Seitenastexhairese durch Stichinzisionen (11er-Klinge)
- Variköse Vene mobilisieren
- Hervorluxieren der Vene durch entsprechende Häkchen
- Ausklemmen der Vene zu beiden Seiten mit Klemmen
- Vene zwischen den Klemmen durchtrennen
- Exhairese der Venenanteile nacheinander, hier kann eine Kombination aus Ziehen und Aufwickeln der Vene hilfreich sein
- Wundverschluss der Inzisionen nicht zwingend erforderlich (bei kleinen Inzisionen kommt es ohne Naht zu einem kosmetisch guten Ergebnis und etwaige Hämatome können abfließen → geringere Schmerzen)
- Leistenwunde durch subkutane Einzelknopfnähte und Hautnaht (Rückstich-Einzelknopfnähte oder Intrakutannaht) verschließen, Redon-Drainage nur in Einzelfällen nötig
- Pflasterverband bei vorhandener Leistenwunde
- Sterile Wundauflagen auf alle Wunden am Bein, ggf. Fixierung durch eine sterile Mullbinde
- Kompressionsverband mit Kurzzugbinden und Fixierung durch eine Haftbinde am proximalen Verbandende (ohne direkten Hautkontakt)

Nachsorge

- Thromboseprophylaxe am OP-Tag (z. B. NMH s. c.), je nach Befund und Immobilität des Patienten ggf. länger
- Frühmobilisation (u. a. Thromboseprophylaxe)
- Wundkontrolle am Folgetag
- Verbandwechsel, bei trockenen Wundverhältnissen und nicht ausgeprägter Schwellung der Extremität Kompressionsstrumpf (Klasse 2, präoperativ anpassen!)
- Kompressionsstrumpf für eine Woche tagsüber tragen

LITERATUR

Knupfer J. Konservatives Management der Varikose und des postthrombotischen Syndroms. Gefäßchirurgie. 2018; 23: 109–120.

Widmer LK et al. Venen-, Arterienkrankheiten, koronare Herzkrankheit bei Berufstätigen. Basler Studie I– III. Bern: Hans Huber, 1981.

10.8 Pelvines venöses Kongestionssyndrom

10.8.1 Definition

Hierbei handelt es sich um eine differenzialgnostisch relevante Ursache für chronische Unterleibsschmerzen bei Frauen, die überwiegend auf eine Insuffizienz der linken (nur selten der rechten) V. ovarica zurückzuführen ist.

10.8.2 Ursache

Die rechte V. ovarica mündet in der Regel in die V. cava inferior, die linke V. ovarica in die V. renalis links. Die linke Nierenvene verläuft zwischen Aorta und A. mesenterica superior (AMS) und mündet dann in die V. cava. Folgende Umstände führen zur Ausbildung von parauterinen und pelvinen Varizen:

- Primäre Klappeninsuffizienz der V. ovarica: Das venöse Blut fließt dann von den Ovarien retrograd in das Stromgebiet der V. iliaca interna oder über den parauterinen Venenplexus nach kontralateral.

- Nussknacker-Syndrom: Zwischen Aorta und AMS kann es zur Kompression der linken V. renalis kommen. Die daraus resultierende Druckerhöhung führt zur Insuffizienz der linken V. ovarica und konsekutiv zur Ausbildung der Varizen (➤ Abb. 10.11).
- May-Thurner-Syndrom: Die Varizen können sich auch durch Abflussbehinderungen der V. iliaca interna bilden, die z. B. bei der Kompression der linken V. iliaca communis durch die überkreuzende rechte A. iliaca communis entstehen können.

10.8.3 Epidemiologie

Exakte Daten zur Inzidenz und Prävalenz des pelvinen venösen Kongestionssyndroms liegen nicht vor. Schätzungen gehen davon aus, dass es jedoch für etwa 20 % der chronischen Unterleibsschmerzen bei prämenopausalen Frauen verantwortlich ist. Frauen im Alter zwischen 18 und 50 Jahren nach einer oder mehreren Geburten zählen zur Risikogruppe. Postmenopausal tritt die Symptomatik nicht mehr auf.

10.8.4 Symptomatik

Unabhängig von der Genese sind die meisten Patientinnen asymptomatisch.
Folgende Symptome können gehäuft auftreten:

- Nicht zyklusabhängige, linksbetonte Schmerzen im kleinen Becken (> 6 Mon.)
- Schmerzzunahme im Stehen und Sitzen und in Linksseitenlage
- Dyspareunie, Dysmenorrhö, postkoitale Schmerzen
- Ausbildung von Varizen am äußeren Genitale und am medialen Oberschenkel

10.8.5 Diagnostik

Anamnese

Folgende Punkte müssen erfragt werden (siehe auch Ursachen):

- Schmerzanamnese: Zyklusunabhängig? Lageabhängig? Postkoital?
- Vorhandensein einer genitalen Varikose?

TIPP

Das pelvine venöse Kongestionssyndrom ist eine Ausschlussdiagnose, die erst nach intensiver, interdisziplinärer Diagnostik gestellt werden darf. Der bildmorphologische Nachweis der o. g. parauterinen oder pelvinen Varizen stellt noch keinen Grund zur Diagnosestellung dar. Die Symptomatik ist letztlich ausschlaggebend und sollte von einem Gefäßmediziner und einem Gynäkologen begutachtet werden.

FKDS

Durch die FKDS erfolgt ein Nachweis von parauterinen, varikös erweiterten Venen. Die Insuffizienz der Venen kann auch mittels Vasalva-Manöver nachgewiesen werden. Auch eine hämodynamische Kompression der linken V. renalis oder der linken V. iliaca communis ist hiermit erkennbar.

MRT/MRA

Durch ein MRT des Beckens und die MRA gelingt die Darstellung von Varizen am Uterus, an der Vulva und, ggf. auch miterfasst, am proximalen Oberschenkel. Die Methoden eignen sich auch insbesondere zum Nachweis möglicher Differenzialdiagnosen (Uterusmyome, Endometriose, Zysten, Tumore).

10.8.6 Therapie

Konservative Therapie

Da eine hormonelle Korrelation zur Beschwerdesymptomatik besteht, sollte eine Hormontherapie in Erwägung gezogen werden (z. B. gestagenbetonte orale Kontrazeptiva).

Eine symptomatisch analgetische Therapie (z. B. NSAR) kann ebenfalls eingesetzt werden.

Definitive Therapie

Bei frustranem konservativem Therapieversuch und Nachweis einer Insuffizienz der V. ovarica (zumeist links) kann eine invasive Therapie erfolgen. Die offene Ligatur der V. ovarica ist aufgrund des großen Zugangstraumas und der interventionellen Möglich-

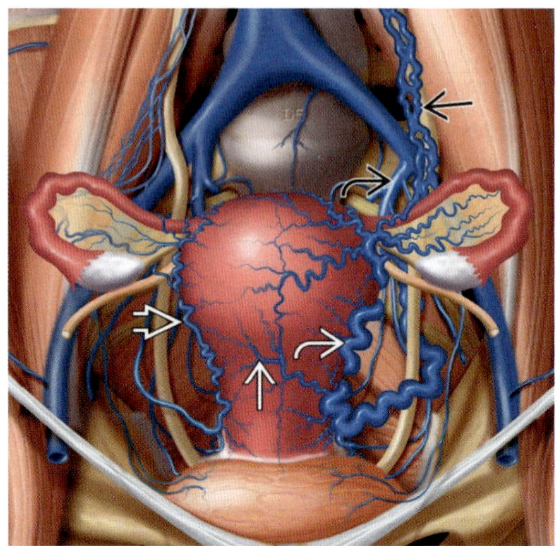

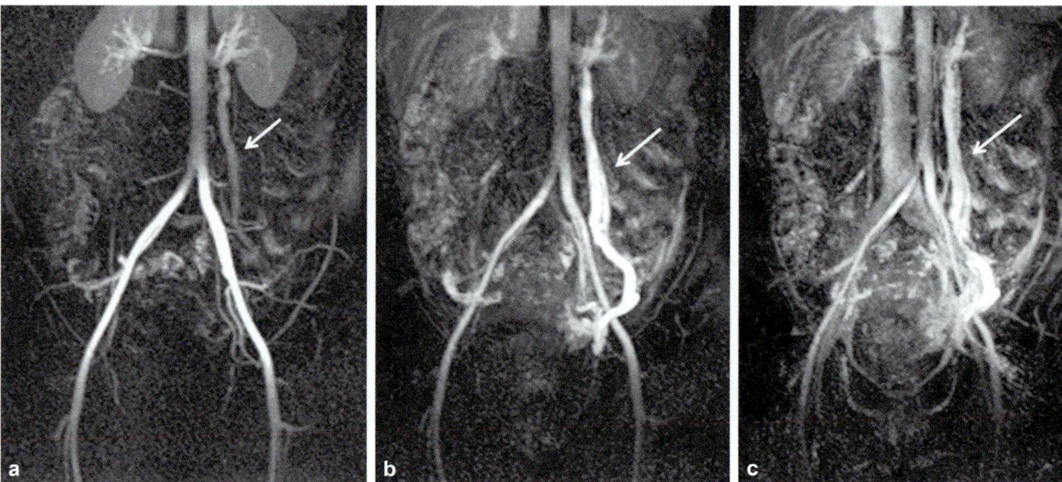

Abb. 10.11 Rückstau in die V. ovarica sinistra. [a) E1208, b) E1209]

keiten obsolet. Bei zusätzlich durchzuführender offener oder laparoskopischer Operation kann sie jedoch angewandt werden.

Die Therapie orientiert sich an der Ursache, Abflusshindernisse werden beseitigt und variköse Venen verschlossen, z. B. durch:

- Stentimplantation in V. iliaca communis links, bei z. B. May-Thurner-Syndrom
- Rekonstruktion bei Nussknacker-Syndrom; bei Nussknacker-Anatomie wird nur die V. ovarica behandelt (Embolisation)
- Embolisation bei varikös veränderten Venen (Coils, Plugs, Schaumembolisation)

Die häufigste Therapie ist aktuell der interventionelle Verschluss der betroffenen Vene (➤ Abb. 10.12):

- Zugangsweg meist via V. femoralis communis, gelegentlich auch via V. jugularis interna
- Sondieren der V. renalis links oder V. ovarica rechts
- Mikrokatheter platzieren (für Coil-Implantation oder Sklerosat-Applikation)

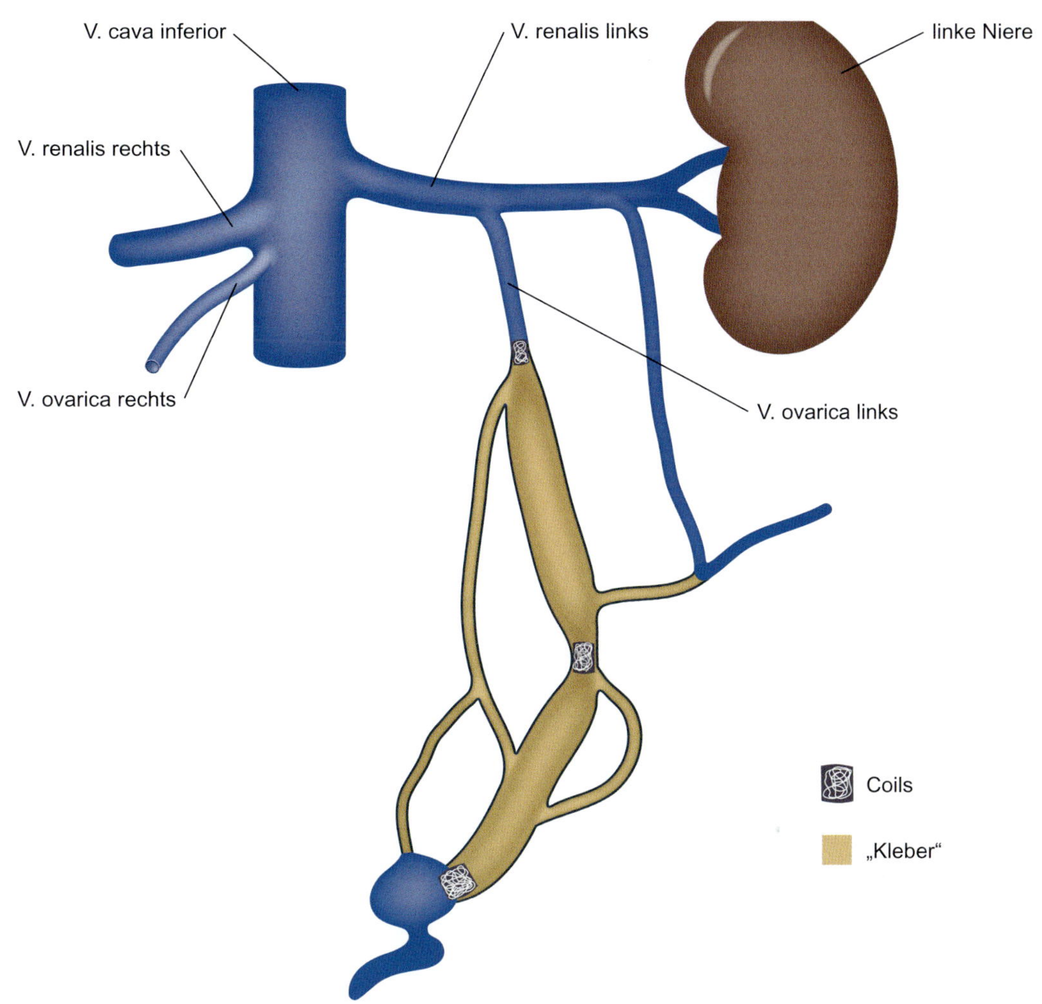

Abb. 10.12 Anatomie und Therapie des pelvinen venösen Kongestionssyndroms. [P1316, L275]

- Darstellen der zu behandelnden Areale und gezielte Therapie:
  - Vollständige/langstreckige Coil-Embolisation der V. ovarica
  - Abwechselnde Spot-Coil-Embolisation mit zusätzlicher Verwendung von Schaumsklerosat

10.8.7 Nachsorge

Auch nach erfolgreicher Intervention sollte die Antikoagulation für insgesamt drei Monate fortgeführt werden.

LITERATUR

Spüntrup E et al. Pelvines venöses Kongestionssyndrom: Geburtsh Frauenheilk. 2022; 82: 269–275.

KAPITEL

11 Erkrankungen der Lymphgefäße

11.1 Lymphödem

11.1.1 Definition

Das Lymphödem ist eine chronische Erkrankung, die mit einer angeborenen oder erworbenen Störung der Lymphknoten oder der Lymphgefäße einhergeht. Durch eine mechanische Insuffizienz des Lymphgefäßsystems kommt es zur Einlagerung von eiweißreicher Flüssigkeit im Gewebe und damit zu tast- und sichtbaren Schwellungen.

Nach den auslösenden Faktoren werden primäre von sekundären Lymphödemen unterschieden.

11.1.2 Ursache

Primäres Lymphödem

Hier besteht eine Anlagestörung oder eine angeborene Schädigung des Lymphgefäßsystems. In Abhängigkeit vom Manifestationsalter ist eine Unterteilung in drei Gruppen möglich:

- Kongenitales Lymphödem: manifestiert sich spätestens innerhalb des ersten Lebensjahrs
- Lymphoedema präcox: tritt vor dem 35. Lebensjahr auf
- Lymphoedema tardum: tritt nach dem 35 Lebensjahr auf

Sekundäres Lymphödem

Das sekundäre Lymphödem ist auf eine erworbene Schädigung des Lymphgefäßsystems zurückzuführen. Es tritt besonders häufig malignomassoziiert, z. B. im Rahmen von Bestrahlungen oder Lymphknotenentfernungen, auf.
Malignomassoziierte Lymphödeme teilt man ein in:

- Benigne: therapiebedingtes Lymphödem
- Maligne: Lymphödem aufgrund von Lymphblockaden durch Raumforderungen

Andere sekundäre Gründe sind:

- Traumata
- Entzündungen
- Adipositas
- Lipödem (tritt als Lip-/Lymphödem auf)

Tab. 11.1 Stadien des Lymphödems

Stadium	Klinische Zeichen
Latenzstadium	Klinisch ohne Befund, lymphszintigrafische Transportminderung
Stadium I	Weiches Ödem, spontan reversibel
Stadium II	Spontan irreversibel, zunehmende Fibrose, beginnende Hautveränderungen
Stadium III	Lymphostatische Elephantiasis

11.1.3 Epidemiologie

Etwa 14 % der deutschen Bevölkerung zeigen klinische Zeichen eines Lymphödems. Die Inzidenz des sekundären Lymphödems ist wohl höher, die Zahlen werden jedoch kontrovers diskutiert.

11.1.4 Symptomatik

Das Lymphödem kann in Stadien eingeteilt werden, die sich nach der Ausprägung und den klinischen Folgen des Ödems richten (➤ Tab. 11.1). Die häufigsten Symptome sind:

- Schwellung:
  - Bei primärer Form distal betont (Handrücken/Fußrücken), kastenförmige Schwellung der Zehen/Finger
  - Bei sekundärer Form proximal beginnend, o. g. Schwellungen bilden sich später aus
- Spannungsgefühl
- Schmerzen
- Hautveränderungen:
  - Papillomatosis cutis lymphostatica (warzenähnliche Knoten, ➤ Abb. 11.1)
  - Lymphfisteln
  - Hyperkeratosen (➤ Abb. 11.1)
  - Pachydermie (verdickte Haut)
  - Nageldystrophien
- Erhöhte Infektanfälligkeit aufgrund der Lymphostase und der chronischen Hautveränderungen, z. B. mit Ausbildung eines Erysipels

11

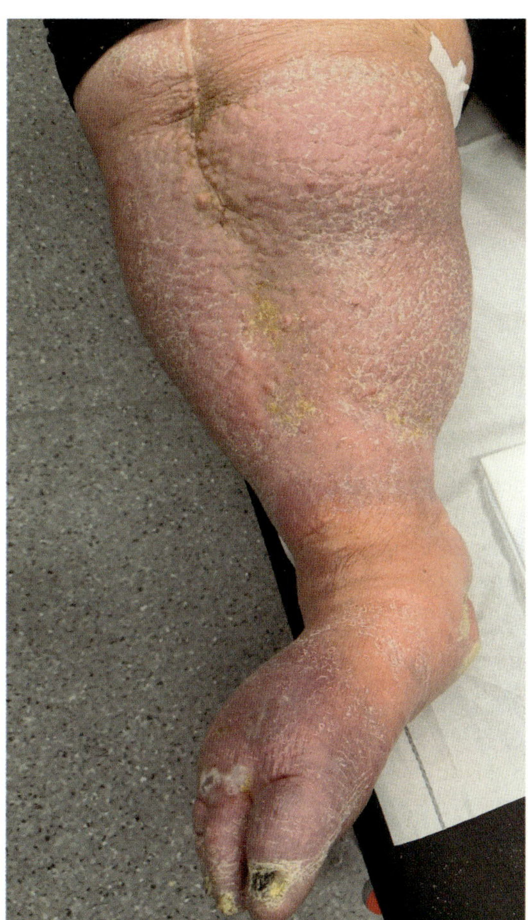

Abb. 11.1 Lymphödem im Stadium III mit deutlich ausgeprägter Papillomatosis cutis lymphostatica und Hyperkeratose. [T1316]

11.1.5 Diagnostik

Anamnese

- Familiäre Disposition
- Wo hat die Schwellung begonnen (proximal/distal)?
- Tumoranamnese
- Erysipele in der Vorgeschichte?

Klinische Untersuchung

Die folgenden Befunde sind pathognomonisch für ein Lymphödem:

- Asymmetrische Verteilung der Ödeme
- Hautveränderungen in Form von Hyperkeratosen und papillomatöse Wucherungen in fortgeschrittenen Stadien
- Stemmer-Zeichen (Haut an der Basis der Grundphalanx der zweiten Zehe lässt sich nicht abheben)

Apparative Diagnostik

Die Diagnosestellung ist klinisch ausreichend gut möglich. Eine Lymphszintigrafie zur Beurteilung des Lymphabflusses ist nur in seltenen Fällen indiziert.

11.1.6 Therapie

Konservative Therapie

Die komplexe physikalische Entstauungstherapie (KPE) ist die wichtigste Therapieform zur Behandlung des Lymphödems. Sie besteht aus folgenden Maßnahmen:

- Hautpflege
- Manuelle Lymphdrainage (MLD): sollte stets zentral über dem Venenwinkel und am Hals begonnen werden, anschließendes Vorgehen entsprechend der Ödemlokalisation
- Kompressionstherapie (im Verlauf mit flachgestrickten Strümpfen):
  - Immer nach der MLD
  - Ab Stadium III: Klasse-3-Kompressionsstrümpfe
- Entstauende Bewegungstherapie
- Schulungsprogramme

Kontraindikation für die KPE sind:

- Frische Beinvenenthrombose
- pAVK der Stadien III oder IV
- Dekompensierte Herzinsuffizienz
- Akutes Erysipel

TIPP
Eine manuelle Lymphdrainage ohne Kompressionstherapie ist sinnlos. Lymphödematöse Wunden heilen nur unter einer adäquaten Kompression ab. Die Kombination aus MLD und Kompression ist für die erfolgreiche Behandlung des Lymphödems essenziell.

Operative Therapie

In Einzelfällen können folgende rekonstruktive Verfahren eingesetzt werden:
- Lymphvenöse Anastomose
- Lymphbahntransposition/-transplantation
- Lymphknotentransplantation

Jedoch ist zuvor ein konservatives Vorgehen für mindestens ein Jahr durchzuführen.

TIPP
Die o. g. Verfahren sind sehr kostenintensiv und werden nur in wenigen, spezialisierten Zentren durchgeführt. Die konservative Behandlung ist stets die Therapie der ersten Wahl.

LITERATUR
Baumeister R. Lymphödem und Lymphgefäßchirurgie. Gefäßchirurgie. 2009; 14: 401–409.

11.2 Lipödem

11.2.1 Definition

Hierbei handelt es sich um ein klinisches Syndrom mit folgenden Charakteristiken:
- Dysproportionale symmetrische Fettgewebsvermehrung an Beinen und/oder Armen im Verhältnis zum Körperstamm (➢ Abb. 11.2)
- Negatives Stemmer-Zeichen
- Schmerzen im Fettgewebe der betroffenen Extremitäten
- Stamm, Hände und Füße sind ausgespart
- Gelegentlich orthostatische Ödeme und Hämatomneigung

CAVE
Cellulite (Orangenhaut) gehört nicht zu den Diagnosekriterien für ein Lipödem!

11.2.2 Ätiologie und Pathogenese

Die Ätiologie ist unbekannt. Das Lipödem betrifft fast ausschließlich Frauen, wobei häufig eine konstitutionell verankerte und familiär gehäufte Störung der Fettablagerung vorliegt.

Pathogenetisch liegt eine Hyperplasie der subkutanen Fettgewebszellen (Lipohypertrophie) mit Einengung der epifaszialen Lymphbahnen (Lipolymphödem) vor.

11.2.3 Epidemiologie

Bezüglich der Häufigkeit existieren bisher keine genauen Daten.

11.2.4 Symptomatik

- Schweregefühl in Beinen/Armen
- Druckschmerzen/Berührungsempfindlichkeit
- Angeschwollene Beine bei längerem Stehen und Sitzen
- Verhärtungen (Knoten) im Unterhautgewebe mit Berührungsschmerz
- Neigung zu Hämatomen, selbst bei geringem Trauma
- Kältegefühl an der Haut

TIPP
Die Symptome treten immer symmetrisch auf.

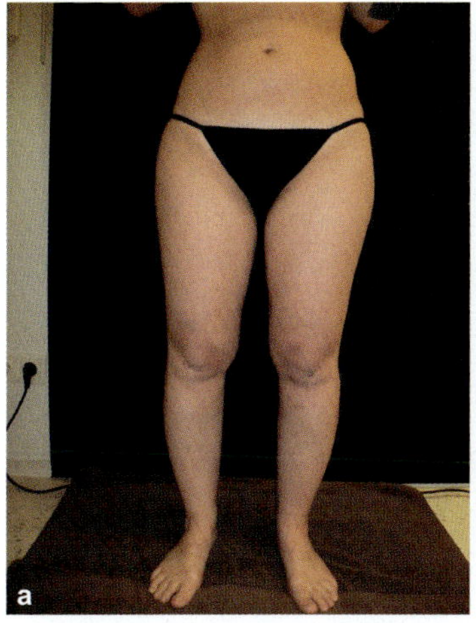

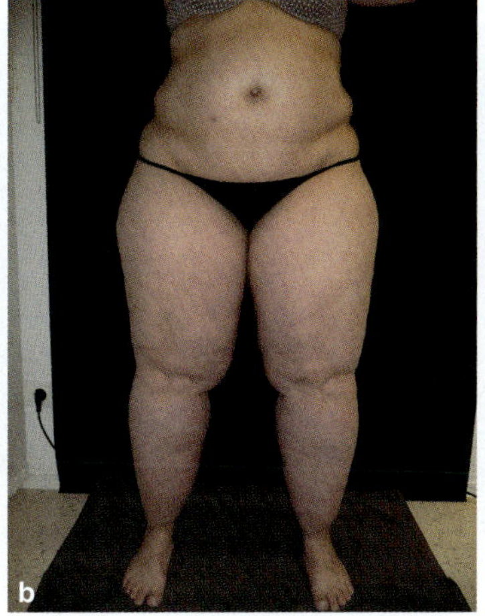

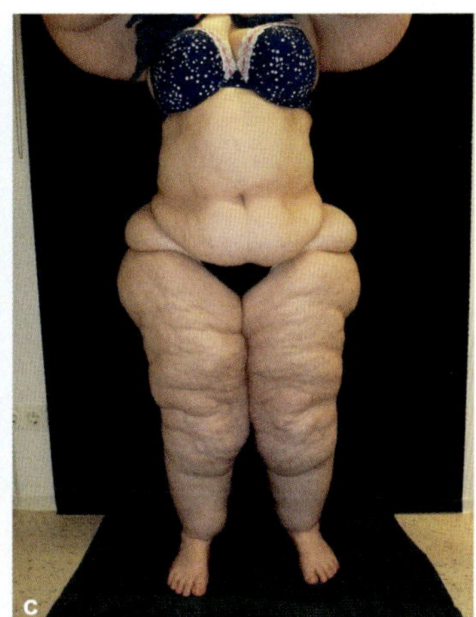

Abb. 11.2 Stadien des Lipödems: a) Stadium I, b) Stadium II, c) Stadium III. [T1091]

11.2.5 Therapie

Konservative Therapie

Spannungsdruckschmerz und Hämatomneigung sowie Folgeerscheinungen können durch folgende Maßnahmen reduziert werden.

Basismaßnahmen:

- Akzeptanz der Erkrankung
- Sport/Bewegungstherapie
- Hautpflege
- Patientenedukation
- Anbindung an Selbsthilfegruppen
- Gewichtsmanagement
- Anpassung der Lebensführung
- Therapie einer evtl. vorhandenen Adipositas (interdisziplinär)

Kombinierte physikalische Entstauungstherapie (KPE):

- Manuelle Lymphdrainage (MLD)
- Versorgung mit maßgefertigter flachgestrickter Kompressionsbekleidung der Klasse 2–3

Operative Therapie

Liposuktion

TIPP

Die Indikation zur Liposuktion sollte erst nach kritischer Reevaluation bisheriger Maßnahmen und Compliance durch den behandelnden Lymphologen/Phlebologen/Angiologen erfolgen.

Die Operation wird in Tumeszenzlokalanästhesie (TLA) oder Allgemeinnarkose durchgeführt. Insbesondere zwei Techniken werden hier angewendet:

- Vibrationsliposuktion (Power-assisted Liposuction): Einsatz von stumpfen, vibrierenden Mikrokanülen
- Wasserstrahlliposuktion (Water-assisted Liposuction)

Ab 3 000 ml Aspirationsvolumen muss eine **postoperative Nachbeobachtung** über mindestens zwölf Stunden erfolgen.

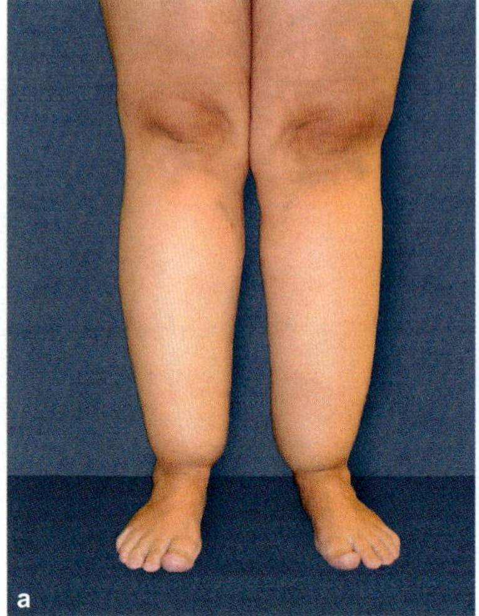

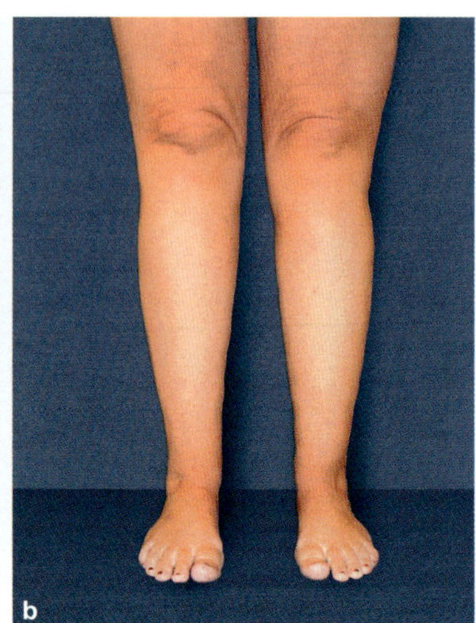

Abb. 11.3 Liposuktion a) Lipödem Stadium II präoperativ. b) Zustand postoperativ. [M881]

Für die Behandlung wird der Körper in einzelne Areale unterteilt, in einer Sitzung werden zwei Areale je Körperseite behandelt. Es können mehrere Sitzungen erforderlich sein (➤ Abb. 11.3).

Im klinischen Stadium III und bei einer vorangegangenen, mindestens sechsmonatigen, konsequenten physikalischen Therapie ohne ausreichende Beschwerdelinderung ist die Liposuktion bei einem BMI < 35 kg/m² eine Kassenleistung. Bei einem BMI > 35 kg/m² muss eine begleitende Adipositasbehandlung erfolgen, bei einem BMI > 40 kg/m² sollte keine Liposuktion durchgeführt werden.

LITERATUR

Kruppa P. Lipödem – Pathogenese, Diagnostik. Deutsches Ärzteblatt. 2020; 117: 396–403.

KAPITEL

12 Spezielle Gefäßerkrankungen

12.1 Raynaud-Syndrom

12.1.1 Definition

Das Raynaud-Syndrom (auch Raynaud-Phänomen) ist eine akrale Durchblutungsstörung, bei der es anfallsartig zu Weiß- oder Blaufärbungen der Finger, seltener auch der Zehen kommt. Die Durchblutungsstörung tritt intermittierend auf und verläuft in verschiedenen Phasen. Zu Beginn bildet sich durch Spasmen der kleinen Arteriolen eine scharf abgegrenzte Blässe an den betroffenen Fingern (➤ Abb. 12.1). Anschließend kommt es durch Hypoxämie zu einer Zyanose, gefolgt von einer reaktiven Hyperämie. Dieses **Trikolore-Phänomen** (weiß, blau, rot) tritt jedoch nur bei einem Drittel der Patienten auf.

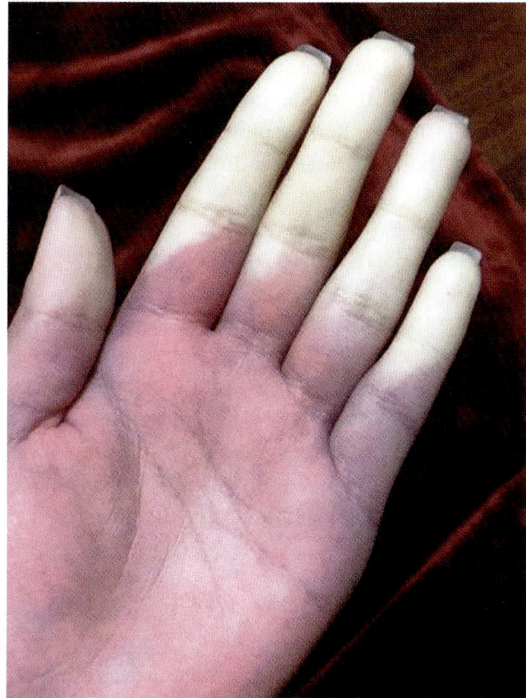

Abb. 12.1 Weißes Abblassen aller Finger beim Raynaud-Syndrom. Hinweisend auf ein sekundäres Raynaud-Syndrom ist die Mitbeteiligung des Daumens (licensed by CC BY 4.0). [X333–022]

12.1.2 Epidemiologie

Etwa 6 % der Bevölkerung in Deutschland leiden an einem primären Raynaud-Syndrom, neun von zehn Betroffenen sind Frauen.

12.1.3 Ursache

Primäre Form

Das primäre Raynaud-Syndrom ist deutlich häufiger (> 90 % der Fälle) und die harmlosere Form. Hier liegt keine für die Symptome verantwortliche Grunderkrankung vor. Die Diagnose kann jedoch erst nach drei Jahren gestellt werden, da eine primäre Form noch in eine sekundäre übergehen kann.

Kältereize und emotionaler Stress sind häufig Triggerfaktoren.

Sekundäre Form

Liegt der Raynaud-Symptomatik eine Ursache zugrunde, spricht man von einer sekundären Form (➤ Tab. 12.1).

Tab. 12.1 Grunderkrankungen/Auslöser beim sekundären Raynaud-Syndrom

Kollagenosen	Systemische Sklerose, Lupus erythematodes, Mischkollagenosen, Dermatomyositis
Gefäßerkrankungen	Gefäßverschlüsse durch z. B.: • Arteriosklerose • Thrombangiitis obliterans • Thoracic-Outlet-Syndrom • Vaskulitiden
Hämatologische Erkrankungen	Plasmozytom, Leukämien, Kryoglobulinämie, Kälteagglutininkrankheit
Medikamente und Drogen	Sympathomimetika, Amphetamine, Bleomycin, Vincristin, Cisplatin, Ciclosporin
Mechanische Traumata	Arbeiten an vibrierenden Geräten, Traumata der zuführenden Arterien
Endokrine Erkrankungen	Hypothyreose, Phäochromozytom

Bei **Kollagenosen** kann die Raynaud-Symptomatik der positiven Serologie um Jahre vorauseilen.

Beim **Vibrationssyndrom** sind folgende Umstände zu beachten: Der Gebrauch vibrierender Maschinen kann in bis zu 70 % mit einem Raynaud-Syndrom assoziiert sein. Die Vibrationen führen zur Hypertrophie der arteriellen Mediaschicht mit perivaskulärer Fibrose und Nervenschädigungen. Das vibrationsbedingte vasospastische Syndrom ist eine Berufserkrankung (BK 2104).

12.1.4 Symptomatik

Das typische Trikolore-Phänomen kommt nur selten vor. Häufiger tritt nur das Weißwerden mit anschließender Zyanose auf, Handflächen und Daumen sind meist ausgespart. Parästhesien werden ebenfalls beklagt.

Beim primären Raynaud-Syndrom beginnen die Symptome bei Frauen meist in der Pubertät und klingen in der Menopause ab. Ein Auftreten bei Männern und eine Erstmanifestation nach dem 35. Lebensjahr kann auf eine sekundäre Genese hindeuten.
Fakultative Symptome beim sekundären Raynaud-Syndrom sind z. B.:

- Symptomdauer meist > 1 h (v. a. Schmerzen)
- Akrale Nekrosen (➤ Abb. 12.2)
- Asymmetrischer Fingerbefall

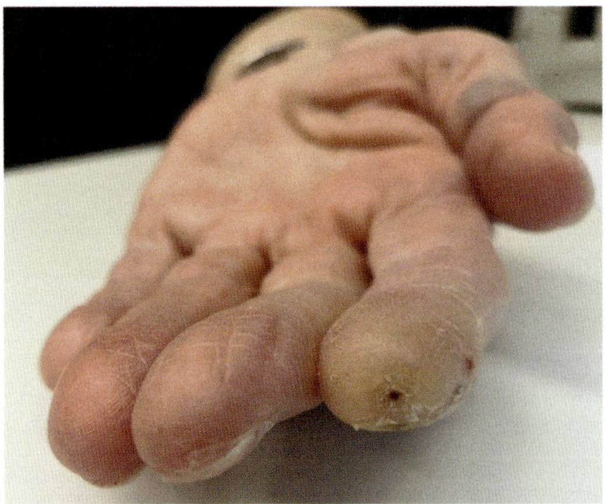

Abb. 12.2 Kuppenulkus am Zeigefinger bei einer Patientin mit Raynaud-Symptomatik auf dem Boden einer systemischen Sklerose [T1316]

- Ggf. Ösophagusmotilitätsstörungen (Hinweis auf ein CREST-Syndrom)
- Myalgien, Arthralgien

12.1.5 Diagnostik

Anamnese

- Ausprägung der Symptome
- Beginn der Symptomatik
- Vorerkrankungen
- Regelmedikation
- Nikotinabusus

Klinischer Befund

- Trophische Störungen an den Akren
- Sichtbare Mikroblutungen oder Kapillarveränderungen an der Nagelfalz
- Pulsstatus
- Sklerodaktylie (typisch für eine systemische Sklerose)
- Allen-Test (Hinweise auf eine Makroangiopathie?)
- Adson-Test: Abduktion und Elevation des Arms und Tasten des Radialispulses (verschwindet beim Thoracic-Outlet-Syndrom)

Akrale Pulsoszillografie

Die erste Untersuchung sollte bei warmen Fingern/Zehen erfolgen (ggf. Wärmebad), die zweite dann nach Kälteprovokation (ca. 10 min in 10 °C kaltem Wasser).

- Beurteilung der Pulskurven (v. a. Amplitudenhöhe und Steilheit der Kurve, ➤ Abb. 12.3)
- Beurteilung von asymmetrischen Veränderungen (Hinweis auf eine sekundäre Form)

FKDS

Hiermit gelingt eine sichere Darstellung der zuführenden Gefäße (z. B. A. radialis und ulnaris, ➤ Abb. 12.4). Mit einem hochfrequenten Schallkopf lassen sich die Digitalarterien beurteilen.

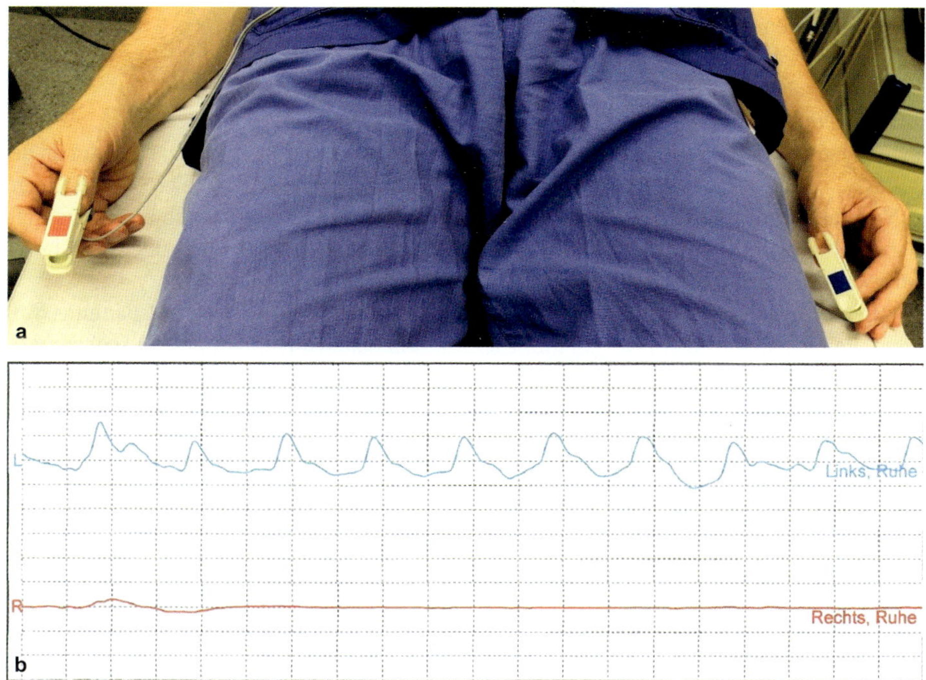

Abb. 12.3 Pulsoszillografie an beiden Daumen mit fehlender Pulsation rechts. [T1316]

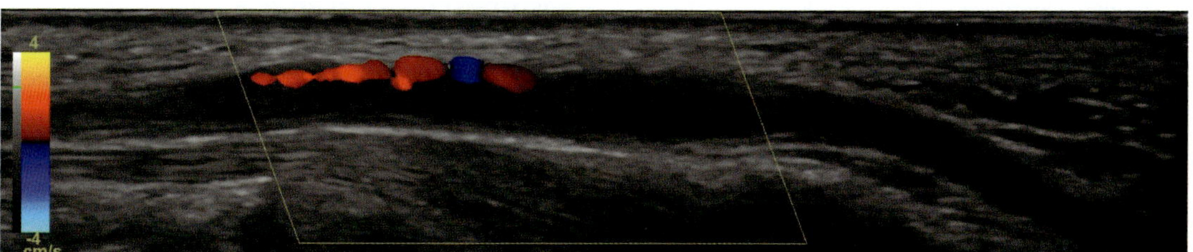

Abb. 12.4 Duplexsonografie bei Verschluss der rechten A. radialis. [T1316]

MRA/DSA

Bei unklarem Duplexbefund eignet sich die MRA zur Darstellung der Digitalarterien (Hände und Füße). Die DSA kann bei unklaren Befunden indiziert sein.

Kapillarmikroskopie

Durch ein auf das Mikroskop montiertes Videokamerasystem sind 50–1 000-fache Vergrößerungen erzielbar (➤ Abb. 1.5).

Folgende Parameter und Befunde werden zur Beurteilung herangezogen:

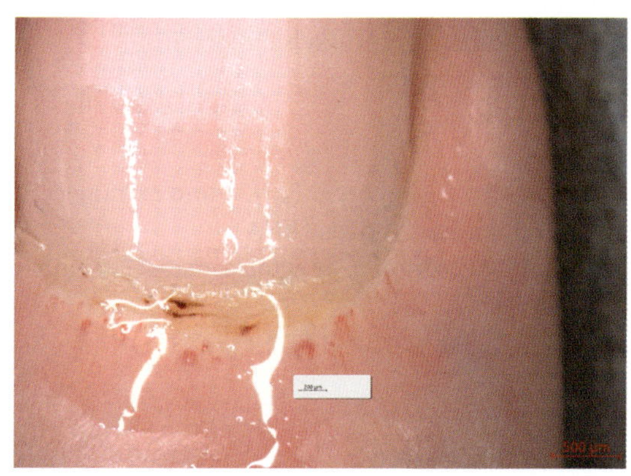

Abb. 12.5 Nagelfalzkapillarmikroskopie bei Sklerodermie: Megakapillaren, Ektasien und Mikroblutungen. [T1316]

- Anzahl der Kapillaren pro Flächeneinheit
- Durchmesser und Länge des arteriellen und venösen Kapillarschenkels
- Avaskuläre Felder
- Mikroblutungen
- Kapillarfluss

Bei einem **Normalbefund** sind die Kapillaren gleichmäßig haarnadelförmig angeordnet. Pro Millimeter findet man etwa sieben bis 16 Kapillaren. Der Durchmesser des afferenten Schenkels ist dünn (< 15 µm), der des efferenten Schenkels liegt bei > 20 µm. Die Länge der Kapillaren beträgt zwischen 200–400 µm. Auf ein sekundäres **Raynaud-Syndrom** weisen folgende Befunde hin:

- Veränderungen der Kapillarmorphologie (Elongationen, Torquierungen, Kaliberschwankungen, Ektasien, Megakapillaren mit einem Durchmesser > 50 µm, Verzweigungen, Büschelkapillaren, ➤ Abb. 12.5)
- Veränderungen in der Kapillardichte (Kapillarverlust, Rarefizierung, avaskuläre Areale)
- Veränderter Blutfluss (Sludge, Thrombose)
- Extrakapilläre Veränderungen (Mikrohämorrhagien, Ödem)

Labor

Bei V. a. eine sekundäre Genese sollten u. a. folgende Laborparameter zur Differenzialdiagnostik bestimmt werden:

- Blutbild und Differenzialblutbild
- Nierenretentionsparameter (Kreatinin, Harnstoff, eGFR)
- Kreatinkinase (bei Muskelschmerzen)
- Eiweißelektrophorese
- BSG/CRP
- TSH
- Antinukleäre Antikörper (ANA) und extrahierbares nukleäres Antigen (ENA)
- ANCA (antineutrophiler zytoplasmatischer Antikörper)

12.1.6 Therapie

Supportive Therapie

- Konsequenter Kälteschutz, nicht nur an den betroffenen Extremitäten, sondern am gesamten Körper.
- Für die Hände eignen sich besonders isolierende oder beheizbare Handschuhe sowie Taschenwärmer.
- Ebenfalls wirksam sind Entspannungsverfahren, um den Sympathikotonus zu senken (u. a. autogenes Training)
- Es sollte ein völliger Nikotinverzicht eingehalten werden.

Topische Therapie

Topisch anwendbares Glyzerolnitrat kann in Einzelfällen hilfreich sein, in Deutschland ist dies jedoch nicht mehr erhältlich.

Systemische Therapie

Die am besten gesicherte systemisch-medikamentöse Therapieoption für das Raynaud-Syndrom sind **Kalziumantagonisten** (insbesondere Nifedipin). Unerwünschte Wirkungen wie Hypotonus, Schwindel, Kopfschmerzen und periphere Ödeme limitieren jedoch den Einsatz.

Phophodiesterase-5-Inhibitoren wie Sildenafil können bei schwerer Raynaud-Symptomatik mit drohenden Ulzerationen eingesetzt werden.

Die intravenöse Applikation von **Prostazyklinanaloga** (insbesondere Ilomedin) kommt beim sekundären Raynaud-Syndrom zum Einsatz. Sie vermindert v. a. die Anzahl der Raynaud-Attacken und verbessert darüber hinaus auch die Heilung von Fingerkuppenulzera bei Patienten mit systemischer Sklerose.

Die Therapiedauer sollte mindestens fünf Tage betragen. Applikationsperioden von zehn Tagen alle drei Monate scheinen besonders effektiv zu sein.

12.1.7 Nachsorge

Bei Nachweis einer rheumatologischen Genese sollte eine langfristige Betreuung durch den behandelnden Rheumatologen erfolgen.

Bei einem primären Raynaud-Syndrom ist bei Verschlechterung der Symptomatik stets auch an eine sich nun demaskierende sekundäre Genese zu denken.

LITERATUR

Ahrazoglu M. Differenzialdiagnosen des Raynaud-Syndroms. Dtsch. Med. Wochenschrift. 2014; 1.390: 1.064–1.069.

Distler M. Evidenzbasierte Therapie des Raynaud-Syndroms. Z Rheumatol. 2006; 65: 285–289.

Drerup C. Raynaud-Phänomen. Z Rheumatol. 2019; 78: 967–978.

12.2 Akrozyanose

12.2.1 Definition

Durch eine atonisch-hypertone Dysregulation mit Engstellung der Arteriolen und Dilatation der Venolen und Kapillaren kommt es zu einer symmetrischen Zyanose der Akren.

12.2.2 Ursache

Sie tritt idiopathisch (dann besonders bei schlanken Jugendlichen) oder aufgrund einer kardialen oder pulmonalen Grunderkrankung auf. Selten kommt sie im Rahmen einer malignen Grunderkrankung oder bei Kälteagglutininerkrankungen vor.

12.2.3 Epidemiologie

Genaue Daten zu Indzidenz/Prävalenz liegen nicht vor.

12.2.4 Symptomatik

Kennzeichnend ist eine (symmetrische) Zyanose der distalen Extremitäten, die sich durch Kälteeinfluss verstärken kann. Die Zyanose betrifft hauptsächlich Hände, Füße, Nase und Ohren.

Im Gegensatz zum Raynaud-Syndrom persistiert diese Zyanose und tritt nicht episodisch paroxysmal auf. Eine Weißfärbung der Haut ist nur selten zu beobachten.

12.2.5 Diagnostik

Anamnese

Anamnestisch müssen kardiovaskuläre und maligne Grunderkrankungen erfragt werden.

Klinische Untersuchung

In der klinischen Untersuchung ist das „Irisblendenphänomen“ pathognomonisch (➤ Abb. 12.6): Werden die Blauverfärbungen an den Akren weggedrückt, treten sie beim Loslassen von der Peripherie ausgehend erneut auf.

Bei normaler Haut erfolgt demgegenüber die Rekapillarisierung aus der Tiefe des Gewebes.

Kapillarmikroskopie

In der Kapillarmikroskopie fallen gleichmäßig dilatierte Kapillaren auf.

12.2.6 Therapie

Bei der idiopathischen Form besteht kein Behandlungsbedarf, da die Beschwerden im Verlauf selbstlimitierend sind. Bei allen anderen Fällen steht die Behandlung der Grunderkrankung im Vordergrund.

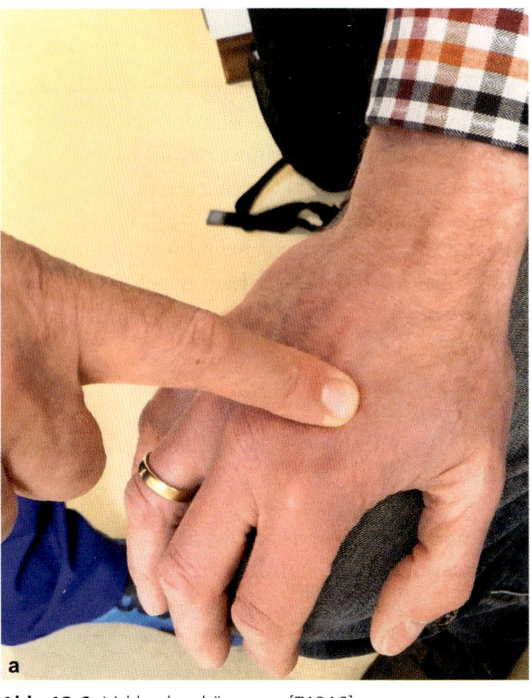

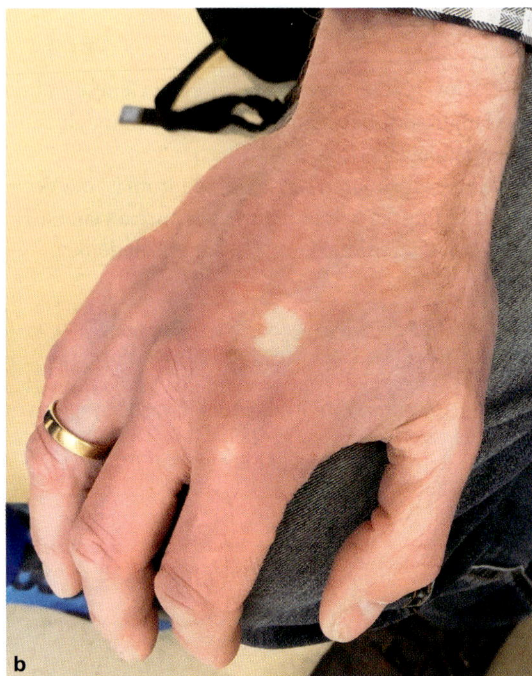

Abb. 12.6 Irisblendenphänomen. [T1316]

12.3 Erythromelalgie

12.3.1 Definition

Bei dieser Krankheit besteht eine Wärmeintoleranz bei 32–37 °C, die mit einer anfallswiese auftretenden Dilatation der Endstrombahngefäße einhergeht. In der Folge treten insbesondere brennende Schmerzen an den Extremitäten auf.

12.3.2 Ursache

Es kann zwischen einer primären und sekundären Form unterschieden werden.

Bei der **primären Erythromelalgie** unterscheidet man die hereditäre Form von der weitaus häufigeren idiopathischen Variante.

Ursachen für eine **sekundäre Erythromelalgie** sind:

- Polyzythämie
- Trombozythämie
- Periphere Neuropathien
- Autoimmunerkrankungen (Lupus erythematodes, Vaskulitiden, rheumatoide Arthritis)
- Posttraumatisch, postoperativ
- Infektionen (bakteriell und viral)
- Medikamente (Kalziumkanalblocker, Antidepressiva, Ciclosporin)
- Toxisch (u. a. Quecksilber)

12.3.3 Epidemiologie

Die Erythromelalgie ist insgesamt sehr selten. Genaue Daten zur Inzidenz und Prävalenz liegen für Deutschland nicht vor, Aussagen über die Geschlechterverteilung können nicht getroffen werden.

12.3.4 Symptomatik

Typisch sind rezidivierende Schmerzattacken mit roter, überwärmter Haut insbesondere an Händen und Füßen. Die Symptome treten meist symmetrisch auf, unilaterale Fälle weisen eher auf eine sekundäre Form hin.

12.3.5 Diagnostik

Die Erythromelalgie ist eine rein klinische Diagnose. Eine spezifische apparative Diagnostik gibt es nicht.

12.3.6 Therapie

Bei idiopathischer Genese steht die symptomatische Therapie im Vordergrund:

- Lokale Kühlung
- Topische Behandlung mit einer Creme aus Amitriptylin 1 % und Ketamin 0,5 %
- Gabapentin und Pregabalin können ebenfalls Symptome lindern

Bei der sekundären Form steht die Behandlung der Grunderkrankung im Vordergrund. ASS 100 mg/d kann bei sekundärer Erythromelalgie i. R. einer Polycythaemia vera und bei anderen myeloproliferativen Erkrankungen eingesetzt werden.

LITERATUR

Dusch M, Schmelz M. Erythromelalgie: rote Haut und Schmerz. Schmerz. 2019; 33: 475–490.

12.4 Gefäßmalformationen

12.4.1 Definition

Gefäßmalformationen betreffen Arterien, Venen, Kapillaren und Lymphgefäße, auch mehrere Gefäßtypen gleichzeitig.

12.4.2 Formen

Nach der International Society for the Study of Vascular Anomalies (ISSVA) werden die Malformationen anhand der beteiligten Gefäßtypen und ihrer duplexsonografischen Flusseigenschaften differenziert (➤ Tab. 12.2).

Venöse Malformationen

- Häufigste Gefäßmalformation
- Langsam fließend
- Autosomal-dominante Vererbung
- Venöse Malformationen im Kopf-Hals-Bereich sind nicht selten mit intrakraniellen Malformationen vergesellschaftet

Tab. 12.2 Auswahl vaskulärer Malformationen, basierend auf der ISSVA-Klassifikation [F805-002]

Langsam fließend (Slow Flow)	Schnell fließend (Fast Flow)
Venöse Malformation: • Spongiformer Typ (am häufigsten) • Phlebektatischer Typ (erhöhtes Thromboserisiko) • Aneurysmatischer Typ (erhöhtes Embolierisiko) • Glomuvenöse Malformation (schmerzhaft)	Arteriovenöse Malformation: • Multiple Nidi • Multiple drainierende Venen • Singuläre drainierende Vene
Lymphatische Malformation: • Makrozystisch • Mikrozystisch • Kombiniert	Arterielle Malformation: • Arterielle Stenose • Aplasie • Atresie
Kapilläre Malformation: • Singulär (am häufigsten)	Arteriovenöse Fistel
Kombinierte Malformation: • Kapillär-lymphatisch-venös mit Überwuchs • Sturge-Weber-Syndrom	

Arteriovenöse Malformationen

- Schnell fließend
- Kopf- und Halsbereich am häufigsten betroffen
- Vergrößerung des Lokalbefundes während Pubertät oder Schwangerschaft möglich

Lymphatische Malformationen

Hierzu gehören u. a. die Lymphangiome, die in makrozystische oder tiefe bzw. mikrozystische oder oberflächliche lymphatische Anomalien unterschieden werden können.

Sturge-Weber-Syndrom

- Kapilläre Malformationen der Gesichtshaut (im Bereich des 1. Trigeminusastes)
- Vaskuläre Malformationen der Gehirnhaut (vor allem Leptomeningen) und der Choroidea des Auges

Klippel-Trénaunay-Syndrom

- Oberflächliche vaskuläre Malformation der Haut
- Einseitige Weichgewebs- und Knochenhypertrophie der Extremitäten

12.4.3 Ursache

Vaskuläre Malformationen entstehen kongenital während der Gefäßbildung. Sie bestehen somit ab der Geburt. Eine klinisch relevante Manifestation kann sich jedoch auch erst durch einen Trigger (Pubertät, Trauma etc.) einstellen. Vaskuläre Malformationen können auch im Rahmen von angeborenen Fehlbildungssyndromen auftreten.

Abzugrenzen sind sie von vaskularisierten Tumoren (wie z. B. Hämangiomen), die sich erst postnatal ausbilden.

12.4.4 Epidemiologie

Die Prävalenz vaskulärer Malformationen liegt bei etwa 4,5 %, wobei ca. 60 % venösen Ursprungs sind. Es kann eine gleichmäßige Geschlechtsverteilung konstatiert werden.

12.4.5 Symptomatik

Je nach Lokalisation und Ausbreitung der Malformationen sind unterschiedliche Symptome möglich. Hormonumstellungen (z. B. Pubertät, Schwangerschaft) können durch ein Wachstum der Malformationen die Symptome verstärken. Typische Beschwerden sind:

- Schwellungen
- Schmerzen (u. a. auch durch lokale Thrombosierungen)
- Krampfanfälle (insbesondere beim Sturge-Weber-Syndrom)

12.4.6 Diagnostik

FKDS

Sonografisch sollte primär eine Unterscheidung zwischen Tumor (Masse mit Vaskularisation) und Gefäßmalformation (besteht nur aus Gefäßen) durchgeführt werden. Mittels FKDS kann primär schon eine Einteilung in „slow flow“ oder „fast flow“ erfolgen

MRT

Ein MRT gibt Aufschluss über die tatsächliche Ausdehnung der Malformation.

12.4.7 Therapie

Konservative Therapie

Bei asymptomatischen oder wenig symptomatischen Malformationen sollte der Spontanverlauf abgewartet werden.

Definitive Therapie

Sehr oberflächliche Malformationen lassen sich durch eine **Lasertherapie** behandeln. Hierbei können Gefäße gezielt koaguliert und die umgebenden Strukturen geschont werden.

Eine gezielte **Sklerosierung** der Malformation mittels unterschiedlicher Agenzien (z. B. Etholamine, Polidocanol, Ethanol) ist ebenfalls möglich.

Je nach Größe ist auch eine **chirurgische Resektion** der Malformation denkbar. Diese sollte bei ausgeprägten Befunden jedoch in mehreren Etappen erfolgen.

Eine **Embolisation** großflächiger Befunde sollte aufgrund des Nekroserisikos ebenfalls in mehreren Etappen erfolgen.

CAVE

Aufgrund der meist doch komplexen Ausdehnung der Malformation sollte die definitive Therapie in einem spezialisierten Zentrum erfolgen.

LITERATUR

Madani H et. Al. Peripheral limb vascular malformations: an update of appropriate imaging and treatment options of a challenging condition. Br J Radiol. 2015; 88 (1.407): 20140406.

Clemens K et al. Vaskuläre Malformation – Diagnostik und Behandlung. Cardiovascular Medicine. 2014; 17(5): 133–142.

12.5 Neurovaskuläre Kompressionssyndrome

12.5.1 Allgemeine Definition

Es handelt sich um eine intermittierende oder andauernde Kompression des Gefäß-Nerven-Strangs, in deren Folge arterielle oder venöse Durchblutungsstörungen oder neurologische Reizerscheinungen auftreten. Im Folgenden werden die beiden häufigsten Formen beschrieben.

12.5.2 Thoracic-Outlet-Syndrom (TOS)

Definition und Einteilung

Das TOS beschreibt einen Symptomenkomplex, der durch eine permanente oder intermittierende Kompression des zum Arm ziehenden Gefäß-Nerven-Bündels im Bereich der oberen Thoraxapertur entsteht. Insbesondere die A. subclavia und der Plexus brachialis sind davon betroffen. Basierend auf den betroffenen Strukturen und dem dazugehörigen Beschwerdebild werden drei Hauptformen unterschieden (Mischformen sind auch möglich):

- Arterielles TOS (aTOS)
- Venöses TOS (vTOS, ehemals Thoracic-Inlet-Syndrom)
- Neurologisches TOS (nTOS)

Epidemiologie

Männer sind etwa doppelt so häufig betroffen wie Frauen, wobei das Manifestationsalter zwischen dem 20. und 50. Lebensjahr liegt.

Infolge besonderer Belastung der Schulter-Arm-Strukturen haben z. B. Gewichtheber, Automechaniker und andere Über-Kopf-Arbeiter ein relativ erhöhtes Risiko, ein TOS zu entwickeln.

Ätiologie

Anatomisch verfügt die obere Thoraxapertur über mehrere Kompartimente, in denen eine Kompression der durchlaufenden Strukturen möglich ist (➤ Abb. 12.7):

- **Hintere Skalenuslücke** zwischen M. scalenus anterior, medius und I. Rippe: Durchtritt von A. subclavia und Plexus brachialis in Achselhöhle
- **Vordere Skalenuslücke** zwischen M. scalenus anterior und M. sternocleidomastoideus: Durchtritt der V. subclavia und des N. phrenicus
- **Kostoklavikularspalt** zwischen Clavicula und I. Rippe: betrifft A. und V. subclavia sowie Plexus brachialis
- **Korakopektoralraum** seitlich des Kostoklavikularspalts unter dem M. pectoralis minor: betrifft A. und V. subclavia sowie Plexus brachialis

Mögliche Gründe für die Kompression sind:

- Muskuläre Hypertrophien
- Halsrippenbildung
- Frakturen der beteiligten ossären Strukturen, in deren Folge evtl. Hyperostosen/Pseudarthrosen entstanden sind
- Tumoröse Raumforderungen

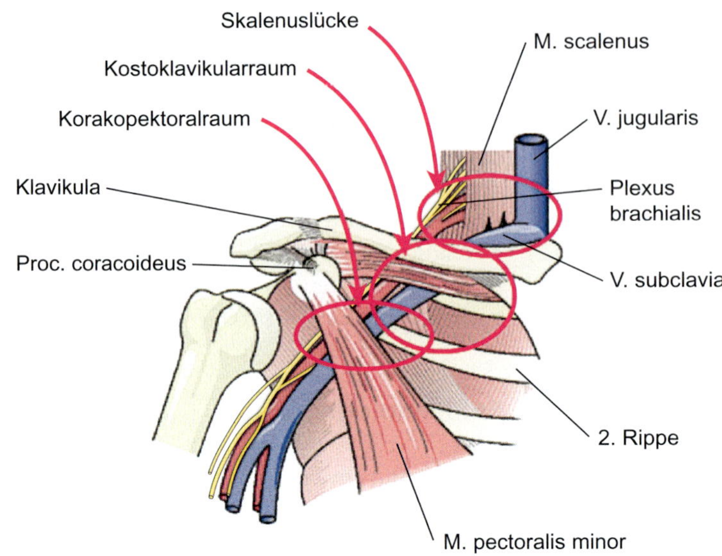

Abb. 12.7 Anatomische Engen der oberen Thoraxapertur. [S100]

Symptomatik

Venöses TOS

Kommt es kompressionsbedingt zu einer Thrombose der V. subclavia und/oder der V. axillaris, sind Armschwellung und Schmerzen die typischen Leitsymptome.

Arterielles TOS

Bei Anheben des Arms können Belastungsschmerzen durch eine Kompression der A. subclavia auftreten. Im Extremfall kommt es zur Ausbildung von poststenotischen Aneurysmen mit der Möglichkeit peripherer Embolien.

Neurogenes TOS

Die Kompression des Plexus brachialis kann Parästhesien, Taubheitsgefühle und motorische Einschränkungen hervorrufen.

Diagnostik

Anamnese

- Liegen belastungs-/bewegungs-/lageabhängige Symptome vor?
- Gibt es zurückliegende Traumen (z. B. Klavikulafraktur)?
- Liegt eine Raynaud-Symptomatik vor?

Klinische Provokationstests

Die folgenden Tests können einen Hinweis auf das Vorliegen eines Kompressionssyndroms liefern. Die Aussagefähigkeit ist häufig nicht eindeutig, da sie auch bei gesunden Personen auffällig sein können.

- **Adson-Test:** Der betroffene Arm hängt herab. Der Kopf sollte nach hinten gestreckt und zur betroffenen Seite gedreht werden. Der Test ist positiv, wenn bei gleichzeitiger tiefer Inspiration der Radialispuls auf der betroffenen Seite nicht mehr tastbar ist → Hinweis auf eine Enge im Bereich des Skalenusmuskels.
- **Eden-Test:** Aufrechte Position und etwas nach hinten gestreckte Schulter, unter Palpation des Radialispulses wird der Arm passiv nach hinten und unten gezogen. Wird der Radialispuls unter diesem Manöver schwächer oder ist nicht mehr tastbar → Hinweis auf eine Enge im Kostoklavikularraum.
- **Manöver nach Roos:** Abduktion beider Arme in 90°-Winkel und anschließend Durchführung von Faustschlussübungen über ca. zwei Minuten. Positiver Test bei Schmerzen und/oder Parästhesien.

Apparative Diagnostik

- Beidseitige Blutdruckmessung
- Digitale Pulsoszillografie in Neutralposition und nach Armhebung

- FKDS in Neutralposition und nach Armhebung
- Röntgen-Thorax p. a. und der HWS in vier Ebenen zum Nachweis von:
  - Halsrippe
  - Klavikulafraktur
  - Querfortsatzverbreiterung HWK 7
  - Kallusbildungen nach älteren Frakturen der oberen Thoraxapertur
- MRA/CTA (ggf. als Low-Dose-CT), wenn möglich ebenfalls mit und ohne Armhebung

Therapie

Konservative Therapie

Physiotherapie:
- Für ca. sechs Monate
- Übungen für die sternoklavikulären und akromioklavikulären Gelenke
- Detonisierende Maßnahmen für die Mm. trapezius pars descendens und levator scapulae
- Mobilisieren der HWS mittels Rotationsübungen

Operative Therapie

Indikationen für einem chirurgischen Eingriff sind:
- Anhaltende Beschwerden trotz Ausreizung der konservativen Therapie
- Symptomatische Stenosen
- Ausbildung eines Aneurysmas
- Akrale Embolien
- Neurogen bedingte Muskelschwäche

Ist eine invasive Behandlung erforderlich, wird zunächst die Ursache des Thoracic-Outlet-Syndroms behandelt. Gegebenenfalls ist auch eine Rekonstruktion der beteiligten Gefäße nötig.

Die interventionelle Therapie spielt aktuell aufgrund der zugrundeliegenden Ursachen des Thoracic-Outlet-Syndroms und des vorliegenden Interventionsmaterials (Stent) keine wesentliche Rolle.

Neben den Symptomen des Thoracic-Outlet-Syndroms selbst können auch dessen Folgeerscheinungen bzw. Komplikationen eine Indikation zur invasiven Therapie darstellen (z. B. Ausbildung eines embolisierenden Aneurysmas).

Die Therapie besteht meist in einer Kombination aus gefäßrekonstruierenden und dekomprimierenden Ansätzen.

Falls periphere Arterienverschlüsse als Folge eines embolisierenden Aneurysmas vorliegen, kann eine zusätzliche thorakale Sympathektomie erforderlich sein.

Falls eine Enge des Raums zwischen Clavicula und I. Rippe bzw. Halsrippe ursächlich ist, erfolgt eine Resektion der I. Rippe und Halsrippe sowie fibromuskulärer, narbiger Strukturen.

Vorgehen (Roos/Atkins)

Der Patient befindet sich in Halbseitenlagerung mit frei beweglichem Arm.
- Transaxillärer Zugang mit quer verlaufendem, leicht bogenförmigem Hautschnitt an der unteren Achselhaargrenze
- Regio axillaris durch Präparation des Lymphknotengewebes nach kranial freilegen
- N. intercostobrachialis darstellen
- I. Rippe mit den Ansätzen von M. subclavius, M. scalenus anterior und M. scalenus medius darstellen
- A. und V. subclavia sowie Plexus brachialis vorsichtig nach kranial abdrängen (**Cave** Plexusschaden durch zu starken Zug!)
- Am kranialen Rand der I. Rippe ansetzende Muskeln sowie Interkostalmuskulatur durchtrennen
- Pleura vorsichtig von der Rippe abdrängen
- I. Rippe im Kostovertebralgelenk exartikulieren und am Ansatz zum Manubrium sterni absetzen
- Falls erforderlich → Rekonstruktion der A. subclavia

Alternativ ist ein supraklavikulärer Zugang denkbar, jedoch ist hier keine vollständige Resektion der I. Rippe möglich.

Liegt nur eine akute Thrombose der V. subclavia vor, kann eine interventionelle Therapie mittels lokaler Lyse durchgeführt werden. Meist wird dieses Verfahren bei zentralen Thrombosen mit geringer Kollateralmöglichkeit angewandt. Außerdem müssen die Voraussetzungen zur Lyse gegeben sein (frischer, wenige Tage alter Thrombus).

Eine distal gelegene Thrombose, z. B. der V. subclavia, wird konservativ im Sinne einer antikoagulativen, medikamentösen Therapie behandelt. Hier ist eine ausreichende Kollateralbildung möglich. In seltenen

Fällen ist eine operative Therapie erforderlich, dann wird ebenfalls ein transaxillärer Zugang gewählt.

12.5.3 Popliteales Entrapment-Syndrom (PES)

Definition

Beim PES kommt es zu einer intermittierenden oder permanenten Kompression der Vasa poplitea und der begleitenden Nerven. Bedingt wird dies durch anlagebedingte Varianten der Gefäßverläufe in Bezug auf die Gastroknemiusmuskulatur sowie aberrierende Ligamente.

CAVE
Eine bewegungsabhängige Kompression der A. poplitea ist auch bei Gesunden konstatierbar, sodass die richtige Diagnosestellung immer auch dazu korrelierende Symptome voraussetzt.

Epidemiologie

Betroffen sind vorwiegend junge Männer, die überwiegende Mehrzahl ist sportlich aktiv und zum Zeitpunkt der Diagnosestellung unter 30 Jahre alt. Weniger als 10 % sind über 50 Jahre alt. Häufig ist das PES beidseitig vorhanden.

Einteilung

Es gibt unterschiedliche Klassifikationen des PES, die sich primär an anatomischen Strukturen und klinischen Beobachtungen orientieren (➤ Tab. 12.3).

Symptomatik

- Claudicatio-intermittens-typische Beschwerden
- Evtl. Ausbildung eines stenosebedingten Aneurysmas mit der Gefahr peripherer Embolien
- Selten Symptome einer akuten Ischämie
- Beinschwellung bei Kompression der Vene
- Bei nervaler Beteiligung können Parästhesien noch Stunden nach Beendigung der Belastung anhalten

Tab. 12.3 Einteilung des PES (modifiziert nach Levien 2003)

Typ	Definition
I	Regelrechter Verlauf des M. gastrocnemius, atypischer Verlauf der A. poplitea medial des medialen Kopfes des M. gastrocnemius
II	Atypische Insertion des M. gastrocnemius zu weit lateral, Deviation der A. poplitea nach medial
III	Akzessorischer Muskelzügel des medialen Kopfes des M. gastrocnemius, normaler Verlauf der A. poplitea
IV	Kompression der A. poplitea durch einen atypischen Verlauf unterhalb des M. popliteus oder einen Bindegewebszügel
V	Jede Form des Entrapments, das sowohl die A. als auch die V. poplitea betrifft
VI	Funktionelles PES, das durch hypertrophierte Muskulatur (M. plantaris, M. gastrocnemius, M. semimembranosus) ausgelöst wird

Diagnostik

Klinische Untersuchung

- Hinweise auf akrale Embolien?
- Tasten der Fußpulse in Neutralstellung und bei Plantarflexion

Apparative Messungen

Die Bildgebung erfolgt in Neutralstellung und Plantarflexion.

- Dopplerdruckmessung
- FKDS:
  - Direkter Nachweis der Kompression
  - Untersuchung im Stehen (Zehenstand) oder in Bauchlage vor und während Plantarflexion gegen Widerstand (➤ Abb. 12.8)
- MRT in Funktionsstellung

Therapie

Operative Therapie

Indikation

Der Nachweis einer komprimierenden Struktur und die entsprechende Symptomatik müssen vorliegen.

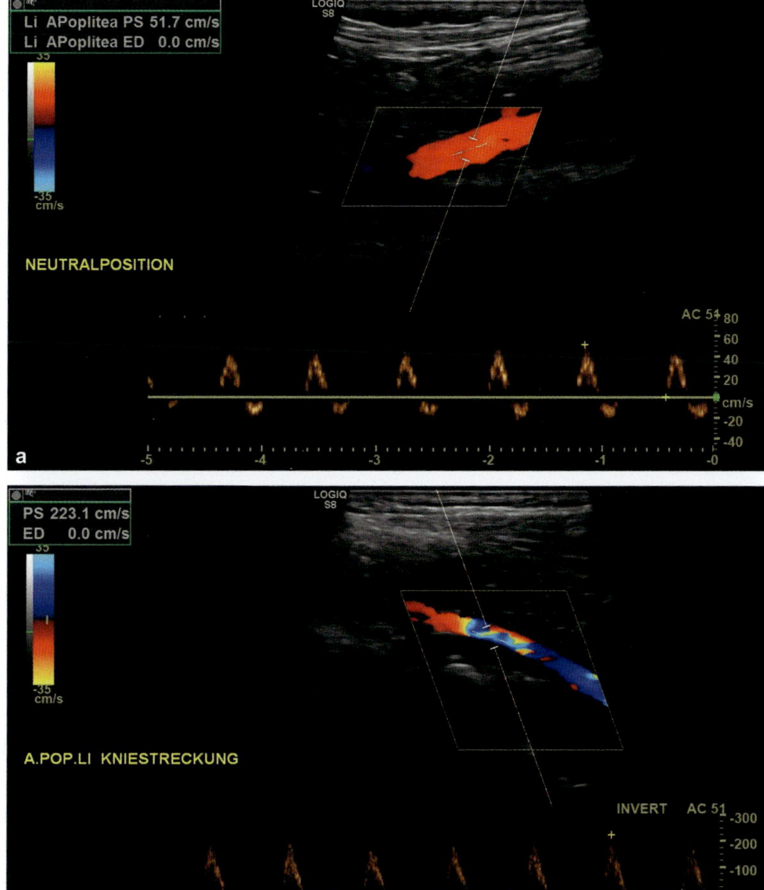

Abb. 12.8 Auslösen eines poplitealen Entrapments nach Streckung im Kniegelenk sowie Plantarflexion und duplexsonografische Dokumentation. [T1316]

Die invasive Therapie erfolgt als symptomorientierte sowie als prophylaktische Therapie, um Folgeschäden zu vermeiden.

Mögliche Folgeschäden sind:

- Schäden der Gefäßwand (alle Schichten)
- Schädigung der Intima und hieran ansetzende Thromben
- Aneurysma
- Aneurysmabedingte Embolien

Diese Folgeschäden können für eine frühzeitige operative Sanierung sprechen. Hierbei wird die komprimierende Struktur beseitigt und die A. poplitea in ihre orthotope Position gebracht. Es kann lediglich die Beseitigung der komprimierenden Struktur erforderlich sein, manchmal muss zusätzlich eine Rekonstruktion der Arterie erfolgen. Dies geschieht entweder durch ein Veneninterponat oder bei lokal begrenzten Schäden durch eine Patchplastik. Ist in seltenen Fällen eine orthotope Rekonstruktion nicht möglich, kann ein extraanatomischer Bypass angelegt werden.

Vorgehen

Das Bein muss, ähnlich zur Bypassanlage, vollständig beweglich sein, um das Entrapment intraoperativ simulieren zu können.

Kurze lokale Rekonstruktionen können über einen dorsalen Zugang saniert werden. Längerstreckige Rekonstruktionen bzw. Verschlüsse können einen medialen Zugang erforderlich machen.

Dorsaler Zugang:
- Patient in Bauchlage
- S-förmige Inzision über der Fossa poplitea von kranial-medial nach kaudal-lateral
- Präparation in die Tiefe unter Schonung der Nerven (N. cutaneus surae medialis, N. tibialis) und der V. poplitea
- Muskeln, Sehnen und andere Strukturen können über diesen Zugang erkannt und direkt durchtrennt werden
- Anschließend lokale Sanierung der A. poplitea mittels Interponat oder Patchplastik

Medialer Zugang:
- Patient in Rückenlage
- Zugang über supra- (P1) und infragenualen (P3) Hautschnitt
- A. poplitea in den Segmenten P1 und P3 darstellen
- Orthotop verlaufenden Venenbypass anlegen
- Kann bereits für Therapie des Entrapments ausreichen
- Ggf. zusätzliche Durchtrennung von komprimierenden Strukturen

Vorgehen beim funktionellem Entrapment

Da hier keine anatomische Anomalie vorliegt, erfolgt kein offen-chirurgisches Vorgehen. Das funktionelle Entrapment entsteht durch die Hypertrophie eines Muskels (M. gastrocnemius).

Es kann ein Therapieversuch mit CT-gesteuerter Botulinumtoxininjektion in den betroffenen Muskel vorgenommen werden. Zuvor muss sichergestellt sein, dass die Arterie nicht beschädigt ist und somit keine Rekonstruktion benötigt wird. In vielen Fällen ist eine erneute Injektion nach ca. sechs Monaten erforderlich, aber auch eine einmalige Injektion kann eine dauerhafte Besserung erzielen.

Konservative Therapie

Wenn bereits ein Verschluss der A. poplitea vorliegt, ist bei klinisch kompensiertem Befund eine konservative Therapie mit strukturiertem Gehtraining einer kniegelenküberschreitenden Bypassanlage vorzuziehen.

12.5.4 Neurovaskuläres Kompressionssyndrom des Truncus coeliacus (Dunbar-Syndrom)

Definition

Es liegt eine Kompression des Truncus coeliacus und/oder des Ganglion coeliacum durch das Ligamentum arcuatum medianum des Zwerchfells vor. Dies kann zu einer Vielzahl an Symptomen führen.

Epidemiologie

Nur etwa 1 % der Patienten, die eine nachgewiesen ligamentär bedingte Kompression aufweisen, haben auch Beschwerden, die für ein Dunbar-Syndrom sprechen. Betroffen sind vorwiegend schlanke Frauen zwischen dem 20. und 40. Lebensjahr.

Symptomatik

Betroffene Patienten klagen u. a. über folgende Symptome:
- Postprandial auftretende epigastrische Schmerzen
- Ungewollter Gewichtsverlust
- Übelkeit und Durchfälle
- Schmerzverstärkung beim Vornüberbeugen

Diagnostik

FKDS

Die Untersuchung sollte im nüchternen Zustand erfolgen, da der Truncus coeliacus postprandial meist durch das luftgefüllte Colon transversum überlagert wird. Zudem kommt es postprandial im Truncus coeliacus physiologischerweise zu einer Zunahme der Flussgeschwindigkeit. Das Vorliegen einer Stenose kann dadurch nicht mehr adäquat beurteilt werden. Eine hämodynamisch relevante Stenose des Truncus coeliacus liegt bei folgenden Parametern vor (➤ Abb. 12.9):

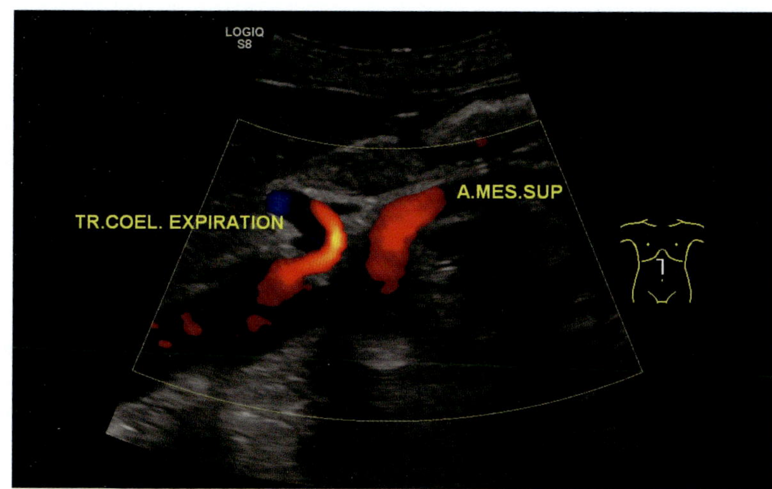

Abb. 12.9 Hämodynamische Stenose des Truncus coeliacus bei Dunbar-Syndrom. [T1316]

- Maximale Flussgeschwindigkeit (Peak Systolic Velocity, PSV): > 200 cm/s in maximaler Exspiration
- PSV-Ratio > 3 : 1 zwischen Truncus coeliacus und abdomineller Aorta auf gleicher Höhe in maximaler Exspiration

CT/MRT

Zur Erfassung von Differenzialdiagnosen kann eine Schnittbildgebung des Abdomens sinnvoll sein.

TIPP

Der radiologische bzw. duplexsonografische Nachweis einer Kompression des Truncus coeliacus sollte niemals allein zur Diagnose Dunbar-Syndrom führen, da dies auch bei gesunden Menschen auftreten kann.

Weiterführende gastroenterologische Diagnostik

- H_2-Atemtest zum Ausschluss einer Laktose-/Fruktoseintoleranz
- Transglutaminase-/Endomyosinantikörper und Immunglobulin A zum Ausschluss einer Glutenunverträglichkeit/Zöliakie
- Ösophagogastroduodenoskopie (ÖGD) und Koloskopie zum Ausschluss benigner bzw. maligner Pathologien

Therapie

- Differenzialdiagnostisch sollte immer auch eine psychosomatische Grunderkrankung in Betracht gezogen werden.
- Eine mögliche postoperative Beschwerdepersistenz sollte präoperativ offen angesprochen werden.
- Die Indikation zur invasiven Therapie sollte stets zurückhaltend gestellt werden. Eine interdisziplinäre Diagnosestellung ist (z. B. Angiologie/Gastroenterologie/Gefäßchirurgie und Viszeralchirurgie) empfehlenswert.

Operative Therapie

Besteht die Indikation zur invasiven Therapie bzw. **Dekompression,** erfolgt diese deutlich invasiv über eine Laparotomie. Die Präparation umfasst die Darstellung des Truncus coeliacus sowie der angrenzenden Strukturen. Eine einfache Durchtrennung des Ligamentum arcuatum mediale reicht nicht aus. Aufgrund der Möglichkeit einer Vernarbung mit einem hieraus resultierenden Rezidiv sollte eine Resektion des Ligamentums erfolgen. Viele Gefäßchirurgen führen zusätzlich eine Neurektomie des Plexus solaris durch. Um auch andere einengende Strukturen aufzufinden und zu entfernen, sollte der Bereich der Aorta, der den Truncus coeliacus umfasst, langstreckig freigelegt werden. Zur Bestätigung der erfolgreichen Behandlung der Kompression des Truncus coeliacus erfolgt eine intraoperative Flussmessung. In seltenen Fällen liegt bereits eine narbig-fixierte Stenose des Truncus coeliacus vor, die eine operative **Rekonstruktion,** z. B. mittels Patchplastik, Reinsertion oder Interponat, erforderlich macht.

Interventionelle Therapie

Da eine rein interventionelle Therapie die zugrundeliegende Ursache nicht behebt, wird eine stentgestützte Angioplastie nur in Ausnahmefällen durchgeführt. Ein interventionelles Vorgehen erfolgt in vielen Fällen bei weiterhin bestehenden Symptomen mit nachgewiesener Stenose nach durchgeführter offener Dekompression. Auch hier muss eine duplexsonografisch eindeutig nachgewiesene Stenose des Truncus coeliacus vorliegen.

LITERATUR

Honig S, Debus E. Dunbar-Syndrom. Gefäßchirurgie. 2022; 27: 15–19.
Levien L. Popliteal Artery Entrapment Syndrome. Seminars in Vascular Surgery. 2003; 16, (3): 223–231.

12.6 Zystische Adventitiadegeneration

12.6.1 Definition

Hierbei handelt es sich um eine seltene, nichtarteriosklerotische Gefäßerkrankung, die je nach Zystengröße zu Gefäßstenosen, aber auch zu Gefäßverschlüssen führen kann. In über 75 % der Fälle ist die A. poplitea betroffen.

12.6.2 Epidemiologie

Es wird angenommen, dass etwa 1 von 1 000 Patienten mit Claudicatiobeschwerden an einer zystischen Adventitiadegeneration leidet. In etwa 80 % der Fälle sind Männer betroffen, mit einem Durchschnittsalter von ca. 40–50 Jahren. Eine Arteriosklerose liegt meist nicht vor.

12.6.3 Ätiologie

Aufgrund von adventitieller Zystenbildung gelenknaher Arterien führt die Erkrankung zu einer Kompression des Gefäßlumens. Die Ursache für die Zystenbildung ist bis heute noch nicht eindeutig geklärt.

Symptomatik

Je nach Füllungszustand der Zyste kommt es zu einer unterschiedlich ausgeprägten Kompression der Arterie. Die Claudicatiosymptomatik kann somit sehr fluktuierend sein.

12.6.4 Diagnostik

Anamnese

Die Symptomatik reicht von vollkommener Symptomfreiheit bis hin zu typischer Claudicatio intermittens. Bei bereits eingetretenen Gefäßverschlüssen können auch ischämische Hautläsionen auftreten. Häufig liegt, wenn überhaupt, nur ein geringes kardiovaskuläres Risikoprofil vor.

Klinische Untersuchung

An der betroffenen Extremität fehlen häufig der Poplitealpuls und die Fußpulse.

FKDS

Pathognomonisch kann hier eine echoarme bzw. echoleere Wandveränderung an der A. poplitea auf Gelenkspalthöhe konstatiert werden (➤ Abb. 12.10).

MRA/CTA

Die Schnittbildverfahren werden insbesondere zur Therapieplanung eingesetzt (➤ Abb. 12.11).

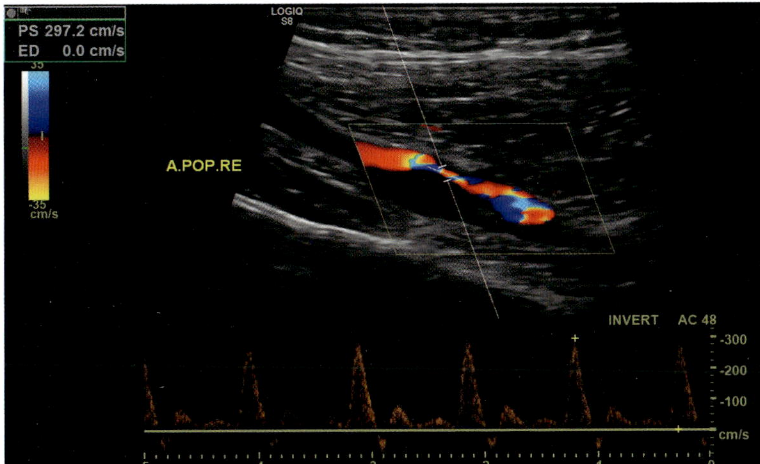

Abb. 12.10 Duplexsonografische Darstellung einer Stenose der rechten A. poplitea durch eine zystische Adventitiadegeneration. [T1316]

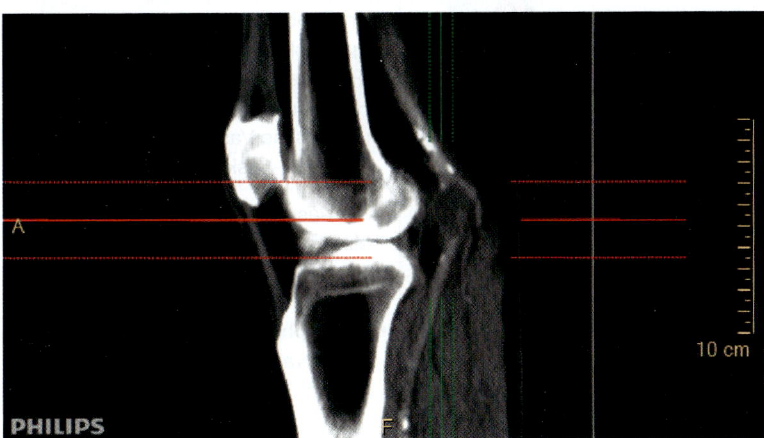

Abb. 12.11 CT-Darstellung einer zystischen Adventitiadegeneration der A. poplitea. [T1316]

12.6.5 Therapie

Bei symptomatischer Stenose ist die lokale chirurgische Ausschälung der Zysten aus der Gefäßwand (entspricht einer TEA, ➤ Kap. 9.2.6) oder die Resektion des betroffenen Gefäßabschnitts mit entsprechender Rekonstruktion (➤ Kap. 9.3.6) die Therapie der Wahl.

Die perkutane ultraschall- oder CT-gesteuerte Aspiration des Zysteninhalts wird kontrovers diskutiert. Da die Zyste nicht selten Verbindungen zur Kniekehle aufweist, kann es hier zu Rezidiven kommen.

LITERATUR

Krawczynski H. Zystische Adventitiadegeneration – eine seltene Ursache der symptomatischen Stenose. Gefäßchirurgie. 2002; 7: 24–27.

12.7 Vaskulitiden

12.7.1 Definition

Eine Vaskulitis ist die unspezifische Entzündung der Gefäßwand kleiner, mittelgroßer oder großer Arterien oder Venen unterschiedlichster Genese. Jedes Gefäß – unabhängig von Art und Lokalisation – kann hiervon betroffen sein.

- Symptome einer zerebralen Ischämie, insbesondere hintere Strombahn
- Symptome sonstiger Organischämien (Myokard, Niere, Darm)

Polymyalgia rheumatica und RZA

Bei 40–60 % der Patienten ist die RZA mit einer Polymyalgia rheumatica (PMR) vergesellschaftet. Typisch für die PMR sind proximal betonte Myalgien und eine Steifigkeit im Nacken sowie Schulter- und/oder Beckengürtel.

Die PMR wird aufgrund von bioptischen Befunden und dem Nachweis diskreter vaskulärer Mehranreicherungen in den Aa. subclaviae in der FDG-PET als Minorvariante beziehungsweise als subklinische RZA aufgefasst.

Beide Erkrankungen weisen überlappende Symptome, eine deutliche Akut-Phase-Reaktion und ein gutes Ansprechen auf Kortikosteroide auf.

Diagnostik

Anamnese und klinische Untersuchung

Neben der gezielten Anamnese bezüglich der o. g. Symptomatik sollte die A. temporalis inspiziert und getastet werden (➤ Abb. 12.13). Zudem muss ein kompletter Pulsstatus erhoben werden. Ferner wird der Blutdruck seitenvergleichend gemessen.

Es sollte auf eine Druck- und Bewegungsschmerzhaftigkeit der proximalen Extremitätenmuskeln sowie auf die Beweglichkeit in Schulter- und Hüftgelenken (Symptome einer Polymyalgia rheumatica) geachtet werden.

Labor

Spezifische Laborparameter zur Diagnostik einer RZA sind nicht verfügbar. Es sollte insbesondere auf eine Erhöhung der BSG und des CRP geachtet werden. Neben einer Entzündungsanämie kann auch noch eine reaktive Thrombozytose vorliegen.

Während man bei einer klassischen Arteriitis temporalis keine zusätzlichen Untersuchungen durchführen muss, erweitert sich das Spektrum der notwendigen Abklärungen bei polymyalgischen Beschwerden erheblich und umfasst auch noch die Bestimmung folgender Autoantikörper:

- ANCA
- Rheumafaktoren (RF)
- Zyklisches Citrullin-Peptid (CCP)
- ANA mit ggf. weiterer Differenzierung

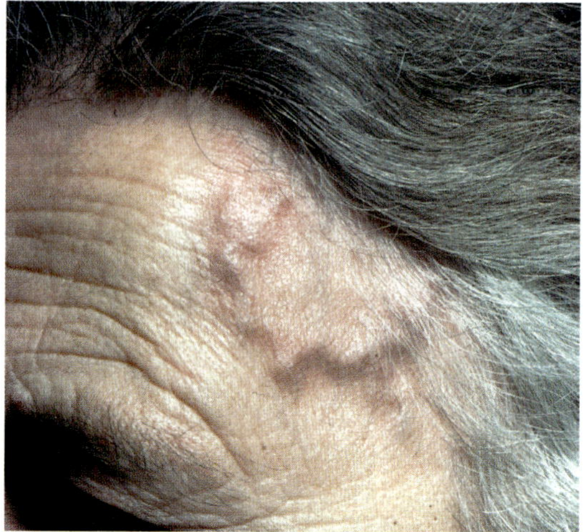

Abb. 12.13 Verdickte A. temporalis bei RZA. [G753]

TIPP

Eine unbehandelte aktive RZA ist ein medizinischer Notfall, da die Patienten durch das Risiko eines permanenten Visusverlustes oder anderer ischämischer Komplikationen akut gefährdet sind. Bei hochgradigem Verdacht sollte auch ohne weiterführende Diagnostik therapiert werden.

FKDS

Es lassen sich u. a. die Temporalarterien, die extrakranielle Karotisstrombahn, die Aa. subclaviae und die Aa. axillaris darstellen (➤ Abb. 12.14).

Erforderlich ist ein Linearschallkopf mit mindestens 9 MHz Sendefrequenz. Schallköpfe mit noch höherer Sendefrequenz eignen sich besser zur Detektion einer RZA (insbesondere im Bereich der A. temporalis).

Pathognomisch für die RZA ist der Nachweis eines entzündlichen Wandödems. Dieses lässt sich als echoarme Wandauftreibung (sogenanntes Halo) nachweisen und sollte mindestens 0,3–0,4 mm betragen.

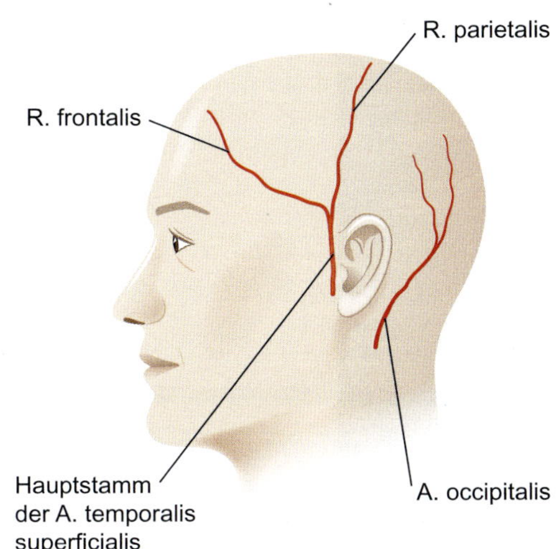

Abb. 12.14 Schematische Darstellung der linken A. temporalis. Neben dem Hauptstamm sollte auch der Ramus frontalis und parietalis untersucht werden. Eine Darstellung der A. occipitalis ist ebenfalls möglich. [L275]

In der Kompressionssonografie bleibt die hypoechogene Wandverdickung (➤ Abb. 12.15) auch nach kompletter Kompression des Arterienlumens sichtbar.

Die meist segmental auftretenden Wandverdickungen können zu lokalen, duplexsonografisch konstatierbaren Stenosen führen.

TIPP

Unter Steroidgabe ist zwei Wochen nach Beginn der Therapie kein Halo mehr nachweisbar, deswegen sollte die Untersuchung spätestens 24 h nach Beginn der Therapie erfolgen.

MRA/CTA/FDG-PET

Die Schnittbildgebung ist geeignet, um die vaskulitischen Gefäßwandveränderungen darzustellen, falls kein eindeutiger sonografischer Hinweis auf eine RZA besteht. Beim MRT sollte die sog. Black Blood Sequenz benutzt werden.

TIPP

Bei sonografischem Nachweis einer RZA im Bereich der A. temporalis sollte eine Schnittbildgebung erfolgen, um insbesondere die thorakale Aorta und ihre Abgänge beurteilen zu können.

Biopsie

Eine Biopsie ist zur Diagnosesicherung nicht mehr zwingend notwendig. Bei typischer Klinik und eindeutigem Ultraschallbefund reicht dies zur Diagnosesicherung.

Bei typischer Klinik und unsicherem Ultraschallbefund sollte eine Biopsie erfolgen.

Therapie

Unkomplizierte RZA

Etabliert hat sich hier die Glukokortikoidtherapie, wobei das folgende Dosierungsschema neben vielen anderen angewendet werden kann:

- Initialdosis: Prednisolonäquivalent 1 mg/kg KG/d p. o. (max. 60 mg) als einmalige Tagesdosis am Morgen
- Beginn der Dosisreduktion nach klinischer Besserung und Normalisierung der Entzündungsparameter um 10 mg alle zwei Wochen bis auf 20 mg
- Dann um 2,5 mg alle zwei bis vier Wochen reduzieren bis auf 10 mg
- Anschließend Reduktion um 1 mg pro Monat, um auf eine Erhaltungsdosis von 5 mg zu kommen und diese nach einem Jahr mg-weise auszuschleichen

Der Effekt der Steroidreduktion sollte durch eine Verlaufsbeurteilung des klinischen Bildes und der humoralen Entzündungszeichen kontrolliert werden. Sollte es in der Phase der Steroidreduktion zu einem Wiederaufflammen der Prozessaktivität kommen, ist das Reduktionstempo zu verlangsamen und wieder auf die zuletzt wirksame Steroiddosis zurückzugreifen.

Unter der Therapie sind Blutzuckerkontrollen durchzuführen.

Zur Osteoporoseprophylaxe ist häufig eine Vit.-D_3-Substitution (z. B. Vigantoletten 1 000 IE 1-0-0) indiziert.

Ischämische Augensymptome

Aufgrund des drohenden Visusverlustes ist eine frühzeitige Hochdosistherapie notwendig. Das folgende Therapieschema hat sich klinisch bewährt:

- Methylprednisolon 1 g i. v. über drei Tage

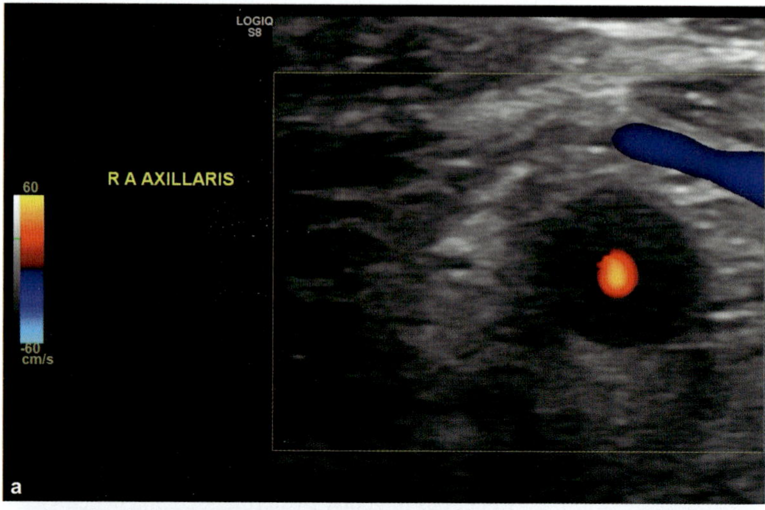

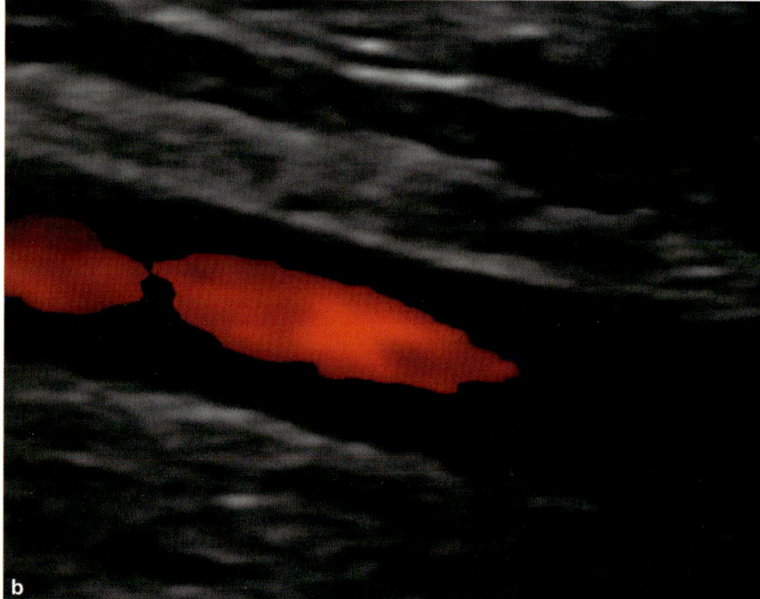

Abb. 12.15 Duplexsonografisches Bild der A. axillaris im Längsschnitt und Querschnitt. a) RZA-typische konzentrische Wandverdickung mit b) segmentaler Stenose. [T1316]

- Danach Weiterbehandlung mit Prednisolonäquivalent 1 mg/kg KG/d p. o. (max. 60 mg)
- Dosisreduktion nach o. g. Schema

Alternative und supportive Therapie

Um Glukokortikoide einzusparen, ist auch eine Therapie mit Methotrexat (mind. 15 mg s. c./Wo.) oder Tocilizumab, (162 mg s. c./Wo.), einem neu zugelassenen, monoklonalen Antikörper gegen den IL-6-Rezeptor, möglich.

12.7.8 Takayasu-Arteriitis (TAK)

Definition

Diese Vaskulitis großer Gefäße befällt bevorzugt die Aorta und die von der Aorta abgehenden großen Arterien.

Epidemiologie

Die meisten Erkrankungen treten in Ostasien auf.

Mit einer Inzidenz von ca. 1 Neuerkrankung pro 1 Mio. Einwohner pro Jahr ist die TAK in Europa eine seltene Erkrankung. Sie betrifft fast ausschließlich junge Frauen < 50 Jahren.

Symptomatik

In der **Frühphase** treten insbesondere allgemeine Entzündungszeichen auf: Fieber, Nachtschweiß, Krankheitsgefühl, Gewichtsverlust, Gelenkschmerzen, Muskelschmerzen und leichte Anämie.

In der **Entzündungs- und postokklusiven Phase,** mit zunehmendem Befall der Arterien, zeigen sich dann spezifischere Symptome

- Claudicatio an Armen/Beinen, je nach Verschlusslokalisation
- Abdominelle Schmerzen
- Renale Hypertonie bei Nierenarterienstenose
- Symptome eines Hirninfarkts
- Amaurosis fugax
- Angina pectoris bis hin zur Myokardischämie bei Stenosen der Koronarostien
- Selten Kopfschmerzen

Diagnostik

Die Diagnose gilt als gesichert, wenn mindestens drei der folgenden Kriterien erfüllt sind:

- Erkrankungsbeginn vor dem 50. Lj.
- Claudicatio intermittens der oberen oder unteren Extremität
- Blutdruckdifferenz > 10 mmHg zwischen beiden Armen
- Pulsabschwächung/Pulslosigkeit der A. brachialis
- Gefäßgeräusche über der A. subclavia, A. carotis oder der abdominellen Aorta
- Ausschluss einer fibromuskulären Dysplasie und einer Arteriosklerose

FKDS/MRA

Sie sind die Diagnostikverfahren der ersten Wahl. Die Befunde sind mit denen einer RZA vergleichbar (➤ Kap. 12.7.7). Je nach befallener Gefäßregion lässt sich die Erkrankung verschiedenen Typen zuordnen (➤ Tab. 12.7).

Therapie

Glukokortikoide gelten als unverzichtbare Basis der Therapie. Das folgende Therapieschema hat sich klinisch bewährt:

- Initialdosis Prednisolonäquivalent 1 mg/kg KG/d p. o. (max. 60 mg)
- Langsamere Dosisreduktion als bei RZA, Beginn erst nach ca. zwei Monaten
- Sobald die entzündliche Aktivität der Vaskulitis klinisch ausreichend kontrolliert zu sein scheint → Dosisreduktion auf 15–20 mg/d; individuelle Glukokortikoidreduktion unter klinischer und laborchemischer Kontrolle
- Erhaltungsdosis von 7,5 mg für mindestens zwei Jahre beibehalten

Unter einer reinen Glukokortikoidtherapie kommt es bei ca. 60–80 % der Patienten zu Rezidiven, sodass frühzeitig mit einer glukokortikoidsparenden Behandlung begonnen werden sollte (z. B. mit Mycophenolat-Mofetil oder Methotrexat).

12.7.9 Thrombangiitis obliterans

Definition

Bei einer Thrombangiitis obliterans (TAO) liegen segmentale Gefäßentzündungen und konsekutive thrombotische Verschlüssen von kleinen und mittelgroßen Arterien sowie von oberflächlichen Venen überwiegend der unteren Extremität vor.

Epidemiologie

In Deutschland beträgt die Inzidenz etwa 7/100 000 Einwohner pro Jahr. Das Erkrankungsalter liegt etwa zwischen dem 17. und 44. Lebensjahr, das Verhältnis von Männern zu Frauen bei ca. 3 : 1.

Ätiologie

Die genaue Ursache ist bisher unbekannt. Nikotinkonsum stellt den größten Risikofaktor dar. Eine genetische oder auch autoimmune Genese ist bisher nicht eindeutig belegt, wird jedoch stark angenommen.

Symptomatik

Je nach betroffener Gefäßregion treten folgende Symptome auf:

- Claudicatiobeschwerden im Fußsohlen- oder Wadenbereich
- Parästhesien
- Kältegefühl
- Zyanose
- Ruheschmerzen
- Begleitende oberflächliche Venenentzündungen
- Frühzeitige trophische Störungen und Nekrosen an Nagelfalz und Akren (Kuppenatrophie, ➤ Abb. 12.16)

Tab. 12.7 Einteilung des pathologischen Befallmusters bei der Takayasu-Arteriitis nach der Konsensuskonferenz Singapur 1990 [F723-008]

Typ	Typisches Befallmuster
I	Supraaortale Äste
IIa	Supraaortale Äste und Aortenbogen
IIb	Supraaortale Äste, Aortenbogen und Aorta thoracica
III	Deszendierende Aorta thoracica, Aorta abdominalis mit großen Ästen
IV	Aorta abdominalis mit großen Ästen
V	Alle Abschnitte der Aorta und ihrer großen Äste
P+	Zusätzlich Pulmonalarterien befallen
C+	Zusätzlich Koronararterien befallen

Diagnostik

Anamnese, klinische Untersuchung

- Nikotinabusus?
- Thrombophlebitis oberflächlicher Venen in der Vorgeschichte?
- Vorhandensein akraler Läsionen?

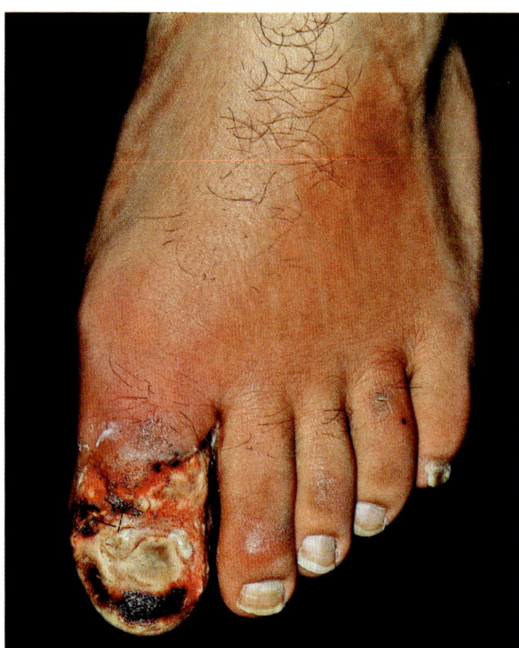

Abb. 12.16 Thrombangiitis obliterans am linken Fuß. [E948-004]

Es bestehen keine typischen Laborparameter, die eine Thrombangiitis beweisen.

FKDS

Mit der FKDS erfolgt der Nachweis von Verschlüssen der A. tibialis anterior, etwas seltener auch der A. fibularis und posterior. An der oberen Extremität sind neben der A. radialis und ulnaris auch häufiger Digitalarterien betroffen.

In der Umgebung der Gefäßverschlüsse kommt es zur Ausbildung eines ausgeprägt korkenzieherartig gewundenen Kollateralkreislaufs (➤ Abb. 12.17, entsprechen u. a. den Vasa vasorum der verschlossenen Arterien).

MRA

Diese Methode eignet sich insbesondere zur Darstellung von Verschlussprozessen der Digitalarterien.

DSA

Bei sonografisch bzw. MR-angiografisch nicht eindeutigen Befunden kann die DSA eingesetzt werden.

Therapie

Die wichtigste therapeutische Maßnahme ist das sofortige und vollständige Einstellen des Rauchens.

Prostanoide sind ebenfalls ein wichtiger Bestandteil der Therapie. Dabei gilt Ilomedin, ein Prostacyclin-

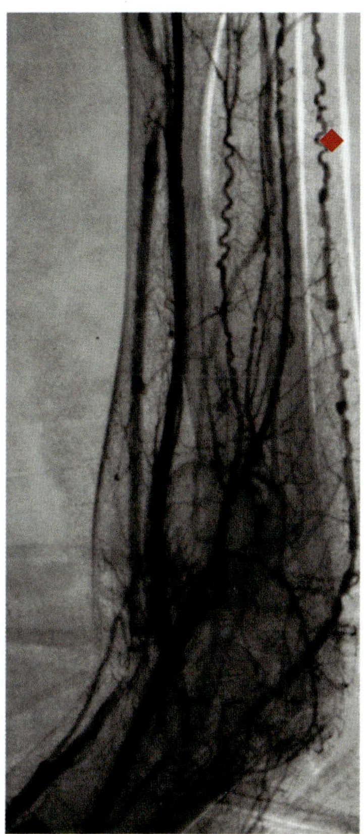

Abb. 12.17 Angiogramm einer Thrombangiitis obliterans. [E730-004]

Analogon, als das Mittel der Wahl. Es wird intravenös in einer Dosis von 0,5–2 ng/kg KG über fünf bis sechs Stunden für drei bis vier Wochen gegeben. Alprostadil zeigte in einigen Fallserien ebenfalls eine gute Wirkung.

In Einzelfällen kann auch eine thorakale (Läsionen an den Fingern) oder lumbale **Sympathikolyse** durchgeführt werden.

Eine medikamentöse Schmerztherapie muss ebenfalls erfolgen.

Der Nutzen von Thrombozytenfunktionshemmern und oralen Antikoagulanzien ist nicht gesichert.

Wegen der distalen Lokalisation der arteriellen Verschlüsse kann eine Revaskularisation nur selten bis gar nicht durchgeführt werden.

Eventuell vorhandene Wunden sollten gemäß moderner Wundbehandlungsstandards versorgt werden.

LITERATUR

Arend WP et al. The American College of Rheumatology 1990 criteria for the classification of Takayasu arteritis. Arthritis Rheum. 1990; 33(8): 1.129–1.134.

Hellmich et al. 2018 Update of the EULAR recommendations for the management of large vessel vasculitis. Ann Rheum Dis. 2020; 79(1): 19–30.

Jennette JC. Overview of the 2012 revised International Chapel Hill Consensus Conference nomenclature of vasculitides. Clin Exp Nephrol. 2013; 17: 603–606.

Ponte C et al. 2022 American College of Rheumatology/EULAR classification criteria for giant cell arteritis. Ann Rheum Dis. 2022; 81: 1.647–1.653.

Sander O. Kapillarmikroskopie. Akt Rheumatol. 2017; 42: 391–398.

Villiger P. Großgefäßvaskulitiden – Riesenzellarteriitis und Takayasu-Arteriitis. Z Rheumatologie. 2017; 76: 509–523.

Register